U0121339

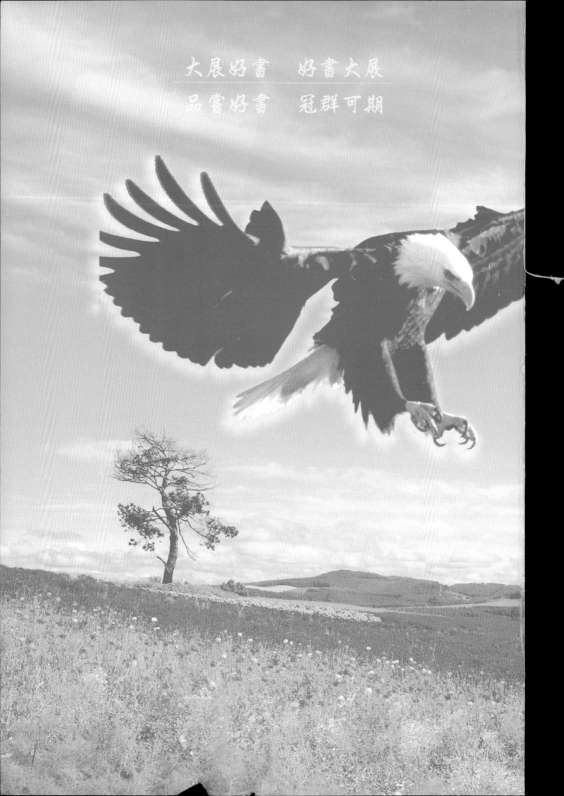

大展好書　好書大展
品嘗好書　冠群可期

中醫保健站：113

臨證真傳

張顯臣　著

大展出版社有限公司

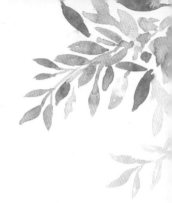

序

　　應山西科學技術出版社郝志崗先生之邀，筆者又在原著的基礎之上增加了一些從未發表過的病症病案。在對病症的處理方面，用語力求淺顯易懂，對每個病症病案的處理也是從辨證到施治的全部過程多以人們喜聞樂見的說故事方式、方法講述出來，主要目的就是讓有一定知識水準的讀者們像身臨其境一樣，心領神會並能運用於臨床。

　　之所以這樣寫的原因，是因為在多次的學習班上經過與學員們交流談心，發現大多數學員雖然行醫十幾年甚至二十幾年而且還是中醫本科畢業，有的並且已是主治醫師、副主任醫師或主任醫師職稱的同仁們，卻在辨證論治、處方用藥等等方面糊糊塗塗，開個處方用藥能達 30多味，更有甚者竟然有 50 多味的。

　　補氣藥黨參、太子參、白朮、黃耆、山藥全用上，補血藥不僅四物全有還加上枸杞子、阿膠等，袪風藥少則三五樣多則五七樣，等等。把治病看成捕捉野兔，四面設網再加天網的手段。經過多方詢問，這些同仁對中藥的性味、歸經、功能、主治的瞭解甚為茫然，辨證施治而不知

如何抓住主症，用現代的哲學術語來說即不會抓主要矛盾，處方用藥胸無定見，開方力求面面俱到，四面設網，開了一大堆的藥，至於治療效果就不言而喻了吧！

筆者每每在講課時，從經絡的循行走向，穴位的功能主治，中藥的性味歸經主治病症，處方的選擇應用，以至疾病的病名病因等等，一閃念之間止不住歌訣順口而出。同行不禁發問，這麼多歌詞是從何而來？

說實話，筆者並沒有多麼高深的學歷。只記得剛剛三四歲，父親就像唱歌一樣教我《三字經》《百家姓》，隨之又教《藥性賦》：「諸藥賦性，此類最寒。犀角解乎心熱，羚羊清手肺肝。……」雖能背得滾瓜爛熟，但卻不知道是什麼意思。以後又背了一些湯頭歌。

中華人民共和國成立前，我的農村家鄉有很多野生的中草藥，蒲公英、紫地丁、蛇床子、車前草、馬齒莧、野菊花、白茅根等等遍地都是。父親總能說出這個可治什麼病那個可治什麼病。父親說了我就記住了，而且入腦不忘。

10歲之前我就學會了製作家傳「疹疥淨」「疔毒散」和熬製家傳膏藥的配製工序了。記得7歲那年，一個姓馮的男孩，經常鼻子流涕不止，父親叫他用刺刺芽（小薊）熬水喝，就這樣給治好了。

記得10歲那年的夏季，筆者與同村七八個年齡差不多大的男孩子一起在豆地裡拔草，一個男孩兩個鼻孔出血，我連忙拔兩棵刺刺芽，摘下些葉子讓他放口內嚼碎吃下，很快就止住了（這個方法也是見父親用過的）。

其實筆者真正用心學習中醫是從 1958 年冬季才開始的。1958 年 8 月，筆者因得罪了一位公社秘書就在反右派運動即將結束時捏造假材料被補充打成右派，留職使用，工資從 38 元降為 26 元。父親去看望我，帶去家藏的幾本醫書，其中有一部《醫宗金鑑》，還有家傳的幾個中藥處方。於是我就先從針灸學起，後及其他。可以說，陳修園、張錫純等等前輩大醫們是筆者的良師益友。

　　在中醫中藥這個博大精深的海洋裡，要想有所博取，有所建樹，沒有捷徑可走，只有不怕苦、不怕累，以「書山有路勤為徑，學海無涯苦作舟」的精神才能有所進取，有所收益，只此而已，別無選擇。

　　這就是筆者要告知同行後輩的真心實話！我們要向古代的醫聖們、大師們去學習，要向當代的有所成就的醫師們去學習！千萬要拋棄「同行是冤家」的壞思想、舊成見；要有「同行才是利家」的心胸和眼光，只有同行才能互相交流，互相幫助，互相學習！中醫和西醫是維護人類身體健康的一個不可或缺的整體隊伍，更要團結互助，取長補短，互相學習！誰對誰如果不理不睬，惡意指責，恣意否定，都是井底之蛙，鼠目寸光！

　　最後一句話：中西醫全體同仁們，互相結合起來，為了人類的健康長壽事業取得輝煌的業績而努力奮鬥吧！

張顯臣

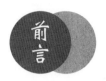

前言

　　筆者一生攻醫，年已八十有四，至老不怠。今將幾十年來在臨床過程中學習、運用中醫中藥的體會、心得、經驗敘寫出來，以供同行後輩們去思考，去探討，去驗證，以期有益於後學者，可能對酷愛中醫、自學中醫的後輩們會更有說服力，更有啟迪性。

　　筆者學識水準的提高，中醫中藥點滴成就的取得，無不是刻苦自學的結果！讀者如能通讀本書，就會更加瞭解自學的艱難程度、刻苦程度、曲折程度、複雜程度，比之在校的科班生要難得多，苦得多，付出的精力、體力和心血汗水會更多更多！但筆者也體會到自學成才者所得到實踐知識，是比較踏實的，運用於「臨證之實戰」，更是得心應手，以致勝者多多！效者多多！

　　拙作是筆者的經驗，是筆者的體悟，所有列出的治療處方用藥及治療手法，多能經得起重複使用與驗證。但畢竟是筆者的一己之談，一家之言，難免會有一定的狹隘性、偏見性與不妥之處，敬希讀者予以指正是幸！

作者

目錄

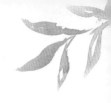

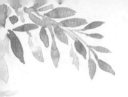

第七篇　手三針、足三針篇　　353

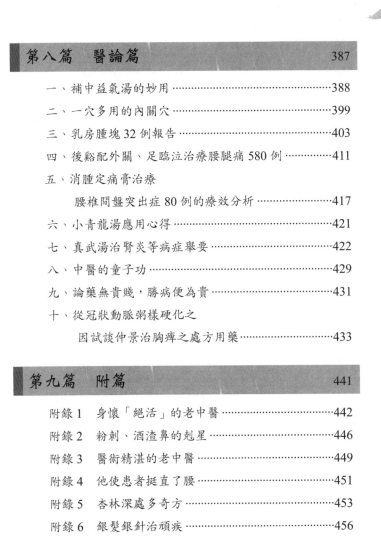

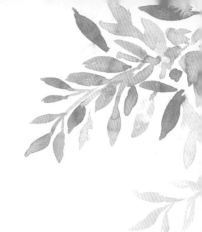

第一篇————

内科篇

一　病痛有時症

　　所謂病痛有時症，就是發病的時間有一定的規律性，如每日上午 8 時或 10 時，或每日下午的 3 時、5 時或夜間的某個時辰，或發熱惡寒，或頭痛，或心煩意亂，或噁心嘔吐，或瘧疾，或其他不適的感覺，即可稱為病痛有時症（為筆者所擬）。

　　如遇上述諸種情況，筆者多用小柴胡湯，常可收藥到病除之效。數十年來，筆者用小柴胡湯治癒的病痛有時症，數以百計，茲列舉病例如下。

（一）定時發熱症

　　定時發熱又稱潮熱，意如潮水之漲落有著一定的規律性和時間性。就發熱的程度而言，有高熱、低熱之分；就發熱的性質而言，有實熱和虛熱之異，即實證發熱和虛證發熱。

　　實證發熱，常常是微熱不退，每到下午 3～5 時開始發熱，熱勢由低到高達 39℃以上，到夜間 10 時以後熱勢漸退，退熱時身上或者額頭上常有微汗，或者是熱退無汗。

　　虛證發熱，以血虛和陰虛者為多，發熱的時間或在午前，或在午後，或在夜半，但均是定時發熱。發熱時間持續幾個小時，便慢慢熱退身涼，常伴有汗出、乏力、消

瘦、貧血等虛弱的症狀。

不論實證發熱或虛證發熱，只要是有定時者，筆者均投以小柴胡湯加地骨皮治之。

例 1　崔某，女，9 歲，安徽臨泉縣師範學校崔某之孫女。於每天下午 7 時開始發熱，高達 38℃，夜間 1 時開始熱退，發熱時微惡寒，退熱時身上有潮潮汗意，已 1 年半。曾按瘧疾治療而未收效，多次驗血均未發現瘧原蟲。多次住院治療有時只能止住幾天，過不了幾天又發熱如故。1972 年 7 月 20 日求治。

見患兒身體瘦弱，面色憔悴，精神較差，飲食一般，開處方：柴胡 7 克，黃芩 3 克，人參 7 克，法半夏 7 克，炙甘草 7 克，地骨皮 10 克，大棗 10 個，生薑 3 大片。

2 劑，水煎。囑其於發熱前 2 個小時溫服一半，另一半於次日早飯後 1 小時溫服。藥服 1 次，當晚即不發熱，堅持服完 2 劑已不再發熱。後又開給六君子湯 6 劑，以善其後。

例 2　劉某，女，60 歲，安徽蚌埠市第二建築公司職工家屬。每於上午 11 點左右開始發熱，高達 39℃以上，到下午 5 時熱勢漸退到 37.5℃，已 6 個多月。曾 3 次住院檢查治療，但均未查出發熱原因；西醫對症治療，雖有時能抑制一下不發熱，但終難治癒。

1991 年 9 月 22 日求治。患者身體瘦弱，面色無華，氣短懶言，並時時乾咳，脈沉細五至，舌紅無苔。遂開處

方：柴胡 15 克，地骨皮 20 克，太子參 30 克，法半夏 10 克，炙甘草 12 克，大棗 10 個，生薑 5 片。

3 劑，水煎。囑其每天上午 9 時溫服一半，另一半於睡前溫服。服 1 劑後其丈夫高興來告，不僅當天熱止，而且乾咳亦減，服完 3 劑而徹底痊癒。

（二）定時煩躁、胸悶、頭昏症

例 李某，女，45 歲，幹部，在安徽臨泉縣城關供銷社工作。患者 2 年多來每於下午 4 時許開始心中煩躁、胸悶、頭昏、坐臥不安，難於忍耐。歷時 3 小時後，一如常人。常按更年期綜合徵治療未能獲效。

於 1979 年 6 月求治。見患者體質肥胖，詢其除上述症狀外別無所苦。

【處方】柴胡 10 克，黃芩 10 克，法半夏 15 克，太子參 20 克，丹皮 15 克，地骨皮 15 克，生甘草 5 克，大棗 5 個，生薑 5 片。

共服 2 劑而癒。

（三）定時頭痛症

例 李某，男，15 歲，安徽臨泉縣周橋中學初中二年級學生。每於上午 8 時半開始前額隱作痛，逐漸加劇，並伴有乾嘔噁心，持續 2 個小時頭痛漸止，即一如常人。曾多次檢查治療未查出病因，開始服鎮痛類西藥尚可止痛，後來服也無效，歷時 1 年 2 個月，甚為痛苦。

1981 年 5 月 20 日求治。遂開處方：柴胡 10 克，薑

半夏 12 克，人參 10 克，黃芩 6 克，葛根 15 克，炙甘草 10 克，大棗 10 個，生薑 5 片。

3 劑，水煎。囑其於晚上睡前溫服一半，第二天早上 6 時溫服另一半。服 1 劑後，第二天雖有頭痛，但較輕微，乾嘔噁心亦減，共服 3 劑而痊癒。

（四）瘧疾

用小柴胡湯治療瘧疾屢有報導。筆者經驗，諸凡瘧疾之症，不論是屬於哪種類型的，用小柴胡湯加青蒿、草果治之，多能藥到病除。

其煎服方法是：青蒿後下，其他諸味合煎，煮沸 20 分鐘後入青蒿，停火，待溫過濾，於發瘧前 2 個小時許 1 次服下，少則 1 劑，多則 2 帖即可治癒。

小柴胡湯出自《傷寒論》，主治傷寒邪入少陽證之往來寒熱，胸脅苦滿，不欲飲食，心煩喜嘔，口苦，咽乾等症。其方由柴胡、黃芩、人參、製半夏、炙甘草、生薑、大棗等 7 味藥物組成。

筆者在使用此方時，若遇到患者正氣虛損、體質瘦弱且天氣不太熱時，多照原方使用。若體質尚好，天氣炎熱或患者肺部有熱，人參改用太子參，炙甘草改用生甘草，其他諸味亦可根據症狀增減其量。

小柴胡湯歌訣

往表寒熱小柴湯，胸脅若滿嘔難當，

不欲飲食耳鳴聾，柴芩參半草棗薑。

二 # 虛寒性氣管炎和哮喘

　　筆者數十年來用甘草、乾薑兩味藥物沏茶代飲治療虛寒性氣管炎和虛寒性哮喘收到了很好的臨床效果。

　　虛寒性氣管炎和哮喘的特徵是遇寒冷氣候則發病或症狀加重，每於秋冬季節表現得比較突出，咳嗽，吐痰，痰為泡沫狀或黏白色。天氣炎熱，症狀輕微，或一如常人。

　　這兩味藥的使用方法如下：

　　生甘草 10～15 克，乾薑 10～15 克，2 味均以片劑為宜，或打成碎小塊，備用。

　　若天氣不寒不熱，兩味等量，放在茶杯內開水沖泡，如飲茶葉一樣，不時呷服一兩口，邊飲邊加入開水。上為一日之量，如甘草 10 克，乾薑 10 克，共 20 克。若天氣變冷，或自感服後覺涼，可把乾薑的量增加為 12 克或 15 克，而生甘草的分量則相應地減為 8 克或 5 克，兩味之總量仍是 20 克。

　　若天氣炎熱或服後自感咽乾口熱，則可如上法增加生甘草之量，減少乾薑之量，但總量不變。症狀輕者可用 20 克之量，重者可用 30 克之量，兒童可適當減其總量。一般 7～10 日即可收到療效，堅持飲用 3 個月或半年，便可治癒。今舉一例如下。

　　例　劉某，女，70 歲，患慢性氣管炎已 20 餘年，每

遇寒冷天氣就咳嗽吐白色泡沫樣痰。其子是筆者之友。1970 年 12 月，天寒地凍，我去其家，聽其在隔壁房內時時咳嗽吐痰，並有喘息之聲。詢問其子，言近 2 個月來咳喘較甚，只得臥床。

於是告以生甘草 12 克，乾薑 12 克，沏茶代飲，並告知兩味藥的加減方法。

過了半個月，其子去我處，說其母飲甘草乾薑茶 1 個星期，咳嗽吐痰明顯減輕。以後堅持飲用 3 個月，多年之頑疾竟然痊癒，活到 80 餘歲亦未再咳。

甘草乾薑湯出自《傷寒論》，原用來治療因傷寒誤汗以後，四肢厥逆，咽中乾，煩躁吐逆，並可用來治療肺痿而咳唾涎沫等症。

《名醫別錄》謂甘草可「溫中下氣」。現代藥理實驗證明，甘草口服以後，其甘草甜素可覆蓋發炎的咽喉部的黏膜，減少對咽部的刺激，其鎮咳作用為中樞性的，效果可與可待因相比，故用來治療氣管炎、氣喘有良效。

乾薑功能回陽通脈。《神農本草經》謂其主「胸滿咳逆上氣」。甘草長期服用雖有引起水腫和升高血壓的副作用，而與乾薑相伍其副作用可以大大降低甚至消失，可以長服而少弊或無弊。誠良方也。

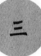 # 急性支氣管炎

例 1　常某，男，40 歲，臨泉縣南小常莊人，1967年中秋節後求治。自述 7 天前因受風吹雨淋而得病。

開始發熱惡寒，咳嗽劇烈，咽中發乾發癢，在大隊衛生所打針吃藥而收效甚微，有時飯後咳嗽發作所食之物會全部嘔吐出來，小便亦伴隨自遺，夜間尤甚，痛苦非常。舌苔白，脈浮緊。證係感風濕之邪外束肌腠，肺中蘊熱，治以小青龍湯加天花粉：生石膏 10 克，麻黃 10 克，桂枝10 克，乾薑 10 克，生白芍 15 克，清半夏 10 克，蜜五味子 15 克，細辛 6 克，生石膏粉 30 克，天花粉 10 克，炙甘草 10 克，2 劑。

患者當天下午喝後咳嗽頓減，晚飯喝下第二次，夜間基本未咳，第二劑喝完而癒。

例 2　李某，15 歲，蚌埠市某高中學生，曾因感冒治癒留下後遺症。咳嗽 3 個多月，痰黏成粒，咽喉痛癢，咳嗽時前胸振痛，拍片顯示肺部紋理增粗，吃了不少清熱止咳類的中成藥而收效不佳，2017 年春一個週六求治。證屬外感雖癒，但留有餘邪鬱而化燥，故咳痰如黏膩成粒，咯出不爽。治應潤肺化痰。隨開給：北沙參 15 克，懷山藥 30 克，麥冬 10 克，炒杏仁 10，旋覆花（包）10克，荊芥穗 6 克，炙甘草 15 克，5 劑。上方吃完而癒。

四 乾咳無痰

例 徐某，女，32 歲，蚌埠市五河縣人，2018 年 4 月 2 日就診。

患者 3 月份患感冒發燒經西醫治癒之後，遺下乾咳頻頻，鼻腔發乾結痂，咽乾而痛，舌乾失潤，大便成球狀症狀。脈浮數，6 至，舌絳，無苔，證屬感冒餘邪未清，熱邪鬱滯於肺，肺氣失於肅降，與大腸相為表裡，大腸液虧，故而秘結成球狀。

處以清熱潤肺之方：北沙參 30 克，天冬 15 克，炒杏仁 20 克，天冬 30 克，蘆根 30 克，蘇梗 15 克，炙甘草 15 克，5 劑。

4 月 8 日 2 診，上方服至 3 劑，大便出許多球狀糞便，咳嗽頓減，5 劑服完，乾咳基本消失，但鼻腔乾燥雖減輕，而結痂未除，且覺兩眼有乾澀之感，上方加桔梗 20 克，玄參 20 克，玉竹 30 克，5 劑。

5 劑服完來電告謝，身體恢復正常了！

【處方分析】沙參味甘性微寒，入肺，是清潤肺中燥火的主藥。《中藥精華》：「沙參功能瀉肺火，久嗽肺痿金受剋。」用為君藥。

天冬、麥冬性味甘寒，滋陰潤燥且能通利大便，用為臣藥。

蘆根色白生在水邊，味甘淡，與味辛性溫之蘇梗相

配，有潤有通，功可助肺氣之肅降，以之為佐。

炙甘草用至 20 克，意在調和諸藥，使諸寒涼之品不至過於寒涼且具補脾胃之氣。所以 5 劑而收顯著療效。

二診時乾咳消失，唯鼻腔依然乾燥，兩目乾澀，說明肺中仍有燥氣，加味甘微苦辛開宣肺氣之桔梗，玄參入腎滋養腎陰，功益精明目。玉竹這味藥，味甘，能滋能補，能通能潤，對眼睛乾澀與玄參相配功傚尤佳。諸味相伍為方，故收效顯著。

五 **咳嗽咯血**

例 丁先生，62 歲，廣東省東莞市人，2016 年 9 月就診。咳嗽多年，有時痰中夾血，多次住院，但咳嗽頻發，終難徹癒。

2 個月前因天氣炎熱夜間開空調入睡受寒而發熱咳嗽，住院治療半個月帶藥出院，轉筆者為治。

患者身體偏胖，身高 170cm，體重 95kg。西醫診斷為支氣管擴張性咯血。脈滑數 6 至，舌紅苔黃。證屬肺腎陰虛，心火上炎，痰濕交結。

【處方】北沙參 50 克，麥冬 20 克，法半夏 30 克，陳皮 20 克，白及 30 克，天花粉 20 克，玄參 20 克，大貝母 30 克，連翹 20 克，梔子 15 克，蜜枇杷葉 15 克，赭石粉 30 克（先煎 30 分鐘），白茅根 30 克，炙甘草 15 克。6 劑。上方服完而癒！

為了鞏固療效，處以沙參、麥冬、天花粉、白及、梔子、二花、甘草各等量，當茶代飲。隨訪 3 年正常。

六　咳嗽浮腫

　　例　肖某，62 歲，泥水匠，臨泉縣南 3 里肖窪村人。當時的農村全是土坯草房，肖某經常幫人家上房修屋，與泥沙麥稈打交道。

　　1973 年 4 月中旬的下午，正在房上勞動，突然風雨齊至，下來後已滿頭雨水，衣服皆濕。當時不以為意。到夜間發起高燒，其村西北角有大隊衛生所，隨請醫生去家打針吃藥，高燒雖退而仍感全身睏乏，飲食不香。繼而咳嗽，口吐清稀痰涎，幾日之後面部開始浮腫，在大隊衛生所治療無效。

　　因肖師傅多次為我家修理草房，交情頗好，筆者見時總以大哥稱呼，故轉請筆者治療。

　　到其家時見半躺在床，時自述胸中發悶，頭沉眼昏，沒有胃口，頻頻咳嗽，滿口滿口地吐清稀痰涎。脈浮 4 至多，舌苔白膩，邊痕明顯。隨開給小青龍湯加太子參、炒山藥，3 劑。並交代煎服方法及注意事項。

　　3 日後去其家。其言道，喝完中藥後，出了不少汗，咳嗽吐痰就減輕了，3 劑吃完了，面部浮腫也沒了，咳嗽好了，想吃飯了。

　　畢竟是 60 多歲的人，病後體虛在所難免，隨又開給香砂六君子湯加黃耆、薑棗。囑服 5 劑以善其後。

七　慢性氣管炎

例　李先生，40 歲，臨泉縣城北大李莊人。患支氣管炎已 20 餘年，一年四季，不論冬夏，只要不注意受點寒涼即發病。發病多無發熱，但咳嗽甚劇吐的全是清稀痰，有時呈泡沫狀。為了防止復發就是夏天也要穿個坎肩。1966 年 5 月筆者下鄉住在其學校，相識之後，為其開小青龍加石膏湯，上面從最小之量，囑其每週服 5 劑，服 2 個月後改為每週 4 劑，再服 2 個月改為每週 3 劑，堅持服到第二年三四月份。

1968 年春，李老師帶著一位王老師到臨泉縣文化館去找我。李老師說，自從喝了我給他的處方，就沒犯過病，一直到 1967 年夏，每週還喝 2 劑。後背不再怕冷，現在是能吃能喝。

這個病例也給我一個很大的啟發。支氣管炎在當地俗稱為老咳嗽，說老咳嗽神仙也難治得好。不是治不好，而是處方不對證，再一個主要原因，即使方與證對，必須堅持服用到一定的時間才能徹底治癒。很多得了支氣管炎的人，很難堅持服幾個月甚或半年以上的中藥，大多是犯病了就吃，好點了就不吃了。從此之後，凡有患慢性支氣管炎的人找筆者治療，均先告知，既然吃我的藥就必須堅持 3 個月以上！為此用小青龍湯加味治癒的 10 年甚至是 20 年的慢性氣管炎患者病例不勝枚舉！

八 支氣管哮喘

例 1　徐某，65 歲，淮南市人，患支氣管哮喘 15 餘年，受涼發作時咳嗽喘促，胸悶氣急，不能平臥，只能背後墊被半坐，咳吐清痰，每年住醫院多次。2006 年秋患者面色萎黃虛浮，脈滑 6 至，呼氣時張口抬肩，咳出的痰液黏而帶沫，口中無味，納差，大便偏溏。

【處方】炙麻黃 12 克，川桂枝 15 克，薑半夏 30 克，炒白芍 30 克，遼細辛 12 克，蜜五味子 20 克，乾薑 15 克，炙甘草 15 克，太子參 30 克，旋覆花 15 克（袋裝）。7 劑。

上方係小青龍湯加太子參、旋覆花。太子參（《名老中醫張顯臣 60 年中藥應用經驗》）：「味甘，性微溫，功能補肺氣，健脾胃。主治脾虛食少，肺虛咳嗽，吐稀痰涎沫。」患者年 60 餘歲，中氣虧損自不待言。旋覆花（《名老中醫張顯臣 60 年中藥應用經驗》）：「旋覆花辛苦而兼鹹，功能消痰軟堅，下氣行水。主治胸中痰結，脅下脹滿，唾如膠漆」。

二診，上方服後咳喘消除，飲食增加，精神轉旺。隨開遼細辛、乾薑、蜜五味、薑半夏各 10 克，紅參 6 克，北沙參 10 克，全瓜蔞 6 克，浙貝母 10 克，炙甘草 10 克。囑每週 5 劑，服 3 個月改為每週 3 劑，再服 3 個月！上方溫涼並用，功在補氣潤肺、化痰止咳。

2010 年，其兒媳來看婦科病，敘述其老公爹，十分認真地服用我開的中藥，這幾年從未犯過病，並且把處方當成保健茶，每年都要喝上一些，現在身體很好，還經常到湖邊去釣魚取樂！

筆者經驗，小青龍湯 8 味藥中，對於寒痰溢飲所致的支氣管發炎或哮喘，在發作時可以原方為主進行加味，但炙甘草、乾薑、蜜五味子 3 味，不管是發作期或是鞏固治療期是必用之藥。天寒地凍，乾薑可重用 15 克或以上。

上例病案，年過六旬，病程達 20 年之久，已成頑症痼疾，要想徹底治癒沒有半年以上的堅持服藥是很難很難治癒的。

【附】解甘草、乾薑、五味子用於咳嗽哮喘不可缺少之理。

甘草又名國老，味甘，《藥性賦》，「甘草和諸藥而解百毒，蓋亦性平」。可通行十二經絡，炙則溫中，生則瀉火，與涼劑配用可解熱清火，與溫劑合用可溫中祛寒。五勞七傷，脾胃虛弱，食少便溏，肺痿肺癰，咳嗽哮喘均可選用。乾薑（炮），辛熱，入肺、脾、胃、大腸經，亦是治療寒飲喘咳的有效佳品。《傷寒論》有甘草乾薑湯治肺痿咳吐涎沫一方。五味子以酸甘為主，性溫，入肺、心、腎經，功能補肺滋腎，斂汗澀精，益氣生津，寧嗽定喘。這 3 味加在一起對因寒涼而引發的多種咳嗽痰喘，在辨證的前提下加上其他適宜之品可以說效如桴鼓。

對於咳吐黃痰、黏痰、燥痰者，可加入瓜蔞、麥冬、天冬、川貝、沙參、黃芩、蘆根、生石膏等寒涼之品，藥量倍

於 2 倍或 3 倍，寒熱並投，同樣有效。

筆者在治療咳嗽哮喘，以及多種久治乏效的咳嗽哮喘及西醫所說的支氣管炎，在處方用藥時加上乾薑、甘草和五味子，療效就好，可明顯縮短療程；去掉 3 味療效就差得多！茲舉例如下。

例 2　于某，68 歲，身高體胖，嗜菸酒，蚌埠市人，2000 年春求治。患者咳嗽多年，吐痰稠黏色黃，剛坐到診桌要伸手號脈，立刻咳起來，咳得面部紅脹，又起身到診室門外吐了一大口黏痰。診後告知，必須戒菸戒酒，吃藥方能生效。于某笑笑說：每天少則一盒半多則兩盒，酒是一天兩喝。囑盡量少吸少喝，否則會變生肺氣腫、肺心病。于某笑笑說：「咳！該死臉朝上！」筆者見其是個愛說愛笑的開朗人，隨說道：「我不給你看了，等著臉朝上吧！」他馬上伸出手腕：「張老，看看看，太難受了，還沒到臉朝上的時候！」

【**處方**】乾薑 10 克，生甘草 15 克，五味子 15 克，葛根 30 克，天花粉 20 克，麥冬 30 克，北沙參 30 克，浙貝母 20 克，苦杏仁 20 克，生石膏 50 克。8 劑。

上方服完又來就診，說好了不少，胸口發悶明顯減輕，效不更法，上方再進 8 劑。

該例以上方為基礎，但每次更方薑味草均是必用之藥，前後共治療 3 個多月，除有時尚有幾聲咳嗽外，一切均好。2006 年與其相遇，手中仍夾著香菸，看到筆者立刻扔掉，笑聲朗朗：「張老，我真聽你的話，現在菸吸少了，酒還喝那麼多一點，應酬一下就是了！」

九　乳糜尿

乳糜尿屬於中醫膏淋的範疇，西醫認為是絲蟲病、泌尿系感染或前列腺炎等疾病引起。症見小便混濁如同脂膏，或如稀鼻涕，或似米泔水，有的尿液稠濁如絮，尿時不暢，阻塞尿道；有的濁尿白中帶淡紅色，多無痛感。勞累或多食高脂肪食物則加重。

中醫分為虛實二證。虛證為脾腎虛弱，不能制約脂液而從小便流出，尿時無灼熱，無澀痛。實證則因濕熱瘀結下焦，氣化不利，致使清濁相混，脂液隨小便而下。

筆者用茅根飲治療，不論虛實均有良效。今將處方介紹如下。

【處方】鮮白茅根（無鮮品可用乾品 100 克，但療效不如鮮品）250 克，除去外皮與毛根，洗淨，切成 2～3 公分長，加涼水 1500 毫升，浸 30～60 分鐘。放火上燉開約 3 分鐘，取下放涼，再煮開 2 分鐘，取下放涼，第三次再煮一開即可取下，過濾，備用。分 3～5 次溫服。每日 1 劑。

一般 1 個星期可收明顯效果。服至小便正常後，休息 3～5 天，再照上法服 5～7 天。痊癒後可吃含高脂肪食物進行試驗，若食後小便化驗正常即為臨床治癒。

1979 年 5 月到 1981 年 3 月，筆者治療乳糜尿病症 15 例，男 9 例，女 6 例，年齡 28～40 歲者 12 人，40 歲以

上者 3 人。病程短者 3 個月，長者達 3 年。其中 10～15 日治癒者 5 人，男 4 人，女 1 人；15～30 日治癒者 8 人，男 5 人，女 3 人。2 例無效者均為女性，且患有月經病。治癒率超過 80%。

例 田某，男，45 歲，鄉村幹部，嗜酒。1978 年春節後開始小便混濁，如米泔，逐漸加重，小便時有白色粉條狀物尿出，有時尿不下來，用手拉出，尿道有輕微的阻塞發脹感，飲酒、吃高脂肪食物後立即加重，多方求醫治療無效。

1979 年 4 月求治。自述早已戒酒，戒食肉蛋類，但病情卻不見好轉，歷經中西醫治療收效甚小。有時雖好轉幾日，但不久又如故。全身痠軟，睏倦無力。

余以上方處之。服藥 3 日已收效果，10 日後小便已正常，停服 5 日，又服 10 日，過了一個月，小便均正常，體質亦明顯好轉。讓其吃肥肉和飲酒試之，小便清長，從此治癒。

1990 年同友人去我處，自言從那次服茅根治癒以後，一直身體很好，高興地說：「我花了兩三千元，還不如一味白茅根。」並說他把此方介紹給其他兩個乳糜尿患者，也都治好了。

十　頑固性鼻衄

　　頑固性鼻衄是指鼻腔內不定時反覆出血而長期不癒的一種鼻腔流血症。

　　鼻衄的原因有肺熱上乘者，胃熱沖逆者，肝火偏旺者，風熱上擾者，陰虛於下、陽浮於上者等等，但多數離不開一個「熱」字。

　　筆者治療此症，不論是初衄時短者或久頑不癒者，常投以自擬鎮衄湯，少則 1 劑，多則 3 劑，常常藥到病除。

　　鎮衄湯：生代赭石粉 30 克（布包先煎 30 分鐘），懷牛膝 20 克，梔子 15 克（打碎），白茅根 30 克（鮮品效果更好，加倍用之）。

　　水煎 2 次，混合藥汁約 400 毫升，分 2 次早晚飯後 1 小時溫服。小兒酌情減量。

　　例　常某，女，14 歲，經常鼻衄，1 個月內 3～5 次不等，很難掌握出血前有什麼徵兆，時已 3 年屢治無效。1982 年 4 月隨其父求治。

　　患者飲食尚可，面色黃瘦。處方鎮衄湯，劑量減三成，3 劑。

　　1985 年 6 月其父又去我處，敘道：「服完 3 劑後未再出血，真是神方。朋友之女 18 歲，也是經常鼻孔出血，把這 4 味藥開給她，服了 3 劑也好了。」

鎮衄湯一方是筆者 1970 年擬出的，臨床中治癒了很多的頑固性鼻衄症，藥僅 4 味，且藥性平和。若是因鼻血多而致貧血者，服鎮衄湯止血之後，可服八珍湯以善其後。該方對「逆經」亦有很好的治療效果，若遇婦人逆經，因於熱者，原方進服即可順行。

十一　黃　疸

（一）二丁湯治黃疸功效卓著

二丁湯：紫花地丁 50 克，黃花地丁（蒲公英）50 克。

水煎服或代茶飲。

這兩味藥材全國大部分地區均產，藥源豐富，易尋易得，乾品、鮮品均有良效，唯鮮品療效更佳。歷代諸家本草方書均有論述其治療黃疸的功效。兩藥等量合用，其解毒利濕消黃的功效更好。

對急性黃疸型肝炎只要堅持服用，其療效甚為確切。筆者用此方治療 12 例急性黃疸型肝炎，有 10 例臨床治癒。

例　張某，女，40 歲，肥東縣人，農民，1985 年 5 月求治。患者患黃疸型肝炎 6 個月，厭食，消瘦乏力，顏面及鞏膜均黃染，小便色黃混濁，肝大肋下 4 公分。患者家中貧困，無錢購藥。

筆者當時在合肥開門診，求余施治，遂告以上方，讓其自採鮮品煎湯代茶。過了半個月，患者復來，見面部鞏膜黃色褪盡，飲食體力亦漸好轉，肝大縮小。

自述上次回家後即叫其子到野地裡去挖蒲公英和紫花

地丁，煎水 2 碗，分 3 次於飯前溫服，並將兩藥加佐料當菜食之。已收顯效，不必更方，另讓其把雞內金烘酥研粉，每日 10 克，分 3 次隨二丁湯送服。7 月 20 日陪同親戚又來我處治療其他病。肝已回縮，肋下按之未及，全身狀況均好轉。囑其再遵上法服半個月，以鞏固療效。

（二）瓜蒂散治黃疸效果佳

瓜蒂又叫甜瓜蒂、苦丁香，為葫蘆科植物甜瓜的瓜蒂，全國大部分地區均產，味苦性寒有毒，歷代本草均載其有治療黃疸的功效。經臨床試用，確為簡便廉驗之良方。用以治療黃疸不必伍以其他藥，今將加工使用方法詳寫在下面。

6～9 月，乘甜瓜成熟季節農民收瓜時，把瓜蒂摘下，放在通風乾燥處陰乾，或微火烘乾，研成極細粉末裝入玻璃瓶中密封備用。

【用法】用白紙捲成一個小紙筒，放入黃豆粒大小的藥粉，令患者仰臥，閉目靜息，把藥粉輕輕吹入鼻內，再讓其緩緩吸入鼻腔深處，大約 30 分鐘坐起，鼻腔內會有黃水流出。但吹藥時不可用氣太大，如氣過大，藥粉深入鼻腔太深會引起鼻咽刺激而咳嗆。每天吹藥 1 次，嚴重者 2 次。快者 3 天即可生效，一般的 15 天左右黃疸可消除，肝大等臨床症狀可消失。

1984 年 8 月筆者在湖北襄樊開門診，有 4 例農民患黃疸型肝炎，發病時間有 2 例 2 個半月，2 例 1 個月。當時正值甜瓜成熟的季節，筆者叫患者各尋找瓜蒂鮮品

25～100 克。不到 2 天都把瓜蒂送到門診，並告以 3 日後來取藥，筆者親自各給吹藥 1 次，使其學會吹藥方法。

其治療結果如下：3～7 天全部生效，半個月治癒者 1 例，3 個星期治癒者 2 例，4 個星期治癒者 1 例，治癒率達 100%。今舉其中一例如下：

例 黃某，女，42 歲，農民，1984 年 9 月 12 日求治。患黃疸型肝炎 1 個月，口苦，厭油膩食物，乏力，脅肋部時有隱痛，伴腹脹，小便色黃。

望診身面均黃，色鮮明，經肝功能化驗確診為急性黃疸型肝炎。用瓜蒂散吹鼻，每日 2 次，3 日後身面黃色開始消退，脅痛腹脹明顯減輕，口苦、厭油亦漸好轉，治療 10 日後黃色褪盡，共治療半個月而癒，再去醫院檢查肝功能恢復正常。

臨證實踐證明，瓜蒂散吹鼻治黃疸要抓住時機。急性者，發病時間短，身體損害輕者，則療效快速而確切。發病時間愈長，身體損害程度愈嚴重，則療效愈差。

吹藥後有的會有噁心、咽痛、頭昏、發熱現象，反應輕者不影響用藥，便會自行消失，反應嚴重者，可減少吹藥次數，幾天之後就會慢慢適應。

此方是一個治療急性黃疸型肝炎的甚為有效的方劑，症情嚴重者亦可按辨證處方內服，則療效會更好。

十二　便　秘

便秘即大便不通、大便難，以大便乾燥堅硬、排出困難為其臨床特徵。

大便秘結的原因有多種，但其主要原因是大腸內陰液虛少，腸內燥熱，或氣血虧損，大腸蠕動乏力所致。大便或兩日一次，或三日一次，或五七日一次，排便的時間間隔愈長，大便在大腸中的水分被吸收愈多，則糞便乾結愈甚，愈是難以排出，甚以為苦。

1985 年筆者在合肥開門診，和安徽中醫學院查少農老教授談及便秘的療法時，查老告以用草決明 10～15 克，放在茶杯內用開水沖飲。

臨床應用效果甚為理想。有些身體肥胖、血壓高、血脂高的便秘患者，服後不僅便秘得到治癒，而且體重減輕，血脂、血壓有明顯的下降。

後來我教患者把決明子研粉，每次 2 克，每日 2 次，於早、晚空腹溫開水送服，其效果同樣。

對於體瘦、氣血虧損的頑固性便秘之人，用煉蜜 30 克沖化送服最為適宜。有其他兼症而便秘者亦可加入其治療的方劑中一同煎服。

例　張某，男，58 歲，幹部，1985 年 9 月求治。患頑固性便秘 10 年，身體肥胖，血壓偏高，伴頭昏頭痛。

服通利藥可暫解一時，不久又便秘，久治難癒。

　　囑其每日用決明子 15 克，沏茶代飲，3 日後大便即正常，1 日 1 次。

　　後囑其研粉，每日 2 次，每次 2 克，服藥 1 個半月，大便一直通暢，同時血壓亦降，頭昏、頭痛亦消，停藥 3 個月，未復發。

十三　高血壓

高血壓症一般多發生於 40 歲以上的中老年人，尤其是身體肥胖、血脂偏高者。中醫認為高血壓症肥胖者多濕多痰，體瘦者多為痰火互結。

【治療原則】肥胖者以燥濕化痰為主，兼以清瀉肝膽之熱；體瘦而血壓高者，以滋陰降火為主，佐以化痰之法。

中醫西醫治療高血壓方法甚多，而遠期效果理想者不多。

1978 年有一楊姓男患者，50 餘歲，體質較健壯，求治急性肩痛症，閒話之時，敘及其高血壓症 5 年之久，長期服西藥並服了些中藥未能治癒，後經人介紹用楊柳葉泡茶代飲而獲徹底治癒。以後凡遇肝火偏旺之人患高血壓者，筆者即告以此法，一般服用 3～9 個月可獲良效。

筆者又以柳葉為主擬方名為「清肝降壓飲」，透過臨床應用療效甚好。

【處方】柳葉 50～100 克（或鮮品 70～150 克），菊花 30 克，生山楂（打碎）30 克，白茅根 30～50 克（或鮮品 50～100 克）。

水煎，代茶，分多次稍溫時飲服，冬季溫服。今舉一例如下。

例　常某，男，55 歲，幹部，1985 年 6 月 20 日求治。患者體胖，患高血壓症 10 年，天天服降壓的西藥進行控制，稍有間斷，血壓即升高，表現為頭昏頭痛、失眠、兩眼乾澀。即開給上方，囑其堅持服用。

中藥開始服時西藥照常，1 個星期量減為原服量 1/2，2 個星期後減到原量的 1/4，1 個月後停服西藥。

清肝降壓飲服了 2 個月，不僅血壓被控制沒有升高，而且體重由原來的 82 公斤降到 79 公斤，無任何不適感。患者照常堅持飲服到 12 月 10 日，體重降到 75 公斤，停藥觀察。時過 2 年，血壓一直穩定。

冠心病

　　冠心病屬於中醫之胸痺心痛、真心痛、厥心痛等範疇。現代醫學認為，冠心病係冠狀動脈粥樣退變，導致冠狀動脈增厚生斑塊，從而使動脈血管變細，流量降低，致使心臟血供不足而發病。中醫學對此已有較為詳細的闡述，筆者不再重述錄記。

　　20 世紀 80 年代，筆者遇到該類病症，多宗《金匱要略‧胸痺心痛短氣病脈證治》篇的分型用瓜蔞薤白白酒湯、瓜蔞薤白半夏湯、枳實薤白桂枝湯、橘皮枳實生薑湯等湯治之。

　　後來發現這些方藥用於一時之病，確有藥到病減或明顯緩解之功效，但要想用中醫藥較為徹底地改變且能消除冠狀動脈管腔狹窄確非是一日之功、一月之功，而需數月、半年以上，甚或再長一些時間！

　　經過臨證觀察、分析、總結，擬定了「益心湯」一方（此方已在 20 世紀 90 年代的《安徽中醫雜誌》上發表）。幾十年來，筆者以此方為基礎，結合辨病辨證，結合天時地利，治療了數以百計的被西醫診為冠心病、心絞痛等類型的冠心病症，多獲佳效。有些病例被治癒後幾年甚或十幾年而從未發病過。

　　【處方】製附片 5～10 克，生黃耆 15～30 克，川桂枝 10～15 克，生山楂 20～50 克，全瓜蔞 15～25 克，紫

丹參 15 克，田三七（打碎）7～12 克，廣木香 10～15 克，炙甘草 10～15 克。

有冠心病的人每月服 10～15 劑，對緩解症狀，阻止心絞痛的發生和發展療效可靠。茲舉數例如下：

例 1 梁某，58 歲，幹部，身高體胖，1986 年 9 月因腰椎骨質增生症、腰腿痛請我治療。自述患冠心病 5 年，每個月要痛一兩次，不發作時常感胸悶、氣急，隱隱作痛的時間較多。

筆者在臨證中凡遇到治療頸腰椎病同時有心臟病者，總是先治療心臟病，或以心臟病為主兼顧他症。腰腿痛症則另用家傳消腫定痛膏貼治，並開給益心湯 10 劑。10 劑服完後來換膏藥，自述腿痛腰痛大大減輕，服藥 3 劑後，胸悶、氣急、隱痛減輕，服完 10 劑後，雖胸悶、氣急仍有，但較服藥前減輕許多，而且隱痛沒有了。囑其每月服 25 劑，服 3 個月後，改為每月 15～20 劑。

1987 年 8 月，梁某陪其朋友李某去我處治療腰椎間盤突出症，高興地說：「上方斷斷續續地服了 8 個多月，現在什麼病也沒有了，身體健康，精力也好。這個方子對冠心病真可以。」並說，他的一個同事也是冠心病，症狀和他差不多，服了這個方子療效也很好。

例 2 楊某，女，50 歲，北京市方莊人，1998 年 7 月（當時筆者住方莊）就治。患者患冠心病多年，一個月前因心絞痛住院 20 天基本緩解而出院，近幾天又出現胸

悶，心窩處常有一過性刺痛，兼有氣短、倦怠嗜臥、怕冷、手足發涼等症狀，脈沉遲，舌淡。證屬心氣虛弱、胸陽不振，隨處以紅參、丹參、黑附片、桂枝、乾薑、三七、薤白、三棱、炙甘草，5劑。

二診，患者自述，上方服2劑就明顯感到有效，5劑服完，沒再疼過，其他症狀亦有減輕。上方加生黃耆、阿膠，囑服10劑。

此後患者未有再來，以為療效不佳改求他醫，同時筆者也離開北京。十月的一天晚飯後，筆者在方莊廣場散步，忽聽背後有人喊，回過頭來，人已到近前，因天已黑，一時未能認出。

「張醫生，我是小楊，3個月前請您看心臟病的。哎呀，您的方子我吃了很有效，覺得越吃越好，聽您說要吃幾個月才能徹底，我現在每個星期還吃2劑或3劑。……我完全好了，開車到天津來回沒一點事了！」

例3　王某，男，52歲，北京市人，藥店職工，本身是中藥師，1999年10月（當時筆者在北京作顯臣粉刺淨諮詢）求治。患冠心病多年，自述胸悶，短氣，心慌，全身發困，有時兩腿像帶幾塊磚一樣沉重，心胸左脅部經常有如針刺一樣的疼痛，曾多次住院。刻下見其面色灰青，舌淡微紫無苔，脈結代，1分鐘15～16次，患者身體肥，腹大，嗜咽酒。

證屬胸陽不振，心血虧虛，濕痰瘀積，治以宣陽補氣、化痰消瘀之法（勸其戒菸酒）：紅參、桂枝、生黃

耆、三七、麥冬、全瓜蔞、廣木香、薑半夏、雲苓、山楂片、炒枳實、炙甘草，10劑，薑、棗引。

二診時，患者自述療效較好，效不更方，囑再服10劑。

一天筆者在安徽合肥接其來電，自述疼痛消失，結代脈較前少許多，在電話中報出藥味及克數，隨告知增減，從此失去聯繫。

2004年筆者去前門藥站與曹經理相遇，王某上來打招呼，說上方吃了好幾十劑，早好了。

例4 韋某，男，50歲，錦州市某公司董事長，2009年3月29日，經人介紹求治頑固性頭痛病。在診病時按其脈沉弦而數，脈率不整，結代並見，每分鐘達20多次，面黧黑，唇紫，見其不時皺眉，隨告知其心臟病比較嚴重，應先治心臟病。

韋某隨說：「心臟病有多年了，心窩處及左肩背有時像電擊樣抽痛，靠速效救心丸及丹參滴丸來維持，每天都好多次，現在又在刺痛，頭也在痛！我這次來不是治心臟而是治頭痛病的。」

筆者笑道：「心臟是發動機，出問題就在頃刻之間，聽我的吧！」隨在其手上扎了一針，頭痛頓失；又針其左內關透間使，心痛亦解。

讓其暫住幾天。患者身高178公分，重90公斤，少腹膨隆，但卻喜溫怕冷，證屬心腎陽虛，痰水凌心，重在補心氣，壯腎陽，祛瘀化痰。

【處方】優質紅參、黑附片、桂枝、乾薑、雲苓、薤白、炒芥子、澤瀉、三棱、莪朮、生地、麥冬、炙甘草。5劑，醫院代煎，每劑3袋。

4月3日，5劑服完，針了5次，頭痛消失，心痛頓減，甚為高興，韋某因公司事務繁多，帶中藥20劑返回。

患者回去吃藥，經常以電話短信溝通情況，隨症增減，共服中藥80餘劑。來電告知身體恢復，工作雖忙，但無不適之感！

2013年6月20日其友來電，前天與韋某相遇，一切均好！

筆者系統地觀察過很多例用益心湯治療過的冠心病人，服藥3天後胸部隱痛均減輕，胸痛次數減少，服2個月，不再有胸悶、胸痛等不適症狀，以後囑每月服10～15劑。堅持半年，身體再無不適感覺。

山楂這味藥在冠心病的治療上有著很重要的作用。有位中藥調劑人員李某，男，50多歲，身體肥胖，嗜酒，患有冠心病和高血壓症，每天用生山楂30克，打成碎塊，泡茶代飲，夏熱季節加菊花，冬冷季節酌加少許製附片，歷時兩載，兩病均癒。

十五　頑固性頭痛

例　胡某，男，50 歲，重慶市人，在貴州仁懷市辦企業，2013 年 3 月 6 日求治（筆者當時受重慶李先生之請順便求治）。

患者自述：從 2000 年開始頭暈頭痛，特別怕冷，稍見風冷就疼痛加重，眼發黑，白天怕陽光，晚上怕燈光。早晨輕一些，逐漸加重，太陽穴、前額發脹發緊，怕勞累，全身無力，疼痛嚴重時會嘔吐，就是晴天如走在樹蔭下會立即眩暈，一天 24 小時戴帽子，白天外出必須加戴大舌帽。吃過中藥無效果，靠吃散利痛、頭疼粉來緩解、來維持。

脈沉細四至，舌淡苔薄。證屬風寒束於頭部，陽氣升發受阻，故遇風冷寒涼即頭疼加重，治以補氣、祛風、溫經、散寒之劑。

【處方】藁本 20 克，細辛 20 克，生黃耆 150 克，明天麻 50 克，製白附子 30 克，川芎 30 克，菊花 50 克，白芷 20 克，生甘草 15 克。

15 劑，醫院代煎，每劑 2 袋，早晚飯後 90 分鐘溫服 1 袋。

2013 年 4 月 5 日，患者告知，早不用戴帽子了，完全好了，並再三致謝！

房顫、心律不整

　　例　劉某，男，47 歲，錦州市某局局長，2011 年 9 月 25 日來北京求治。患者身高 180 公分，重 90 多公斤。

　　自述：39 歲患高血壓，40 歲患心房顫動症，曾在北京某醫院作射頻消融介入治療，但療效甚差，術後畏冷有 2～3 年之久。現吃降壓藥，如有疏忽不吃，便目眩頭暈，心情激動，愛發脾氣，平時眼瞼、雙下肢會浮腫，喝酒會加重，左肩常隱痛。一年前發現尿有水泡，常感腰痠，全身乏力，嗜睡，胸悶氣短，鬱鬱寡歡，夜間盜汗，小便無力，視力下降，性功能衰退。

　　見面色灰黃無華，脈沉細而弱，參伍不齊，三五動一止。證屬心陽虛衰，脾腎陽虛，治以補氣養血，溫腎利濕，行氣化瘀之法。

　　【處方】紅參、桂枝、生黃耆、焦白朮、田三七、雲苓、全瓜蔞、薤白、肉桂、三棱、麥冬、炙甘草、阿膠（另燉化與藥汁兌服）、大棗、生薑為引，20 劑，醫院代煎，每劑 3 袋。

　　2011 年 10 月 26 日發來訊息：眼瞼、雙下肢浮腫基本消失，胸悶減，左肩無痛，盜汗已無，精力好轉很多，少腹縮小，體重減約 3 公斤。

　　上方繼進，共服 80 劑，2012 年 2 月 5 日來電述一切尚好，要求停服中藥。

十七 結代脈

炙甘草湯出自《傷寒論》，其方為炙甘草、生薑、桂枝、麥冬、火麻仁、人參、阿膠、生地、大棗等 9 味藥所組成。其方是為傷寒結代，心動悸而設，功能益氣補血，滋陰復脈。

復脈者，是恢復心臟脈搏的正常功能，故又名復脈湯。心動悸、脈結代的原因有多種，《醫宗金鑑》云：「心動悸者，謂心下築築，惕惕然動而不自安也。若因汗下者多虛，不因汗下者多熱，欲飲水小便不利者屬飲，厥而下利者屬寒。」由此可見，上述的虛、熱、飲、寒均可引起脈的結代和心動悸。

而炙甘草湯所治者則是「其人平日血氣衰微，不耐寒邪」而導致的脈不能續行。凡在臨證中遇有因氣血虧虛所致脈結代，心慌心悸，胸悶氣短，舌光少苔或無苔者多用炙甘草湯進行治療，療效頗為理想。

在臨證中，可加生山楂、田三七；便溏者去麻仁，麥冬、生地量適當減少；體肥胖、血壓高者更需加大山楂用量，並加澤瀉、白茅根以祛濕利水；氣虛甚者可加生黃耆。茲舉 2 例如下。

例 1 黃某，72 歲，女，珠江電影製片廠職工家屬。1989 年 3 月，我在廣州海軍某醫院門診，其女兒陪

同求治。自述患慢性心臟病多年，胸悶，心慌，上樓非常吃力，時發心痛，二便、血壓正常。患者身體瘦弱，矮小，診其脈沉細無力 5 至，1 分鐘停跳一兩次或兩三次不等。

【處方】炙甘草 20 克，川桂枝 10 克，紅參 8 克，麥冬 15 克，生地 20 克，火麻仁 12 克，阿膠 15 克（另燉化，入藥汁中服），田三七 7 克（打碎），生薑（如拇指大，2 塊），大棗 10 個。水煎服。

上方共服 30 餘劑，多年之疾即癒。1992 年 12 月，筆者經過珠江電影製片廠門口，與其相遇，老人拱手稱謝再三，說道：從那次治療以後，身體一直很好。雖年近八十，仍可在家做些家務事。

例 2　張某，男，63 歲，某部離休幹部。1986 年底，因檢查身體，發現有期前收縮，有些害怕，上門求治。詢其飲食、二便正常，血壓稍偏高而未服藥治療。脈搏每分鐘 85 次，時有停搏，6 分鐘之內停了 7 次。

筆者善言相慰，開給炙甘草湯 6 劑。6 劑服完之後，診脈 1 分鐘 68 次，脈率正常，未發現停搏現象。

十八　痰濁眩暈

　　《醫宗金鑑·頭痛眩暈總括》注中所述:「因痰而痛暈者,則嘔吐痰涎。」治療用半夏天麻湯送服青州白子丸,證之臨床效果不甚明顯。後來偶然憶起一個眩暈患者用二陳湯 2 劑即癒之例,而有所領悟。

　　事在 1970 年秋,筆者去友人家,其弟媳向我問醫,時常眩暈,暈即噁心,乾嘔者多,時或嘔出少許痰涎,已有多年。因在偏僻農村,順手開給二陳湯:製半夏、雲苓、陳皮各 15 克,生甘草 10 克,囑服 2 劑。

　　過了 2 年,其夫陪同鄉人去我處求醫,說道:「你開得那四味小藥,治好了她多年的暈病,真夠神的。這個方子我記住了。」讓其說是什麼藥,其說出二陳湯之四味及用量。

　　余則將此例記下。以後在臨床中凡遇有眩暈、噁心、乾嘔或嘔吐者多用二陳湯加味治之,多能應手取效。如遇到頭痛兼噁心嘔吐者也常投以二陳湯加天麻、製南星治療,收效甚為理想。今舉 2 例較為纏綿之頭痛眩暈案。

　　例 1　王某,女,50 歲,1990 年 9 月求治。患者 9 年來經常頭痛,開始時從後枕部隱隱作痛,繼而到整個頭部均痛,逐漸加劇到如刀割錐刺樣,然後又逐漸緩解。西醫多次檢查,未查出發病原因,擬診為神經性頭痛,服鎮

痛藥只能暫止一時。求治時自述近 2 個月來，每週發作 1 次，痛一兩天才能緩解。

診時正值頭痛劇烈，十分痛苦，兩眼腫脹不欲睜眼，當即針後谿而痛止。四診合參之後診為痰濁沖逆，蒙蔽清竅。

【處方】薑半夏 30 克，雲苓 30 克，陳皮 20 克，生甘草 15 克，製南星 20 克，明天麻 20 克。3 劑，水煎服。

服藥第一次，當夜頭痛即基本消除，服完 3 劑而癒。追訪 2 年未再頭痛。

例 2　張某，32 歲，女。身體肥胖，飲食、二便、經水均正常，唯怕坐車船，諸凡汽車、火車、輪船，只要行駛 2 分鐘，就噁心嘔吐，若坐上半個小時，就能嘔吐出膽汁，嚴重時面目均浮腫。

1991 年元月向余詢問可有治法，余遵照暈嘔屬痰的病機，開給星麻二陳湯 6 劑，囑其服完 6 劑後坐車試驗。服了 4 劑後，和其丈夫去坐公共汽車，坐了 30 分鐘，稍有不適，但未嘔吐，又坐 30 分鐘至家，除心中稍感煩悶外，別無他恙。服完 6 劑後，自己為了鞏固療效又服了 6 劑而告癒。此後她又將此方開給一個坐車即暈而嘔的表姐，服後亦癒。

十九 面神經痙攣

面神經痙攣的主要症狀，是面部的肌肉皮膚不自主地抽搐顫動，上至額，下至下頦的肌肉均可抽搐顫動，但以兩頰、眼部為多見。中醫認為局部的皮膚肌腠受到風寒熱邪之侵襲，致使血瘀肌腠而發病。

此症雖無疼痛，但時時皮肌痙攣，令患者心煩焦躁，心神不安。在治療上頗為棘手，中西療法雖多，而收效常不理想，甚至治療數年而難獲效。

1989 年 10 月的一天上午 9 點，筆者感到右耳內如擂鼓一樣，咚咚響了幾下，過了一會又是幾下，就這樣每個小時要有一兩次。到了下午 3 點，耳內的肌肉自感跳動且有聲音並由裡逐漸向耳門鼓動，他人附右耳聽之亦能聽到「咚咚」的聲音。心中開始焦躁起來，隨之令人針液門、足臨泣而響聲暫止。

到了 5 點鐘，右眼下瞼和頰部的肌肉開始抽動，而且愈來愈劇烈，心煩意亂，坐臥不安，甚為焦慮。細想之後，必須從風治療，自擬一方。

【處方】薄荷（後下）10 克，天麻 15 克，川芎 20 克，蟬蛻 10 克，荊芥穗 15 克，殭蠶 15 克，白附子 15 克，當歸 20 克。

筆者於 6 點鐘服下，1 個小時後，自感面部痙攣漸減，到 9 點鐘未再抽動。

過了 2 天，右側眼瞼下及頰部又開始抽動，又按上方服 1 劑而止。為鞏固療效，又服了 3 劑，從此而癒。遂將此方當即記錄下來。

　　以後又遇到面肌痙攣 3 例，一例發病 15 日，一例半年，一例 2 年 3 個月，均投以上方治癒，於是擬定此方為「正面湯」。

二十　寒　瀉

寒瀉又名鶩溏，因過食冷物涼食或胃腸感受外寒而發病。症見腸鳴腹痛泄瀉，開始時尚有糞便，後如渾濁污水，愈瀉糞便愈稀，日瀉 10～20 次不等，若不急急止瀉，會很快脫水或變生他患。

治療應以大溫大熱之藥，投以重劑，便可藥到病除。然而在很多情況下來不及求醫用藥，筆者介紹數方，藥品多是隨處可尋可得之品，且效果明顯，用法簡便。

1. 胡椒粉 1.5～3 克，加入食鹽少許，便於服用。上 2 味放入容器內，沖入開水一杯，待溫時，用筷子攪起，連渣服下。一般服下即效，如不效可能是量太少，可如法再服。

2. 乾薑 15～20 克，煎湯一杯，乘溫服下，亦可止瀉。若無乾薑，老薑根 30 克，切碎，加食鹽少許，煎濃汁一杯，乘溫連渣服下亦可。

3. 若在旅途客舍，一時無處尋藥，可用紙煙數支用紙裹在一起，點燃吸著，用來烘烤臍部，熱度以可耐受不致灼傷為宜，或以臍為圓心，直徑 6 公分，以煙慢繞劃圈。此為灸法，一般 30 分鐘即可生效，瀉止後，過一兩個小時再如上法灸一次，止瀉效果亦很好。

4. 電熨斗通電燒熱後，用布數層敷蓋在臍上，用熨斗熱熨，效果亦好。或用大瓷缸一個注入開水，臍上墊蓋毛巾或布，把瓷缸放在臍上加熱亦可，水涼再換熱水，亦有效果。

　　以上數法以胡椒一法效果最快。

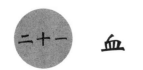

二十一　血　尿

血尿，又稱尿血、血淋，主要症狀為小便時尿液色紅，尿道多有澀痛感。中醫分為血熱、血瘀、血虛、血冷四種類型。

筆者自擬尿血飲所治者為血熱型者，其症為血色鮮紅、尿道刺痛，或尿時阻隔難下。其病因腎陰不足、心肝火旺下移小腸所致。

【尿血飲處方】黃柏 15 克，肥知母 15 克，鮮車前草 100 克，鮮白根 100 克，甘草梢 10 克，土牛膝 30 克，金銀花 50 克。

煎水 1000 毫升，代茶多次分飲。

例　劉某，男，35 歲，教師，1976 年 8 月來診。患者平素嗜菸酒，體質較健，於 7 月 24 日夜間起床小便時，覺得尿道發熱並有刺感，用燈一照，見小便池中有血色，心中恐懼。

第二天即去縣醫院化驗小便，紅細胞（+++），診為輸尿管急性感染，用抗生素和止血類藥物治療半個月而未收效。

求治時患者精神緊張，心情抑鬱，自述十分害怕解小便，小便全程全是紅色，弄得寢食難安，請假休息。

筆者辨證為心肝火旺，開給尿血飲 3 劑。3 日後患者

欣喜而來，說道：「只服 1 劑各種症狀全消失了，3 劑服完是否還用再用藥？」囑其停藥觀察 6 個月，小便化驗正常。

用尿血飲治療尿血症，曾觀察過 5 例，全係男性，年齡 19～45 歲。發病時間最短者 3 天，最長者 2 個半月，服藥生效時間，最少者 1 劑，最多者 5 劑。治癒時間最短者 2 天，最長者 20 天。

二十二 呃逆

呃逆，俗稱打呃。西醫認為該病的發生是由於迷走神經和膈神經受到刺激，反射性地使膈肌產生間歇性收縮運動，導致空氣突然被吸入氣道而發出的一種呃呃之聲。

大多數呃逆，是正常人在進食時突然受到寒冷或吸入了冷空氣，以致氣機升降失調而發生的。有的呃逆過一會便消失，有的呃聲連連數日乃至十數日不癒，患者甚以為苦。

中醫認為係脾胃虛寒，胃氣升降失和，胃氣衝逆而上。根據病因可分為寒呃、熱呃、痰呃、瘀呃、虛呃、氣呃等 6 種，本文所列治法對寒、熱、氣等 3 種呃逆有捷效。

1. 可乘患者不注意時，用手突然抓扭其腋窩，多可立止其呃。

2. 乘其不備，用拇食二指突然攝住其鼻子用力向前一拉，讓其向前走三五步，可立止。

3. 胡椒粉或乾薑粉、辣椒粉，用兩個指頭蘸少許，乘其不備觸摸其鼻孔，連打幾個噴嚏可立止。

4. 兒童患此症時亦可選上法治療，或用一句使其不能接受的話去刺激亦可止呃，如：你把什麼打壞了怎麼不吭氣，昨天你怎麼沒去上學，幹什麼去了，等等。患兒聽後必然爭辯。這個辦法對兒童最好。

5. 如上述方法收效不佳或反覆發作者，筆者擬有「鎮呃湯」一方，服後效果極佳。

【處方】丁香 15 克，生赭石 30 克（打末），川厚朴 l5 克，乾薑 10 克，廣木香 10 克，薑半夏 10 克。水煎服。如病程較長，身體虛弱者加人參 10 克。

茲舉兩例如下：

例 1　樊某，男，35 歲，深圳人。1993 年 11 月 15 日晚，其妻來電話，敘及樊某兩日來呃聲不止，求西醫治療無效。遂告以抓腋之法，用後即止。

例 2　易學大師邵偉華先生，筆者之摯友，住深圳。1993 年 9 月一天晚上來電話，敘述近日來呃聲連連，十分難受，遂告以「鎮逆湯」。第二天上午來電話道：「昨天買來服後即癒」。

二十三　急性闌尾炎

急性闌尾炎是常見的急腹症，係闌尾部的急性化膿性感染性疾病，屬於中醫的腸癰範疇。臨床表現為先是上腹部疼痛，繼而轉至右下腹，具有明顯的壓痛及反跳痛，伴有噁心、嘔吐、發熱等症狀。

中醫分為三期：瘀滯期、蘊熱期、熱毒期。初期應以行氣活血為主，清熱解毒為輔；中期清熱解毒、活血化瘀並用；後期膿成以補氣托毒排膿為法。目前治療本病多以中西醫結合進行施治，但對初中期應著重於保守療法，使病人免受刀下之苦。若消之不應，則應急行手術治療，以防症情惡化。茲介紹數法如下，以供選用。

1. 針刺法

【取穴】闌尾、足三里（雙）、公孫（雙）、右天樞。

【針法】闌尾穴，先垂直進針，得氣後，提針至皮下，呈 45 度向足三里透刺，先針右闌尾。針足三里，垂直進針，後提針至皮下，呈 45 度向下透刺上巨虛之下。公孫穴可治九種心病：飲心痛、食心痛、寒心痛、火心痛、氣心痛、血心痛、悸心痛、蟲心痛、疰心痛。古代之九種心痛範圍極廣泛，包括體腔內的大部分疼痛，大小腸痛亦是九種心痛之一。取公孫穴（右）治療闌尾炎有時起到甚為理想的效果。針時先直刺，手法要疾速，在 3～5

秒內針成個「爪」字型，提針至皮下，以 15～45 度向內踝下透刺，多可針到痛止。針右天樞時，先直刺，後提針至皮下，再向右下闌尾透刺。

上 4 個穴位，先選 1 個穴位，如療效不理想再選 1 個穴位。4 個穴分 2 組，4～6 小時針 1 次，大多數急性闌尾炎，針後症狀會很快減輕，直針到痊癒為止。筆者用此針法治癒急腹症甚多。但該針法宜於青壯年人或不畏針者，年老體弱或少年兒童應慎用。

2. 自擬「一貼消」

【功能】消炎解毒，化瘀止痛。

【處方】生乳香 15 克，生沒藥 15 克，明雄黃 25 克，白及 50 克，冰片 15 克。

潮腦適量，先研上 4 味，過羅，取粉，再把冰片研粉，與上 4 味粉混合均勻，瓶貯。

取潮腦加 75%酒精調溶，再取藥粉攪拌成稠膏，攤於不透水的布上，貼於患處，多可很快止痛，3～5 天即癒。

3. 馬公湯

專治闌尾炎或闌尾周圍膿腫。鮮馬齒莧 250 克，鮮蒲公英 125 克（或乾品 80 克）。水煎，取濃汁 500 毫升，分 3 次早、中、晚飯前 1 小時服下。藥渣可搗膏外敷。

該方對闌尾炎初起者，屢用均效，3～5 天多痊癒。

4. 解毒化瘀湯

為自擬方，主治急性闌尾炎或闌尾周圍腫痛而未化膿者。

【處方】公英 50 克，延胡索 15 克，丹皮 20 克，銀花 30 克，紅藤 30 克，生大黃 15～30 克（後下），三棱 12 克。

水煎服。

5. 豬脬湯

【功能】專治闌尾炎初起。

【製法】石菖蒲 15 克，裝入洗淨的豬膀胱內，以棉線紮緊口，置於瓦罐內，加水適量，文火煨至豬膀胱熟透，待微溫時，去掉棉線及藥渣，於空腹時連湯帶豬膀胱一頓吃下。每日 1 劑，通常 1～3 劑可癒。

該方是安徽中醫學院查少農教授於 1984 年春傳授給筆者。是年秋，筆者在湖北襄樊開門診時試用 4 例，1 例服 1 劑痊癒，3 例服 4 劑痊癒。

附慢性闌尾炎方：

慢性闌尾炎，用上述之針刺法、一貼消等均有佳效。今介紹簡便兩方於下：

①冬藤 12 克，生甘草 5 克，開水沖泡，代茶常飲，對慢性闌尾炎療效甚好，一般服 15～20 日即可治癒。

②紫花地丁 15 克，生甘草 5 克，連翹 10 克，開水沖泡，代茶飲。

二十四　肺膿腫

肺膿腫即中醫之肺癰，係由肺部蘊熱，風邪外襲，熱壅血瘀，久則化膿而成；但胸部外傷亦可引發本症。臨床表現，開始為天府穴周圍隱隱作痛，逐漸加重，繼則寒戰高熱，咳嗽，喘息，吐腥臭黏痰，或咳吐膿血。

現代醫學認為是肺部被化膿性細菌感染，造成肺組織壞死、液化。常見的致病菌有葡萄球菌、鏈球菌、肺炎雙球菌等。本病是肺部的急性化膿性炎症，應當抓住時機積極治療，否則會有肺萎之虞。本病的治療原則，總要以清肺化痰、解毒排膿為宜。

筆者每遇此症，1983 年以前多採用《醫宗金鑑‧外科心法要訣》所列之法，開始發熱惡寒，咳嗽，天府穴周圍隱痛，用射干麻黃湯；到氣喘氣急，身不得臥，用葶藶大棗湯；到咳吐膿血，用桔梗湯。

這 3 個方子是肺癰症的 3 個階段的治療處方，而在臨證時很難截然分開，應掌握病機，臨證化裁，才能收到滿意的療效。

在多年的臨床中，筆者向同道求教，在眾多驗方、單方中，1985 年 5 月自擬了一方：「桔梗腥草湯」。該方對肺癰及肺炎均有很理想的療效。

桔梗腥草湯：桔梗 10～15 克，生薏仁 30～80 克，魚腥草 50～100 克，生甘草 10～15 克，連翹 10～15 克。

水煎，每日 1 劑，分 3 次，早、中、晚飯後 2 小時溫服。

尺澤穴，對肺癰、肺炎均有很好的療效。

1962 年，筆者與一友人去河南。傍晚時分，友人謝某開始發熱惡冷，天府處隱隱作痛，咳聲連連，吐出黃白色黏痰。住在一個旅店內，求醫用藥均有困難。

忽憶起「尺澤主治肺諸疾」之句，遂向店主找了一枚納鞋底的粗鋼針，要了一點白酒。先清洗兩側之尺澤穴的皮膚，針後大開其穴，出血兩豆許。針後約 1 個小時，發熱漸退，咳嗽亦減。到第二天早晨，仍有微熱、咳嗽，但痰明顯減少。隨後又向店主要了點白酒和湯匙一個，用湯匙蘸酒，從尺澤穴向下沿著肺經的脈絡直刮至經渠穴，刮成一條紅帶後，又在雙尺澤各針一針，針後出血見紅。到上午 12 點，諸症皆平。

從此之後，筆者遇到有肺炎、肺癰症狀者，如患者願意接受針刺放血，常如上謝某之針法。有效者多，不效者少。如配服桔梗腥草湯，則效果更佳。

二十五　遺　精

　　遺精又稱夢遺、失精、滑精，係指性交之外的精液自行流出體外而言，中醫認為是心腎之病。多因意念妄生，致使心腎之火亢盛而發病。臨床上分為先夢而後遺和不夢而遺兩種證型。夢而遺者稱夢遺，不夢而遺者稱滑精。前者屬火，後者為虛。

　　臨床上因夢而遺者占絕大多數，不夢而遺者占少數，而後者是病重的一種表現。古時有金鎖固精丸、封髓丹之類的方藥對於症輕者或可很快收效，而對於入睡即遺而歷時日久者收效甚微。

　　筆者曾遇到幾個堪稱病入膏肓的病例，用自擬「鎖精丸」一方，皆獲治癒。茲介紹鎖精丸如下：

　　【處方】鹽黃柏、鹽肥知母、生龍骨、生牡蠣各 100 克，粉山藥 200 克。

　　【製法】前四味共研細粉，用山藥粉打成稠厚糨糊，和藥作丸，如豆粒大，曬至極乾，瓶裝，備用。

　　【服法】早晨空腹 10～15 克，晚上臨睡前 2 個小時送服 15～20 克。

　　多數一個療程即癒。

　　例 1　于某，男，21 歲，某針織廠職工，1981 年夏季求治。自述 3 年前上初中時，與同班一女同學關係較

好，隨得夢遺之疾。開始時三五夜一次，後逐漸加重至夜夜必遺，少則一次，多則兩三次，兩年以後發展到往往白天打盹即遺。有時做夢而遺，有時不夢亦遺。

該患者家庭經濟甚好，曾多次住院治療，也吃過很多的滋補之品，而遺精之症終難治癒，全家人都責怪其不成器，本人已早不再妄思妄想而卻有苦難言。

患者面浮足腫，自以為必死無疑（筆者年輕時曾見到一戴姓青年 20 歲時死於夢遺之症）。出示所服過之處方，不外金鎖固精丸、封髓丹、坎離既濟湯之類。切其脈，三部均沉細，5 至，舌尖偏紅，食慾尚可，知其年輕之體，尚可為功。囑其 3 日後再來取藥。

患者去後，思之再三，既是做夢而遺，當是心腎之火邪未除，有時雖不夢亦遺，顯係精關不固。以往所服之藥既不收效，當另行他途。隨疏方鎖精丸如上。

3 日後如約前來，給藥 120 克，囑 4 日服完。4 日後高興而來，言說服藥後只遺精 1 次。又給 210 克。一個星期後又來，見其精神、體力大為好轉，又給藥而去。2 個月過後送來匾額一塊，以表謝意。1983 年結婚，2 年後生一男孩。

例 2　李某，男，39 歲，教師，1981 年 9 月求治。患夢遺之症 2 年，治療罔效，面色憔悴，精神不振，其妻陪同來醫。

筆者將其妻支過一邊，問其是否有外遇或妄思妄想，搖頭答道絕無此事。問其是否做夢，回答所做之夢不堪與

外人言，夢中所遇女色常是自己的親人。

　　囑 5 日後來取藥。5 日後其妻來，代取藥 300 克，囑 10 日服完。10 日後本人自來，自述過去每夜必遺精，服藥後，只遺精 2 次。因離城較遠，又給 20 日之劑量。過了一個多月，李某前來，自述一個多月以來從未遺精。為鞏固療效，又開給生山藥 150 克，生芡實 150 克，共研成粉，每日取 2～3 湯匙，打成稀粥加白糖少許，睡前隨意服下。

　　此後筆者又用此方治癒遺精患者多人，故名之為「鎖精丸」。

二十六　急性胰腺炎

　　急性胰腺炎屬於中醫的急性心胃胸脅病，多因飲食不節，致使胃腸運化功能失調而突發胃脘胸脅脹滿，疼痛劇烈，噁心嘔吐，不能進食。

　　筆者用大承湯治療此症，還是 1958 年在李營小學當教師時聽一位當地的劉老醫生所說。1958 年秋的一個星期六下午，我去臨泉縣糧站扛了一袋麵粉，半路上與劉老先生相遇，因為他的兩個兒子都是我的學生，所以才停下邊休息邊閒聊。說東扯西，他說起（是當時在田橋公社衛生院唯一的一位中醫）給某人治胰腺炎一事。只聽他滿面春風地說：「……什麼打吊針抗生素，用大承氣湯少則一劑，多則兩劑，無不轉危為安！」說者無心，聽者留意。我記住了這個故事。

　　誰知以後我還真碰上被西醫診為胰腺炎的，用大承氣湯真是一劑收效，治癒了好幾個患者。

　　例　常某，男，38 歲，是筆者妻子大舅父之長子。1972 年 5 月，因胃痛嘔吐住進縣醫院，數日後筆者聞信於下午 2 點多特去探望，自言已進醫院 3 天，胃脅脹痛，乾嘔，不能進食，問知大便多日未下。因同室住的患者有好多人，不便過多診問。於是低聲告之：「老弟，這病不用怕，我去給你買藥，熬好後送來。」

筆者當時在臨泉縣文化館工作，騎自行車到縣醫院住院部也只十幾分鐘。

到中藥店買：大黃 60 克，薑厚朴 60 克，炒枳實 30 克，芒硝 60 克，二花 30 克，連翹 30 克。煎好後，送到醫院大約 4 點，讓常某先喝一半。我也沒走，大約 60 分鐘，他要解大便。

筆者背到露天茅廁，很快瀉下很多糞便，在廁所裡大約 20 分鐘，常某感到整個肚子空了，疼脹頓失。

住院部 5 點半開始吃晚飯，他開始吃了一個饅頭，又吃些稀湯之類。筆者走之前告訴其妻，明天早晨 5 點鐘再喝餘下的藥水一半。

第二天上午 9 點多，筆者騎車到住院病房，他們已經辦好出院手續準備要回家了！當時一劑中藥也就 1 元錢左右。

此例所以加上二花、連翹，一是為了加強止痛解毒之力，二是也可防止因胰腺炎而引發感染。

2010 年夏天的一個上午，山東的一個學生來電說其父 60 多歲患急性胰腺炎已住醫院 2 天，整個肚子疼痛，醫院吊消炎針收效甚微。

【處方】生大黃 30 克，芒硝 30 克。

【製法】大黃先煮 10 分鐘，過濾，得藥汁 250 毫升，投入芒硝攪化，一次服下。

下午 2 點半接到來電說：喝下之後大約半小時開始腹瀉，瀉幾次後竟然而癒！

看來急性胰腺炎用大黃、芒硝兩味就顯效！

要說明的是，大承氣湯，是一個通腑瀉熱、消炎止痛的良方，主要藥就是大黃、芒硝，但兩者相伍必須用到一定的量才能藥到病除。對於 65 歲或以上或身體狀況欠佳者，瀉過之後胃腸症狀消失，可吃兩三劑香砂六君子湯，體力便會很快恢復！

　　這幾年僅用大黃、芒硝兩味藥量相等，少則 20 克，多則 30 克，亦治癒了 4 例急性胰腺炎病患！可見急性胰腺炎治在通瀉大便，一瀉了之！

慢性胃炎

　　慢性胃炎屬於中醫的胃痛、胃脘痛範疇，係胃黏膜的非特異性慢性炎症，與長期進食刺激性食物，如過冷、過熱、過於辛辣有關，特別是嗜酒無度者發病率較高。

　　中醫所說的「飲食失節溫涼過，寒冷侵襲疾病成」，就是其主要的發病原因。

　　臨床表現為飽脹不適，胃脘部隱痛，食慾不振，噁心噯氣，或嘔逆吞酸等，這些症狀在飽食後明顯加重。

　　中醫辨證，分為脾胃虛寒型、肝氣鬱結型、氣滯血瘀型等證型。而慢性胃炎以脾胃虛寒型最為多見。茲分述辨證及治法於後。

1. 脾胃虛寒型

　　胃脘脹痛，時發時止，喜熱畏冷，嘔吐清水痰涎，或噯氣吞酸。自擬「益氣溫胃湯」治之。

益氣溫胃湯：

【功能】益氣溫胃，理氣止痛。

【處方】高良薑 10 克，黨參 20 克，砂仁 15 克，廣木香 10 克，炙甘草 10 克，焦白朮 15 克，大棗 10 個。

　　水煎服，每日 1 劑。

　　氣虛加炙黃耆，嘔吐酸水加鍛牡蠣、炒吳茱萸，納呆加炒內金、焦麥芽、焦山楂，大便溏薄加炒山藥、肉荳蔻。

2. 肝氣鬱結型

胃脘脹悶，延及兩脅，嘔酸吐苦，飲食無味，噯氣頻頻，飢時稍緩，飽時加重。方用《景岳全書》之香砂枳朮丸加減。

香砂枳術丸：木香、砂仁、神麴、麥芽、枳實、白朮、陳皮、香附、山楂。在用此方時宜加代赭石、太子參、生甘草，可提高療效。

3. 氣滯血瘀型

胃脘疼痛較前兩型為劇，脹痛相兼，吞酸吐苦，飲食無味，舌質紫暗或有瘀斑，苔黃口乾者。用益氣養陰、軟堅化瘀之方治療。

筆者自擬「**益氣化瘀飲**」一方：太子參、黃精、田三七、鍛瓦楞子、石斛、生甘草、龍膽草、雲苓、白朮、雞內金、穀芽、陳皮。

方中太子參、黃精、雲苓、白朮、生甘草補益脾胃之氣，胃氣充盛，則瘀滯自消；田三七、瓦楞子、雞內金化瘀軟堅，對吞酸呃逆療效確切；石斛、龍膽草清肝養陰，龍膽草味苦，稍稍用之有健胃之妙，穀芽、陳皮理氣健胃，消脹除痞。

本方開始服時，症狀突出，用量宜重，服 10 劑左右，症狀明顯減輕，用量宜逐漸減輕，可當茶代飲，緩緩收功，諸症必除，故名為益氣化瘀飲。

二十八 萎縮性胃炎

本病屬於中醫胃脘痛的範疇，是慢性胃炎的一種類型，係多種原因引起的胃黏膜的炎症性疾病，一般認為是由淺表性胃炎遷延發展而成的。

本病的發生與飲食失節、溫涼飢飽太過及憂思悲恐等情志因素有關。臨床表現為上腹部飽脹痞悶，疼痛拒按，時輕時重，食慾不振，面色黃白，消瘦乏力，或嘔血，或黑便。胃鏡檢查可見胃竇部充血，水腫，紅白相間，胃黏膜紋理變細，皺襞減少或糜爛。

中醫認為本病係脾胃氣虛，濡潤無力，瘀血阻絡而成。治療時除囑患者節制飲食外，更要心胸開朗，情志平和，方能收到理想的效果。

本病如治療不當，遷延失治，有癌變的可能性，故需慎重。

筆者治療此病常以補中益氣湯加減治之，收效甚為理想。舉病例如下：

例 李某，男，40 歲，村幹部，1981 年 5 月求治。患者嗜菸酒，白酒有 500 克之量，每日必飲，菸每日 30 支左右。1978 年 7 月的一天夜晚，和眾人對飲後，未離酒桌即嘔吐，繼之嘔血盈碗。從此之後，胃脘部經常疼痛，飲食日漸減少，後經醫治而好轉。

1979 年春節又飲酒約 50 毫升，第二天胃痛劇烈，隨之嘔血數口。

雖戒菸酒，但病已有進無退，脘腹脹悶，疼痛隱隱，飲食無味，一天不食亦不覺飢餓，中西藥物服了半年，收效甚微，大便溏薄色黑。

經上海某醫院胃鏡檢查，診為萎縮性胃炎。求治時患者已面無血色，神情呆滯，消瘦異常，口雖乾而不思飲，脈沉弱五至，動則氣喘。遂開補中益氣湯方：

【處方】升麻 7 克，柴胡 10 克，生黃耆 25 克，黨參 20 克，當歸 15 克，陳皮 10 克，田三七 10 克（打碎），代赭石 25 克，焦白朮 12 克，生甘草 10 克，大棗 10 個，生薑 5 片。

7 劑，水煎服。

二診。上藥服後，各種症狀均見減輕，飲食開始知味，上方加內金、麥芽，再進 7 劑。

以後病情逐漸緩解，共服藥 50 餘劑而癒。1987 年相遇，身體健康。

補中益氣湯，功能補提中氣，雖有升氣之虞，但有赭石、三七相伍，此虞可除。

赭石、三七為止血之聖藥，種種吐衄崩漏帶，赭石均可止之，有三七相佐，更具有止血消腫、散瘀止痛之功。凡萎縮性胃炎到了氣血大虧、消瘦貧血或嘔血或黑便，用上方加減治之多可藥到即效。

1984 年筆者從一吳姓患者口中得一治療萎縮性胃炎方，他患萎縮性胃炎 5 年就用該方治癒，後經門診驗證，

效果確實不錯，茲介紹如下：

　　田三七 100 克，生黃耆 100 克，紅參 50 克，共研極細，瓶貯。每次 3 克，每日 3 次，飯前 1 小時溫開水送服。

　　該方藥僅 3 味，功能補氣化瘀，止血止痛，對慢性胃炎胃脘部經常疼痛者用蒲公英 15 克，加糯米酒一湯匙，煎湯代茶送藥，亦有很好的療效。

　　上方服 3～5 日，就會見到明顯的效果，對消化功能的改善、抑制出血、增強體質等有確切療效，1～2 個月多可臨床治癒。

二十九 **胃潰瘍**

　　本病的發病原因甚為複雜，西醫認為與胃酸過多、胃泌素的分泌旺盛有關。中醫則責之為飲食失調，七情內傷，肝失條達，鬱而化火，熱傷血絡而發病，多發於青壯年。病程遷延，反覆發作，主要症狀是上腹部疼痛，噯氣吞酸。發作常有節律性，多在飲食後的一定時間內症狀明顯，惱怒後亦可引起大發作，甚至嘔吐鮮血。

　　茲介紹兩方如下：

　　1. 鍛瓦楞子 15 克，炒內金 15 克，酒炒玄胡 20 克，焙龍膽草 10 克，白蔻仁 10 克。共研極細，瓶貯勿洩氣。飯前 15 分鐘溫開水送服 1.5～2 克。（查少農方）

　　2. 鍛烏賊骨 100 克，白及 50 克，生甘草 100 克。共研極細，瓶貯，每次 3～5 克，日服 3 次，一般 3 天即見效果，大多數可在 1～2 個月治癒。

　　第一方經過臨床驗證 8 例，有 5 例服藥 2 天即見效，2 例 7 日收效。治療一個月，有 4 例臨床症狀消失，2 例用藥 50 日臨床症狀消失，另 2 例，有明顯療效，但未治癒。

　　臨證中體驗到，對病久體弱者，加服黃耆建中湯，用煉蜜代飴糖，送服上藥，則療效更快。

　　服藥前後及癒後一年內應嚴禁飲酒、牛羊肉及堅硬難化的食物和刺激性食物，否則容易復發。

急性泌尿系感染

急性泌尿系感染屬於中醫的熱淋範疇。主要症狀有發熱惡寒，尿頻，尿急，尿痛，尿道灼熱，尿色深黃或深紅，少腹拘急脹痛等，尿常規檢查，有膿細胞、紅細胞、蛋白、細胞管型。西醫認為係鏈球菌感染所致，另外水痘病毒、腮腺病毒感染，亦可引發。中醫認為是濕熱下注，蘊結膀胱，治療應以清熱解毒、利尿通淋為法。

自擬「**利尿解毒湯**」一方：生地 30 克，木通 15 克，蒲公英 15 克，金銀花 15 克，車前子 12 克（包煎），知母 12 克，滑石 15 克（包煎），生甘草 10 克。

水煎，早晚飯前 1 小時服。

本方治尿血，即中醫所說之血淋，加白茅根、瞿麥，亦有很好的效果。舉例如下。

例 周某，男，30 歲，工商幹部，1985 年 6 月求治。

患者 3 天來發熱惡冷，腰痛腿酸，少腹墜脹，小便日數十次，尿色深紅，尿道灼熱，滴瀝不爽，尿時常搖頭挺腹，痛苦非常，不思飲食，面部浮腫，尿常規：紅細胞（++++），膿細胞（++++），蛋白（+++），細胞管型（+），診為急性泌尿系感染，打針、吃藥 2 天無效果。隨投利尿解毒湯加黃柏 15 克，3 劑。

服 1 劑後諸症悉減，3 劑而癒。

三十一　**急性痢疾**

痢疾是一種急性腸道傳染病，多發生於夏秋季節，因吃了被痢疾桿菌污染的食物而發病。

其主要症狀是發熱、腹痛、腹瀉、裡急後重及排出白色黏凍樣便或膿血樣大便，一日可達 10 多次或幾十次。

本病從病因分型，可分為暑痢、濕熱痢、寒痢、熱痢；從大便的性狀可分為紅痢、白痢、紅白痢、五色痢等。

本文所治者主要是急性痢疾。

1. **白頭翁湯**：白頭翁 20 克，黃柏 15 克，黃連 10 克，秦皮 10 克。水煎，分 2 次服。

此方出自《傷寒論》，是一首治療急性痢疾的甚為有效的方子，只要是急性血痢和赤白痢，投藥即效，1～3 劑即可治癒。

2. 氯黴素 0.5 克，黃連素 0.5 克。如發病在 1 日之內，服 1 次即可治癒。這 2 味藥都是治療痢疾和急性腸炎的主要藥物，而單用療效較差，常需服用多次方能生效，合用之療效甚速。對多種痢疾和急性泄瀉亦有很好的療效，係筆者的臨床經驗所得。如服後 2～3 小時療效不顯著，可再服 1 次。

3. **銀花散**：金銀花（微火焙焦存性，研粉）12～20克。用生山楂 30 克煎湯 1 杯，送服上藥。發病 1～2 天者，多可 1 次而癒。每日服 2 次。

4. 炒地榆 20 克，廣木香 15 克。水煎，1 次溫服。

5. 馬齒莧，鮮品 100 克，搗漿用紗布包擰取汁，加蜂蜜一匙，燉一二沸，溫服。

三十二　腎結石

腎結石為常見病、多發病，屬於中醫的石淋病症。

筆者臨床幾十年治療此症較多。

擬有**化石湯**一方：金錢草 50～150 克，海金沙 15～30 克（袋裝），石韋 15～30 克。

【用法】前三味煎成藥汁 800～1000 毫升，如特別嚴重者，用處方之最大量，煎成的藥汁要多一些，分兩次以上當溫茶代飲。如遇年齡大氣血虧虛者可加黃耆、黨參、當歸。

【處方分析】金錢草又名活血丹，味苦辛性涼，入肝、膽、腎、膀胱經，功能清熱解毒，利尿排石，對腎結石、膽結石、膀胱結石、輸尿管結石均有良好的作用。但以之為排石方的君藥時，應在辨證的指導下必須達到一定的用量才能收到佳效。

筆者在治療泌尿系統結石症或肝膽結石症時，少則 50 克，最多的用至 150 克。海金沙、石韋味甘淡性微寒，入小腸與膀胱經，功能清熱解毒，利尿通淋，主治尿路感染、尿路結石，用之為臣，助金錢草排石。

茲舉病例如下：

例 1　馬某，50 歲，企業會計，與筆者相識。2008年體檢時查出輸尿管上段有石多個，服上方 5 劑，5 劑服

完再做超音波查無結石。

例 2　李某，女，教師，52 歲，體檢發現雙腎均有大小不等的結石多個，十分害怕。2010 年秋就診。開給金錢草 100 克，沙金沙 20 克（袋裝），石韋 15 克，滑石粉 30 克（袋裝），餘如上方量。

服 3 劑後小便排出大如黃豆小如米粒的沙石粒，計 6 粒，繼服至 10 劑，其中又陸續排出些少沙粒。再作超音波檢查雙腎未發現異常。

例 3　路某，女，55 歲，農民，經常腰疼，有時牽扯到少腹及兩側，2015 年 3 月超音波檢查示雙腎及輸尿管上段有結石。同村有患此病者經 2 次碎石不久又發生腎絞痛，而就診於筆者。

因年齡較大，上方加生黃耆 60 克。服 15 劑，其間排尿時發現比豆粒和綠豆大小的沙石許多粒。再作檢查未發現異常，2 年以來腰未再痛過。

筆者凡遇泌尿系結石症，不論在何部位多用上方加減治療，很少有不徹底者。

膽結石

膽結石屬於中醫的脅痛、胸脅痛、黃疸等範疇。發病原因多因飲食失節，恣食肥甘厚味，致使肝膽氣鬱，泄行不暢，加之中焦濕熱，凝煉成石。

臨床症狀主要是右胸脅悶脹隱痛，口苦舌膩，厭食肥膩肉類，結石小者不影響膽汁的疏泄，可無症狀。

結石偏多偏大或占據膽道狹窄位置，影響膽汁清化疏泄致膽道感染便會發生胃脘疼痛，噁心嘔吐，發熱，頭痛目眩。一旦結石阻滯膽汁疏流之量過多，嚴重影響到脾胃的消化，就會引發劇烈的疼痛，痛如刀割，即所謂的膽絞痛。

西醫多採用手術治療，一是摘除膽囊，一是取石留膽。取石留膽往往會使較小的結石遺下，有可能再次由小凝結而成大塊的膽結石症。

筆者在臨床中遇到此症用中藥治療，收效較好，茲介紹如下。

【選藥】柴胡、黃芩、薑黃、鬱金、酒川楝子、青皮、三棱、莪朮、雞內金粉、金錢草、茵陳、半夏、大黃、炙甘草、生麥芽等為主選藥。如年老體弱者加黨參、生白朮、炒白芍、川芎。

茲將主要藥物之所以可以消除膽囊結石的功用分述一下，供讀者參考。

例 1　肖某，男，50 多歲，臨泉縣城南肖窪村人，嗜菸酒。常感右脅肋隱隱疼痛並牽扯到胃脘部，常在夜間疼醒，有時伴低燒。其親戚在阜陽地區工作。1980 年春到阜陽地區醫院查為膽囊結石，害怕手術。轉請筆者為之治療。

【處方】柴胡 30 克，鬱金 30 克，黃芩 15 克，金錢草 60 克，三棱 15 克，白芍 20 克，酒川楝子 20 克，黨參 30 克，生大黃 15 克，雞內金細粉 30 克（分 3 次沖服），生甘草 15 克，生薑、大棗為引。6 劑。

10 天後來診，自言吃 4 劑後飲食增加，隱痛明顯減少。6 劑服完了，沒再感到疼痛，精神也大有好轉。囑上方再服 6 劑。

2 個多月後患者與大隊肖書記一起來到腫瘤門診，邀請筆者一起吃晚飯，言又到地區醫院查了，沒發現結石。

例 2　李某，係筆者之友，其弟 38 歲，農民。經常感到胃脘脹痛，已 2 年之久。

1981 年夏天一個中午去參加了一場婚宴，飯後開始整個上腹疼痛逐漸加重，以至身出冷汗，咬牙忍痛，3 點鐘急到縣醫院檢查診為膽結石並發感染給予對症處理。

主治劉醫生與筆者交往較好，應李某之邀同到醫院看視。見其弟愁眉苦臉，劇痛雖減仍叫滿腹脹痛，視其腹部鼓脹，舌絳苔黃，知腑氣不通，劉醫生同意用中藥一試。急則治標，先以通腑為治，處**大承氣湯**：

【**處方**】製厚朴 30，炒蘿蔔子 30 克，生大黃 30 克，芒硝 30 克（另包）。1 劑。

藥在筆者腫瘤門診煎好送服。服後 1 小時開始瀉下，脘腹脹痛隨著瀉下次數逐次消減，到吃晚飯時脹痛全消。隨提出院要求。筆者為之治療。

【**處方**】柴胡 20 克，黃芩 20 克，清半夏 20 克，酒川楝子 30 克，金錢草 60 克，鬱金 20 克，蒲公英 30 克，三棱 15 克，黨參 30 克，雞內金微焙酥磨粉 30 克（分 3 次於服藥前沖服），炙甘草 12 克，大棗去核 10 個，生薑 20 克。6 劑。2 次煎汁合併約 750 毫升。分 3 次飯後 60 分鐘溫服。忌冷飲及油膩。

上方服完，1 週後複診。自敘上方服後胃脘脹痛逐漸減輕，但夜間尚有隱隱的一過性刺痛。效不更方，再服 10 劑。

上方服完後再去醫檢查，提示沒發現結石。

三十四 輸尿管結石

本病屬中醫之砂石淋，係下焦濕熱，灼熬水液、結垢而成。症見尿頻，尿急，尿痛，尿血。

治療應以清熱利濕，通淋排石為法。張錫純所擬砂淋丸療效甚好，茲將其處方及筆者所常用之「化砂湯」相伍為用之法介紹於下。

砂淋丸：

黃色雞內金（揀去砂石，烘乾）30 克，生黃耆 25 克，肥知母 25 克，生杭芍 20 克，硼砂 20 克，朴硝 20 克，硝石 15 克。

共研細粉服，或煉蜜為丸，如桐子大。飯前溫開水送服 10 克。

化砂湯：

金錢草 30 克，車前草 20 克，土茯苓 50 克，生地 30 克，海金沙 30 克，木通 12 克，土牛膝 30 克，甘草 10 克，生黃耆 25 克。

如有砂淋丸，用化砂湯送服；如無，化砂湯送服內金粉 5 克。凡遇砂石淋，病程短暫且症狀較輕，用化砂湯即可；若病程較久，反覆難癒，症狀較重，兩方合用，多數可癒。茲舉兩例如下：

例 1　童某，35 歲，襄樊鐵路工人，1984 年 9 月求

治。患膀胱結石 5 年，經常發作，小便鮮紅，痛如刀割，每尿出如粟米樣砂粒。遂開給化砂湯，囑每週 5 劑，連服 3～5 週。服藥期間忌食辛辣、酒類。

共服 20 劑，3 個月未發作。4 年後友人來信，未復發。

例 2　魏某，38 歲，稅務幹部，1985 年 5 月求治。自述患泌尿系結石 3 年，每於勞累或飲酒後發作。發作時尿痛、尿頻，腰腹均痛，或發熱而不惡寒，求治時正值發作，遂開給化砂湯，並給配製砂淋丸 250 克。服化砂湯 30 劑，5 年未再發作。

三十五　前列腺增生症

前列腺增生症是男性老年人常見病，屬於中醫癃閉症的範疇。主要症狀為尿頻、滴瀝不盡，或少腹脹急出現尿瀦留，或滴瀝失禁。

古代醫家對癃閉有著很多的論述。《素問·宣明五氣》：「膀胱不利為癃，不約為遺溺」。清·吳謙《醫宗金鑑·小便閉癃遺尿不禁總括》謂：「閉者，即小便閉，無點滴下出，故少腹滿脹痛也。癃者，即淋瀝點滴而出，一日數十次，或勤出無度，故莖中澀痛也。」

對發病原因亦有論述。明·虞摶《醫學正傳·淋閉》謂：「為病之由，皆膏粱之味，濕熱之物，或燒酒炙肉之類，鬱遏成痰，以致脾土受害乏力，不能運化精微，清濁相混，故使肺金無助，而水道不清，漸成淋閉之候。」

對治療方法亦有很高的見解。明·李中梓《醫宗必讀·小便閉癃》：「丹溪嘗曰，若以吐法通小便，譬如滴水之器，上竅閉則下竅無以自通，必上竅開下竅之水出焉。」張山雷《臟腑藥式補正·膀胱部》認為：「小溲癃閉，亦有因於膀胱陽氣無權一證，以桂枝通太陽之陽，則其溺立下。」又云：「凡膀胱不利而為癃閉之證，但知清熱通利，未必皆效。惟開展肺氣，以通氣化之上源，則上竅通而下竅自洩。」

關於前列腺增生症的發病原因，西醫認為是由於內分

泌失調引起腺體肥大，壓迫後尿道，致使排尿困難或小便瀦留。中醫認為主要是三焦氣化功能失調所致。如肺失宣降，不能通調水道，下輸膀胱；脾失健運，升清降濁失宜，致使濕熱下注膀胱；命門火衰，腎陽虛弱，下焦氣化失職，致使膀胱開闔不利。

本病之所以多發生於 50 歲以上的男性，且年齡大、發病率高，筆者認為是泌尿系功能的退行性變所致，即中醫所說的腎臟的陰陽失衡，腎氣衰退的結果。

茲將筆者臨床時常用之方，做一介紹。

1. 通關丸

【處方】黃柏、知母各 30 克，肉桂 5 克。

研粉，水泛為丸。或共研細，服散亦可。每次 6～10克，日服 2 次。

通關丸又名滋腎通關丸，功能清下焦之濕熱，助膀胱之氣化，使水道通利，排出爽利。凡年老肥胖，小便滴瀝不禁，尿熱澀痛，少腹脹滿拘急者，均可用之，投藥即效，治癒甚速。若年老體弱可加生黃耆、杜仲，並稍加大肉桂之量。

2. 自擬「益氣運脬湯」

【處方】生黃耆 30 克，王不留行 15 克，生白朮 5克，土牛膝 15 克，土茯苓 30 克，小茴香 10 克，田三七10 克，石菖蒲 12 克，滑石 20 克，生甘草 10 克。

水煎，分早、中、晚飯前 1 小時服下。功能益氣運脬，祛濕利尿。治前列腺增生症，排尿無力，滴瀝不爽，尿頻尿痛。

3. 自擬「提壺揭蓋湯」

【處方】升麻 6 克，桔梗 6 克，生黃耆 30 克，知母 l5 克，車前子 12 克，澤瀉 2 克，豬苓 15 克，太子參 20 克，炮山甲 10 克（研粉沖服）。

水煎，分早、中、晚飯前 1 小時服下。功能升清降濁，益氣利尿。主治前列腺增生症，少腹脹滿，小便閉結，點滴難下。

4. 腎氣丸

即六味地黃丸加肉桂、附子，改丸劑為湯劑。該方治前列腺增生症由於腎陽虛弱，過勞傷腎，致使陰氣忤逆，阻遏膀胱之氣化，少腹拘急，小便不利，甚或滴瀝不禁者，效果甚佳。

1991 年冬，有蔡某，年已 74 歲，患癃閉之症，住在醫院，天天用導尿管排尿，其女求筆者為之開方，遂開給腎氣湯原方，服 1 劑後，小便即暢流無阻，共服 2 劑而病癒出院。蔡某視此方如同珍寶，妥善存放。什麼時間感到小便不利就服上一兩劑。1992 年 8 月，與蔡某相遇，敘及一年多來小便一直正常，將此方又傳給三四個老友，服後都完全治癒了。今附記於此，供同道參考。

再者，凡患小便不利且大便乾結者，在用藥時一定要加入通便之藥，使大便排出順利，否則會影響療效。

三十六　糖尿病

　　本病屬於中醫三消症的範疇。多發生於身體比較肥胖的中老年人，主要症狀為煩渴多飲，小便頻數，食慾亢進，多食易飢，而身體反而消瘦，即常說的「三多一少」：飲多、尿多、食多、體重減少。

　　西醫認為此病發病原因係胰島功能減退，胰島素分泌不足（或相對不足）而引起的代謝障礙性疾病。

　　中醫學對本證的病因病機、治療方法、飲食宜忌等方面都有著深刻的認識，對糖尿病的治療有著極為重要的啟發。

　　《內經・奇病論》云：「此人必數食甘美而多肥也。肥者令人內熱，甘者令人中滿，故其氣上溢，轉為消渴。」

　　金・張子和《儒門事親》論及：「三消渴者，皆由久嗜鹹物，恣食炙煿，飲酒過度，亦有年少服金石丸散，積久成熱，結於胸中，下焦虛熱，血氣不能制石熱，燥甚於胃，故渴而引飲。」

　　金・張子和《儒門事親・三消之說當從火斷》指出：「不減滋味，不戒嗜欲，不節喜怒，病已而復作，能從此三者，消渴亦不足憂矣。」張氏在同書又說：「夫消渴者，多變聾盲、瘡癬、痤痱之類，皆腸胃燥熱怫鬱，水液不能浸潤於周身故也。」

筆者在臨床中常將糖尿病分為上中下之三消症狀進行治療，收到了較為理想的療效，茲述如下。

上消又稱膈消、肺消、心消，是以煩渴引飲、小便數為主症的消渴症。係由心火熾盛，胃熱肺燥而成，治療以清心潤肺、生津止渴為主，自擬「涼膈上消湯」一方。

【處方】生石膏 50 克（打末），肥知母 15 克，天花粉 20 克，梔子 12 克，麥冬 20 克，淡竹葉 15 克，薄荷葉 15 克（後下）。水煎服。

大便秘結者加生大黃，乾結如栗者加芒硝，待大便正常後，生大黃和芒硝要減量或去之。本方對上消症收效甚好。舉病例如下。

例 1　馮某，男，45 歲，山東藤縣工商幹部，嗜酒，白酒有 500 克之量，能喝能吃，身體偏胖，1984 年 4 月求治。是年春節飲酒大醉之後，口乾多飲，小便頻數，飲六七瓶水而渴不解，1 個多月後體重從 80 公斤減為 74 公斤，全身乏力，大便日 1 次，偏乾。化驗檢查尿糖（++++），服降糖類藥及注射胰島素，只能暫緩。遂開給涼膈上消湯，花粉加至 50 克，加生大黃 15 克（後下），另加鮮茅根 100 克煎湯代茶。

服 1 劑後，口乾飲水即減，3 劑後飲水減半，服至 10 劑諸症悉除，又去檢查化驗尿糖陰性。囑每天用花粉 15 克，麥冬 15 克，沏泡代茶，以鞏固療效。

用此方治療上消症，一般服 3～5 劑即能收效，25～30 劑多可治癒，在化驗尿糖轉陰後，可從中選三五味煎

湯代茶，以鞏固療效。

中消，又稱消中、消脾、胃消，係脾胃燥熱所致，主要症狀為多飲多食，小便多而大便乾，身體卻反見消瘦。治療應以清瀉胃火為主，滋陰潤燥為輔。主要藥物為生石膏、黃連、大黃、石斛、知母、芒硝、天冬、生地等。舉病例如下。

例 2　梁某，48 歲，稅務幹部，1985 年 9 月求治。1984 年 7 月，患者急性腸炎治癒後，不久又發瘧疾數次，中秋節前幾天開始口乾飲，飯後不久即感飢餓，若堅持不食，很快感到心慌難受，思飲與飢餓逐漸加重，後發展到日飲五六水瓶之水，而口乾不解，多食善飢，隨身帶有零食。經化驗檢查，血糖高出正常 3 倍，尿糖（+++），診為糖尿病。

常服西藥進行控制，但兩日不服降糖類西藥，尿糖立即升高。求治時隨身帶有旅行水壺一個，不時喝上兩口。大便秘結，舌紅唇燥。

【處方】生石膏 60 克（打末），黃芩 15 克，黃連 6 克，大黃 15 克（後下），芒硝 15 克（藥汁沖化），石斛 40 克，大生地 30 克。

上方服 2 劑後，大便瀉下 5 次，渴熱頓減，飢餓感明顯減輕，大黃減至 10 克，去芒硝，又服 5 劑，食量減少，不再吃零食，飲食減半。

服 20 劑後，化驗尿糖轉陰，血糖稍高。全身仍覺無力，頭有時昏重。又開給生黃耆、太子參、花粉、內金、

黃連、知母，讓其煎湯代茶再服 20 日。1986 年元月，又帶同事來治頸椎病，自述一切正常。

下消，又稱消腎、腎消，係由腎水虧竭，蒸化失司而成，症見面黑耳焦，小便渾濁，或如脂如膏，治以滋腎固澀之法，方用六味地黃丸加減治之，多能獲效。

1988 年 12 月，筆者受聘於廣州海軍 421 醫院，在醫院門口幸遇友人徐某夫婦二人，徐某講原患糖尿病甚為嚴重，用西藥治療收效不理想，後求一老中醫開一處方，服下 20 劑，而徹底治癒。又介紹某糖尿病人，亦是這位老中醫開方治癒的。筆者將兩人之方均拿到手中，一看兩方係六味地黃丸加味而成。經試驗多人，療效甚好，茲將原方錄下：

熟地黃 30 克，山藥 20 克，丹皮 15 克，山萸肉 30 克，澤瀉 12 克，雲苓 15 克，五味子 15 克，天花粉 15 克，麥冬 12 克，肥知母 12 克，玉竹 12 克，製鱉甲 20 克，製龜板 20 克。

水煎服，每日1劑。

此方收效甚佳，原因何在？因為六味地黃丸本是一個滋補腎陰的良方，《醫宗金鑑・方論》謂六味地黃丸：「治腎精不足，虛火上炎，腰膝痿軟，骨熱痠痛，足跟痛，小便淋秘或不禁，遺精夢洩……自汗、盜汗、亡血消渴，頭目眩暈，耳聾齒搖，尺脈虛大者。」縱觀六味地黃丸所治諸症，均係腎陰虧虛所致。本方加花粉、麥冬、知母、玉竹 4 味，均是滋補肺陰的良藥，正合清代醫家程國彭云「治下消者，宜滋其腎，兼補其肺……下消清肺者，

滋上源以生水」之論。

　　製二甲滋陰潛陽，係除骨蒸之聖品，骨蒸者，係熱從骨髓發出，腎主骨生髓，可見骨蒸潮熱症是腎陰虛而使精髓虧損所致。二甲補精生髓除骨蒸。骨蒸一除，則消渴之勢亦隨之而減。此方山萸肉用至 30 克，五味子 15 克，占全方總量的 1/4，更具有深義。兩味均屬酸斂收澀之品，山萸肉以其酸斂之性，具有補肝益精，收斂正氣，生津止渴，固腎縮便的功能，又有生津斂肺、強陰止渴的五味子相助，更加增強止小便頻數之力。

　　上述均是三消之熱證，但三消亦有虛寒證者。《醫宗金鑑・雜病心法要訣・消渴總括》謂：「上消屬肺，飲水多而小便如常；中消屬胃，飲水多而小便短赤；下消屬腎，飲水多而小便渾濁；三消皆燥熱病也……休信三消皆熱，而亦有寒者矣。飲水多小便少而渾赤者屬熱，是火盛耗水而渾也。飲水少，小便多而清白者屬寒，是火虛不能耗水也……若下焦虛寒，飲一溲二者，宜腎氣湯。」

　　腎氣湯即六味地黃丸加肉桂、附子，又名八味地黃丸、桂附地黃丸。

　　清・喻昌對腎氣湯治消渴症議論頗精：「消渴病，飲水一斗，小便亦一斗，此腎氣不能攝水，小便恣出，源泉有立竭之勢，故急用以逆折其水也。夫腎水下趨之消證，腎氣不上升之渴證，非用此以蟄護封藏，蒸動水氣，捨此何從治哉。後人謂八味丸為治消渴之聖藥，得其旨矣。」

　　筆者之體會，凡消渴症係命門火衰，腎陽虧虛，蒸化失司所致之消渴，小便清白，飲一溲一，用之甚有佳效，

少則 10 餘劑，多則 30 餘劑，可得以治癒。臨證中還體會到加重山茱萸的用量或 25 克或 40 克，可提高療效。

消渴病的病因病機十分複雜，中醫分為三消，往往難以截然分開。在臨床中要因人因症，辨證施治，才能收到預期的效果。現代醫學認為糖尿病是終身性疾病，很難從病理上徹底治癒。可是近年來，筆者和諸多同道，採用中醫中藥治療糖尿病，確實收到了很好的療效，治癒者實在不少。筆者的幾個友人和同事患糖尿病，竟獲治癒，多年來一如常人，從未復發。

中醫學對消渴病，有著很深刻的研究和認識，從病因病機，到理法方藥、服食禁忌，都有很多成功的經驗，對當今臨床工作有著很高的參考價值。

明·李時珍對消渴病的藥物選擇，更是值得學習和研究。李氏以 4 種治療方法選用藥物，即：①生津潤燥法，列藥 41 種；②降火清金法，列藥 94 種；③補虛滋陰法，列藥 52 種；④殺蟲法，列藥 15 種。共列選藥物 202 種，加上配方所用之藥就更多了。

李氏以來數百年，醫家在消渴症的組方選藥上，不啻千藥萬方，有待後人去發掘，去整理，去驗證。

傳云，中醫的不傳之秘是用量，確有些道理。用一個處方去治某種病症，即使辨證用方無誤，而處方中的每味藥的用量，如果太輕或太重，或配合失宜，必然會影響治療效果。這個量的確定，是否恰到好處，與醫生的臨床經驗是分不開的。恐怕這一點，也就是中醫的難學處之一。

黃耆、人參，是補氣藥，亦是治療糖尿病的良藥，已

被現代藥理實驗所證實，但有效量卻難掌握。

1985 年，筆者在合肥開門診，常到查少農老教授家去拜訪求教。一日敘到黃耆治糖尿病的最大用量時，查老脫口說出「1 日 1 斤，效果很好」。查老曾向筆者介紹過，抗日戰爭時期，他在重慶曾給不少國民黨政要治過病。我又當即求教 0.5 公斤黃耆配何藥時，查老剛說出「人參、麥冬、五味子」，進來一客人。後來幾次想求教個究竟，而未能如願。

查老堪稱中醫界之泰斗，治病救人，教書育人，論著頗豐，認識中草藥 4000 餘種，為人至誠，心如菩薩，誨人不倦，知無不言，從不保守。黃耆 1 斤治糖尿病有佳效，定是經驗之談。

筆者用黃耆治病久氣血大虧之消渴，常用至 150～180 克，從未突破過 200 克，更莫說 500 克了。惜未得查老之明訓。今附記於此，供同道參考。

三十七　骨質增生症

　　骨質增生是一種常見病、多發病，是一種中老年性疾病，一般多發生於 40 歲以上的人，無性別差異。所謂骨質增生，就是指骨骼表面發生了不正常的增厚、增長，其主要病變是關節軟骨的一種退行性變和繼發性骨質增生。

　　骨骼的退行性變是人體老化的生理性的退變；繼發性骨質增生是由各種原因引起的骨關節面不平整及不恰當地使用皮質激素而導致的關節軟骨病變。

　　有些骨質增生並沒有什麼臨床症狀，體檢拍 X 光片時而被發現。有的則因骨質增生而引起一系列的臨床症狀，引起症狀者就稱為骨質增生症；增生而無症狀者不需要治療。臨床上常見的骨質增生症，如頸椎病（頸椎骨質增生症）、胸椎骨質增生症、腰椎骨質增生症、膝關節骨質增生症、足跟骨質增生症等。

　　骨質增生症在中醫學中稱為痺證，為五痺之中的骨痺。骨痺在《內經》中就有過描述：「骨痺，是人當攣節也。人之肉苛者，雖近衣絮，猶尚苛也……榮氣虛則不仁，衛氣虛則不用，榮衛俱虛，則不仁且不用，肉如故也，人身與志不相有，曰死。」其中「肉苛」是指肌肉麻木；「不仁」是不知痛癢寒熱；「不用」是指肢體的運動功能發生障礙；「人身與志不相有」是指人的意志不能指揮肢體去如意地運動；「死」是指骨痺不容易治癒。

《素問•長刺節論》謂：「病在骨，骨重不可舉，骨髓痠痛，寒氣至，名曰骨痺。」《張氏醫通》謂骨痺：「其症痛苦攻心，四肢攣急，關節浮腫。」這些描述與現代醫學的頸椎病、腰椎骨質增生症所表現的臨床症狀有很多的相似之處。

　　骨質增生是怎麼發生的？又是怎麼樣發展的？

　　中醫學認為，痺證是由風寒濕之邪相合侵入人體而發病。有三痺、五痺之分。三痺者：風邪盛，症見肢體關節疼痛，伸屈不利，疼痛呈游走性者為風痺；寒邪盛，肢體關節疼痛較劇，伸屈受限，痛有定處，遇寒痛加劇者為寒痺；濕邪盛，肢體酸重木痛，痛有定處，手足重著，活動不變，陰雨天加重者為濕痺，亦稱著痺；風寒濕之邪侵入人體，由表入裡，由淺入深，由皮入脈、入肌、入筋、入骨，故又稱五痺，即皮痺、脈痺、肌痺、筋痺、骨痺。

　　除外邪致痺外，另一個因素，那就是不可抗拒的老化。而骨質增生就是老化的人體為適應力的變化而產生的一種防禦性反應的產物。有的研究表明，40～50 歲的人有骨質增生者占 75%以上，51～60 歲的人有骨質增生者高達 90%以上。

　　由此可見，骨質增生乃是人體衰老的必然結果。但是有骨質增生症者是很少的一部分人。因此可以說骨質增生是生理性的，而當它壓迫了神經、血管或脊髓等軟組織而造成了相應的臨床症狀又成了病理性的了。

　　由上可知，骨質增生是人體骨骼老化的一種退行性改變，而骨骼的退行性改變最顯著部位就是關節，而且以脊

椎、膝、足踝等關節為最。因這些關節的活動度大，承受的壓力亦大，退化的速度相應地較其他關節亦快一些。

另外，瞬間跌打損傷或閃挫也可致病，骨質增生症在這方面的表現亦甚突出。很多頸椎、胸椎、腰椎及膝踝的骨質增生患者多有這方面病史。跌打可發生於任何年齡、任何部位，而閃挫則多在關節。閃挫，是人體在自身活動或外力的影響下的運動力度及其方向，與氣血運行的規律相逆所致。如一彎腰，一側身，一扭頭，一伸手臂，一個呵欠，一跳躍，一咳嗽等等，均能立刻引起腰、胸、脅、頸、肩等部位的氣血不通或紊亂。氣不通則痛。有時活動活動，疼痛亦會消失，這就是氣通則不痛了。

現將幾種常見的骨質增生症的臨床表現及筆者慣用而療效較好的治療方法略述如下。

（一）頸椎骨質增生症

頸椎骨質增生所引起的臨床症狀即稱頸椎骨質增生症，亦稱頸椎病。

頸椎病的臨床症狀十分複雜，可以引起神經系統、消化系統、呼吸系統、心血管系統、泌尿系統等的功能障礙。

頸椎是頭和軀體聯繫的通道和樞紐，十二經脈和奇經八脈除帶脈外，全部都經過頸部和內臟相連。頸椎病的症狀，不僅出現在頸背部和四肢，也可影響到內臟，出現臟腑功能失調。頸椎是人體活動最頻繁的部位，故易於勞損、扭挫和遭受外傷，而使該部的氣血運行受阻，抵抗力

下降，即正氣虛弱，風寒濕之邪便會乘虛襲入，導致該部位發生病變，加速其退變速度，而發展成為頸椎病。

關於頸椎病，中醫一般分為 5 型，即太陽經腧不利型、痺證型、氣滯血瘀型、痰瘀交阻型、肝腎不足型。

筆者根據這 5 種臨床症狀的分型方法，經過長期的臨床實踐，擬出了 5 個中藥處方，配合膏藥和針灸進行治療，效果尚稱滿意，現分述於後。

1. 太陽經腧不利型

該型為風寒濕之邪侵襲太陽經脈而發病，為頸椎病之初期輕症。本型係風寒濕之邪侵襲足太陽膀胱經脈，邪客體表，病在皮膚肌腠，易於治療。其主要症狀為，頸項僵硬，轉頭不便，頸肌發僵或拘急，頭痛頭重，有汗或無汗，惡冷怕風，肩背痠痛，雙手無力或麻沉酸脹，舌質正常，苔白或白膩，脈多浮緩或浮緊。檢查時，頸後可有壓痛，X 光片多示生理曲線改變。

筆者擬有「**羌活藁本湯**」。

【**處方**】羌活 15 克，藁本 12 克，威靈仙 15 克，桂枝 15 克，葛根 30 克，生白芍 25 克，甘草 10 克，大棗 6 個，生薑 5 片。

水煎，分 2 次，早晚飯後 1 小時溫服。每日 1 劑。

此證用手三針療效甚好，針後谿、中渚，多可立即緩解，一般 3～5 次即可使症狀消除。或用家傳消腫定痛膏，每個療程 7～10 天，貼於頸後，亦可很快治癒。

2. 痺證型

上型治療不當，或失於治療，風寒濕之邪由皮膚肌腠

進一步侵入經脈、肌肉、筋腱，頸部的氣血運行受阻，以致氣滯血瘀，痺而不暢，不僅足太陽經脈受病，督脈亦受邪而發病。痺證型頸椎病的主要臨床症狀有：頭痛頭暈，胸悶、納呆，頸項強急僵痛，活動受限，上肢酸重無力，或麻木，發涼畏冷，夜間痺痛加重，或肌肉萎縮，手指握物不牢，或指硬發涼，舌質暗紫，舌體胖大、邊痕明顯，脈多沉遲。Ｘ光片示：頸椎側彎，椎間隙變窄和頸椎顯唇形增生。治療以益氣化瘀、祛風通絡為法，自擬「**益氣通痺湯**」。

【**處方**】生黃耆 20～50 克，生白朮 20～30 克，川芎 15～25 克，當歸 15～20 克，紅花 10～15 克，雞血藤 30 克，羌活 15～25 克，威靈仙 15 克，骨碎補 20 克，炙甘草 12 克，川續斷 15 克，炒杜仲 15 克。

水煎 2 次，藥汁混合，分 2 次早晚飯後 1 小時溫服。惡寒發涼者加製附片、桂枝；酸沉重者加防己、桑枝。

能配合手三針、大椎或頸後貼消腫定痛膏，則療效會更好。

例 徐某，男，42 歲，合肥人，1985 年 12 月 2 日求治。患頸椎病 2 年，Ｘ光片示頸 2～5 椎體唇形增生，頭痛頭昏，頸項強硬疼痛，活動受限，左臂及手指痠痛麻痺，惡寒怕冷，夜間因痠痛影響睡眠，多方治療，症狀時好時壞，且逐漸加重。經貼消腫定痛膏 3 張，即 3 個療程，服益氣通痺湯 12 劑而癒。1986 年元月 2 日拍頸椎正側位片示增生消失。

3. 氣滯血瘀型

此型既有上兩型發展而致，又有因外傷、閃挫或因睡臥姿勢不當反覆落枕而致頸部肌肉、筋腱之血脈受損發病，或因脾胃虛弱，久病體虛，納食減少，氣虛血虧，運行無力，風寒濕之邪入筋著骨而發病。

本病較痺證型為重，臨床表現為頭痛眩暈，眼目昏蒙乾澀，聽力減退，心動緩弱，血壓偏低，頸項肩臂或手指疼痛劇烈，如刀割針刺，肌肉萎縮，指端紫暗，或指甲凹陷，指頭發涼，舌質紫或有瘀斑，脈多沉細。

本型多見於久病不癒的神經根型和交感神經型頸椎病。X光片示骨刺形成或如雞喙。治以健脾益氣，活血祛瘀，方用自擬「**益氣化瘀湯**」。

【**處方**】黨參 20～30 克（或人參 10 克或太子參 30克），生黃耆 30～50 克，生白朮 20～30 克，雲苓 20克，川芎 20 克，當歸 20 克，肉蓯蓉 30 克，丹參 20 克，炒杜仲 15 克， 本 10 克，雞血藤 30 克，全蜈蚣 3～5 條（打碎，或研粉沖服），炙甘草 15 克。

水煎 2 次，藥汁混合，分 2 次飯後 1 小時溫服。

亦可以手三針和貼「消腫定痛膏」配合治療。

例 桂某，男，50 歲，湖北省荊州地區毛巾廠幹部，看了 1989 年 3 月 21 日《廣州日報》之《醫術精湛的老中醫》的專訪報導後，於 4 月奔赴廣州海軍醫院求治。患者頸部僵硬，活動受限，特別是左肩臂及手指呈陣發性電灼樣串麻，疼痛，夜間常難以入睡，兩年來頭昏腦脹，飲食減少，體倦神疲，每每痛不欲生。面色萎黃，精神委

頓，舌淡紫，苔白，脈沉。因客居在院招待所內，服中藥多有不便，先以手三針治療及用消腫定痛膏貼於頸後。每日去門診針 1 次，3 日後疼痛大減，7 日後疼痛全無，高興異常，要求帶藥回裡，遂開給「益氣化瘀湯」方，另帶消腫定痛膏 5 張而回。半年以後其單位有幾個頸腰椎增生患者開專車而來治療，並帶桂先生給筆者書信一封，其中有語：「回來後一直未再劇痛，有時因勞累偶爾痠痛一陣，但能挺住，經又服中藥及繼續貼您的膏藥，不久便完全好了，現在身體甚好。」

4. 痰瘀交阻型

本型乃是濕痰與瘀血交結為患，瘀阻經絡，津液阻滯，聚而為濁為痰，致使氣血的運行不暢而瘀之更甚。痰瘀互結，相互為患，形成惡性循環，病情十分複雜，臨床上既有瘀血的症狀，又有痰濕的表現，其主要症狀有頭昏頭沉，如繩勒帶裹，心悸，噁心，嘔吐，吞嚥不利，咳喘痰涎，胸悶脅脹，飲食減少，大便溏薄，或黏滯不爽，肢體酸重無力，發涼麻木，或者浮腫，有時亦可出現神昏猝倒，舌體胖嫩，苔多白滑或黃而濕膩，脈沉細而遲緩。本型的治療應以益氣化痰、補血通絡為法。

自擬「**健脾化痰通瘀湯**」。

【**處方**】遼人參 10～15 克（或黨參、太子參 30～40 克），生黃耆 30～50 克，鹿角片 30 克（打末），當歸 15 克，白芥子 10 克，製南星 12 克，薑半夏 12 克，陳皮 12 克，淫羊藿 15 克，骨碎補 20 克，補骨脂 15 克，炙甘草 15 克。水煎 2 次，混勻，分 2 次早晚飯後溫服。頸後

貼消腫定痛膏。

　　例　何某，男，58 歲，安徽省某電業局幹部，1987
年 4 月來治。2 年以來頭昏頭沉，胸悶，全身無力，兩足
行走發軟，頭顫手抖，不能寫字，X 光片示：頸 5～7 增
生。開給上方和貼消腫定痛膏進行治療，共治療 3 個多月
而癒，已恢復工作。

⓹.肝腎不足型

　　本型頸椎病多是以上 4 型發展變化的結果。由於病程
遷延，耗損精血，致使「骨痺不已，復感於邪，內舍於
腎；筋痺不已，復感於邪，內舍於肝」。痺證發展到此種
階段，肝腎同病，全身症狀更為複雜，更為嚴重，主要症
狀有頭暈眼花，耳鳴耳聾，頭昏腦脹，心煩而悸，失眠多
夢，面熱口乾，腰痠背痛，腿軟足弱，舉動無力，或筋急
身顫，步履蹣跚，足底如棉，甚至癱瘓，或小便淋瀝失
禁，或二便秘結，吞嚥哽噎，舌強口緊，咀嚼無力，性功
能衰退，舌體或紅或胖淡，少苔或無苔，脈遲緩沉細等等
一派虛損衰敗的徵象。病症至此，治療甚為棘手，必須內
外兼治，調理陰陽，益精填髓，或可收功。

　　方用自擬「**益精補髓湯**」。

　　【處方】鹿角片 40 克（打碎），肉蓯蓉 30 克，胡桃
肉 20 克，炒杜仲 20 克，當歸 15 克，巴戟天 15 克，骨碎
補 15 克，淫羊藿 15 克，生黃耆 30～50 克，炒白朮 20
克，狗脊 15 克，山萸肉 15～25 克，炙甘草 15 克。

　　水煎 2 次，混合，早、中、晚飯後分 3 次溫服。

　　【外治法】手三針、足三針手法要輕，並以灸為主，

用藥艾條兩支點後，灸風池、大椎、膏肓、足三里、陽陵泉、三陰交，沿脊柱從上至下，從下至上（風府——長強）反覆溫灸；若天氣寒涼不能脫衣直接用艾火灸者，可用電熨斗燒熱隔衣服從上至下，從下至上，讓熨斗慢慢移動，務使整個脊柱溫溫透熱，以促進整個督脈及膀胱經脈之疏通。要注意不要讓患者出汗，以防感冒。此灸法效果甚好，灸後患者會感到整個脊柱舒服鬆展。

灸後亦可用消腫定痛膏外貼頸部；若天氣寒涼，貼上消腫定痛膏後，再在膏藥外面施熱熨，以加強藥力之滲透作用。

例 丁某，男，40 歲，安徽省宿縣供電局職工，1987 年 9 月 26 日由單位派專車送來求治。該患者 2 年之前原有腰痛症，曾拍片示腰 4～5 增生，經用消腫定痛膏貼治而癒。後來腰部又痛，繼而頸部亦僵痛伴兩肩痠痛，經宿縣地區醫院檢查診為頸、腰椎骨質增生，而去上海某醫院治療 3 個多月，病情逐漸加重，要求出院，轉來請筆者診治。患者已不能行走，3 個人抬下車來。

見其面部虛浮，面色灰黃，表情淡漠，反應遲鈍，頭頸向前低垂抬不起來，舌硬口緊，嚼咬無力，說話吐音不清，咽部梗塞，飲食下嚥不暢，小便淋瀝，大便溏薄而不爽，兩臂麻木痠重不能抬舉，兩手半開，不能握物，飲食需人餵送，舌質淡嫩，邊痕明顯，六脈沉細，四至。

證屬肝腎不足，陰陽兩傷，至此險境，欲辭不治。但醫生以活人為務，慕名而來，卻之不恭亦無理。用自擬「益精補髓湯」及針、灸、熨、膏等法相助治療，半個月

後症狀開始緩解，治療 2 個月，生活可以自理，自己可以上下樓、吃飯、穿衣、洗澡，12 月 24 日返回。1991 年春節後丁某又介紹同機構一幹部來治頸椎病，來者代述，丁某在門衛工作，病未復發。

（二）腰椎骨質增生症

　　腰椎骨質增生症屬於中醫的腰腿痛，它的發病率比頸椎病高，是頸椎病的 2～3 倍。腰椎從整個脊柱來講，它的載荷量最大，而且以第 4、5 腰椎為最，活動也最頻繁，且易於勞損、扭傷和閃挫，不論什麼職業均可罹患，而以腰部活動過多者發病率較高。

　　腰椎骨質增生所造成的臨床症狀雖不像頸椎病那麼嚴重，不會出現全身症狀，但同樣可造成下肢功能障礙，小便失禁或淋瀝難下，性功能減退，而腰痛、腿痛，筋脈拘攣或弛緩，麻痺，甚至癱瘓，則是其主要症狀。

　　中醫學認為，腰為腎之府，腰痛的原因首先責之腎虛，其次是風、寒、濕、痰飲、氣滯、血瘀、濕熱、閃挫等因素。

　　腰椎骨質增生症屬於中醫的骨痺範疇，其發病原因與頸椎病大致一樣。人體的老化、骨骼退變是其主要的內在因素，勞損、閃挫、外傷亦是主要發病原因。由於老化就容易閃挫，而勞損又可加速其老化的進程。上述的種種因素就會導致腰部的氣血運行不暢，氣運不暢而滯，血運不暢而瘀，腰部的氣血瘀滯，正氣隨之亦虛，風寒濕邪便可乘虛而入，附筋著骨，瘀滯愈甚，骨質逐漸退化而增生。

或如口唇之增厚，進而似鳥嘴之變尖，壓迫周圍的神經血管，形成臨床上的種種腰疼腿痛，如腰痠，腰部強硬僵直，俯仰受限，左右側彎不利，甚或從腰到胯、膕、足跟、足趾，疼痛如擊如刺，麻木不知痛癢，或惡寒怕冷，肌骨如冰，或二便失常，秘結難解，或淋瀝難禁。

筆者治此等症候，自擬「**益腎強腰湯**」。本方重在益腎強腰，溫經化瘀，通絡止痛。

【**處方**】鹿角片（炙，打碎末）20 克，炒杜仲 20 克，補骨脂 15 克，小茴香 12 克，懷牛膝 30 克，骨碎補 20 克，桑寄生 30 克，生山藥 30 克，桃仁 15 克，土鱉蟲 10 克（打碎），肉蓯蓉 30 克，雞血藤 30 克，獨活 15 克。

水煎，分 2 次早晚空腹溫服。忌房事，免勞傷。惡寒者酌加製附子、肉桂，氣虛者加生黃耆、白朮、甘草，貧血者加當歸、熟地，劇痛者加乳香、沒藥或血竭粉，每次 2 克，每日 2 次，隨中藥送服。

例　李某，58 歲，安徽省界首市（原界首縣）幹部，1987 年元月 18 日，單位派車前來求治，下車時 3 個人抬到門診座位上，一動也不能動。自述 1986 年 6 月曾扭傷腰部，從此經常腰痛，住院治療，但終難痊癒，近幾天腰痛腿痛十分劇烈，左腿腓腸肌處痛如刀割，整個腰部僵硬板結，痛苦難名。針雙後谿、左臨泣，針到痛止，自己站起活動活動，已基本不痛。囑服益腎強腰湯 12 劑，又貼消腫定痛膏 2 張而癒。半年後送匾額一塊，表示感謝，隨訪 3 年未再腰痛。

（三）胸椎骨質增生症

胸椎骨質增生亦係人體生理性退化的結果，但多不引起症狀，引起症狀者，多是因外傷導致的骨質增生。這就是說，跌打創傷是引起胸椎骨質增生症的主要因素。胸椎是比較堅固的椎體，只有受到外力的震動，致使受傷的椎體周圍的筋腱、肌膜、神經、血管等軟組織受到破壞，進而氣滯血瘀；再遇風寒之襲，受傷處的瘀滯就會逐漸加重，形成骨質增生。

胸椎的增生多發生於椎體兩側之後緣，其主要臨床症狀為局部痠痛、沉痛、木痛，或後背痛、兩肋痛。若第二至第四胸椎增生者，可引起肩胛、腋、胸骨痛等症狀，嚴重者可導致下肢麻木，甚至癱瘓。

對於此症的治療，以改善局部的血液循環為主，全身治療為輔。筆者每遇此症，均以消腫定痛膏為主，一般3～5 張便可使臨床症狀大大緩解或消失。內服藥為筆者自擬「攻堅化瘀散」，對於骨質增生及外傷血腫的療效甚為滿意。

【處方】鹿角（打塊，沙炒呈黃色時，取出投入醋內，撈出，曬或烘乾，易於研粉）60 克，土鱉蟲 30 克，全蜈蚣 30 克，血竭 20 克，醋乳香 20 克，醋沒藥 20 克，炮山甲 20 克。

分別研成極細粉末，過羅混均勻，瓶裝，備用。

【內服法】每次 7～10 克，每日 2～3 次，溫開水送服；飲酒者服藥後飲黃酒 50～100 毫升，以助藥力。

【外用法】該藥外用，對於因跌打損傷所致血腫骨痛或骨質增生症效果亦較顯著。取攻堅化瘀散適量，加入1/4 量的白及粉，醋調成膏敷貼在患處，乾則更換；換下之藥可加醋再調成膏用之，每貼膏可反覆應用 3～5 次。

攻堅化瘀散貼敷治足跟疼痛、足跟骨質增生、膝關節骨質增生，亦有很好的療效，常不必內服其他中藥或止痛的西藥。內服時去白及，只服原方，量可因人因症而增減。

如患者身體虛弱，可用生黃耆 30～50 克，白朮 15 克，雞內金 10 克（打碎），煎湯送服。

關於治療骨質增生症治療機理的探討：

骨質增生症療法之多，難以列舉。西醫的封閉、牽引、理療、手術，中醫的推拿、針灸、洗浴、薰蒸、藥膏，中成藥之沖劑、酒劑、中藥湯劑等。這在中醫稱之為同病異治。筆者在治療骨質增生症方面，曾嘗試過許多藥物和治療方法，但療效總感到不甚理想。在長期的臨床中逐漸認識到骨質增生症是一種局部病變，出現的疼痛、麻木等一系列症狀，主要是增生部位壓迫了神經、血管、肌腱等軟組織所致，使這些軟組織的氣血運行失去常態，發生了炎症、水腫和疼痛、麻痺症狀。只要設法使局部的病變消失或減緩，臨床症狀亦會隨之消失。

骨質增生是客觀存在的，或如唇狀，或如鳥嘴，或形成骨橋，用保守療法是不能使其全部消除的。臨床上經常碰到這樣的情況，有的頸椎骨質增生和腰椎骨質增生患者，經過多次治療收效不顯，失去了治療的信心而不再治

療，過一段時間所有的臨床症狀卻全部消失，拍片檢查骨刺如故。那麼，骨刺沒有消失，症狀消失了，是骨刺不壓迫了嗎？應當說是的。

人體是一個十分精密的自我調控系統，原來增生的骨刺壓迫了周圍的神經、血管、肌腱等軟組織，引起這些組織缺血、發炎、水腫，造成中醫所說的氣滯血瘀、經絡阻塞不通則痛的各種臨床症狀。

經過人體自身的調理修整，原來受壓迫的組織的缺血、發炎、水腫的情況逐漸改善，以致於消失，而增生物在人體內逐漸地變成了一種不受排斥的與周圍組織可以相互適應的部分了，所以不再出現病痛。

由此，也可以這麼說，骨質增生是人體自然老化過程中的一種生理性質上的代償功能，是人體適應力的變化產生的一種自我調控防禦性措施。

這種防禦設施在有些人身上之所以不產生病痛，是因為這些人的機體從骨質開始退化到增生的一系列的生理變化的過程中，都能進行著有序的自我調控修整的結果。而出現症狀者，應當說是機體的自我調控修整「不力」的結果。這種「不力」的主要因素，往往是外力如跌打閃挫或突受風寒濕熱之邪造成的。

人體的微妙，就在於差別。有的人可以通過自我調控修整使邪去身安，而有些人靠自身的調控修整卻不能令邪去之。醫生的治療措施無疑是幫助人體加強、加速這種人體的調控修整的能力。這就是骨質增生症需要治療的臨床意義。

腰椎間盤突出症

　　腰椎間盤突出症是一種常見病，屬於中醫的腰疼腿痛。該病的臨床特點與其他疾病引起的腰腿疼痛有著明顯的區別：

　　1. 大多發生於 20～45 歲的青壯年，男多於女，常有腰部扭傷史或外傷史。

　　2. 反覆發生腰腿疼痛或麻木，疼痛麻木的程度有時很劇烈，沿坐骨神經的循行線向下肢放射，用力咳嗽、大小便可使疼痛麻木加重，臥床休息或騎自行車可以減輕或消失。

　　3. 腰部僵直，生理前突消失，脊椎側彎，腰 4、5，或骶 1、棘突旁可有壓痛，並向下肢放射。

　　4. 直腿抬高試驗陽性，仰臥時患腿不能伸直。如雙腿直腿抬高試驗陽性，仰臥時均不能伸直者，提示係中央型突出。

　　5. 腰 4、5 椎間盤突出者，骶髂部、髖部大腿小腿後外側、小腿前側、足背內側、拇趾或第二趾等部位疼痛或麻痺；腰 5 及骶 1 椎間盤突出者，骶髂部、髖部、小腿後外側、跟部、足底或外側的 3 個足趾疼痛或麻痺。

　　腰椎間盤突出症，是比較難治療的一種腰腿痛症。筆者認為，這種病的症狀雖然比較嚴重，往往痛得令患者苦不欲生，甚至大小便發生障礙，但筆者認為不要輕率決定

手術為好。

急性期只要讓患者很好地臥硬板床休息，先採用針灸或恰當的按摩推拿，劇烈的痛苦便會很快緩解，絕大部分是可以治好的。今將簡易治療方法介紹如下。

1. 針灸療法，取後谿穴。這是治療急性腰椎間盤突出症有突出效果的治療方法，不少患者針幾次可使症狀突然消失，甚至針一次而便症狀消失者亦很多。針刺後谿穴是通過經氣的作用，促使機體在一瞬間生發出強有力的自我調控、自我修復的功能，使突出的椎間盤還納。

【操作方法】能站立者，自己站立；不能站立者可令人幫扶著站立；過於緊張而又不願站立者坐在高凳上。如左側腰腿痛，先針左後谿；右側痛者先針右後谿；偏腰椎中間痛明顯或兩腿均痛或痺者，男先針左後谿，女先針右後谿，或雙後谿同針、同時行針。針刺手法如「手三針」之後谿穴。得氣後，患者手心有強烈脹麻或如開裂感覺時，令患者站起身，兩手仍握好針刺時的拳頭，向兩側左右前方呈抱筒勢，腰向下沉，兩腿彎稍彎約 150 度，以腰椎為軸心，足不能動，隨後令患者帶針向左右兩側旋轉到極限。

這樣由左側向右側，再由右側到左側；如在轉動時感到疼痛、麻痺或疼痛麻痺加劇以致不能轉動時，令患者大力吸氣，增加腹腔的壓力，隨著壓力的增大到極限時用力咳出聲來。在做此動作時，醫生要邊行針邊配合。

千萬不要輕視這個動作，在很多情況下，突出的椎間盤可以完全還納或部分還納。是否還納的具體驗證，是臨

床症狀的消失或減輕。臨床症狀全部消失後，一定要囑咐患者多臥硬板床休息 3～7 天，最好用腰托或寬厚的帶子紮束住腰部。如臨床症狀只是減輕一點，仍要堅持針刺治療，基本方法同上。

例 高某，男，38 歲，深圳市人，1993 年 3 月 21 日求治。

患者於 5 日前因彎腰去搬一個重 25 公斤的箱子而扭傷腰部，當時即感到腰部左側一點痠痛。第二天早晨起床時，左腿僵急，一動也不能動，稍一動，整條腿就像觸電一樣的竄痛，發脹發熱，自感腿粗似郵筒，大小便、咳嗽均痛苦難耐。遂去醫院作 CT 檢查，報告 L3～5，椎間盤向左後膨出 0.8cm，診為腰 4、5 椎間盤突出症，經推拿、拔火罐及服西藥鎮痛劑治療，毫無效果。

檢查：仰臥時左腿不能伸，不能翻身，直腿抬高試驗僅達 30 度，令其咳嗽而搖頭不能。站立時身體偏向左側，兩人幫扶向前走不到 10 步即不能再走。

遂先針左後谿，得氣後，又針右後谿，得氣後，疼痛當即減輕；又活動如上法，邊活動，邊雙手行針，邊令其深吸氣並大力咳嗽。針後各種症狀均消失。又令其躺在診床上，作針前所不能做的活動均能較順利地完成。

囑其回去後臥硬板床休息 3 天。3 月 27 日，高某陪同友人林某夫婦來治療婦科病時高興地說，回去後只休息了 2 天，現在一切症狀都消失了。

急性腰椎間盤突出症用針後谿穴法，療效甚佳。若是

患病數月或數年者，這種療法仍屬有效，但卻非三五次能治癒，只能收到減輕疼痛或麻痺的效果。此症時日較久者，筆者多採用消腫定痛膏進行治療，可單用膏藥或配合針灸、中藥。

2. 消腫定痛膏對於腰椎間盤突出症療效比較確切可靠，一般 3～5 個療程（每療程 7～10 天），便可使突出的椎間盤全部還納，變形的腰椎變直，臨床症狀消失。

例 朱某，男，42 歲，1991 年春求治。該人原在部隊醫院工作，於 1989 年患腰椎間盤突出症，經南京軍區總院 CT 檢查：L4、5 腰椎間盤突出中心偏左型，腰椎明顯側彎呈「S」形變，左腿及足部麻痺，行走側身，若走 50 公尺就必須坐下休息。當時已準備手術治療。

筆者力勸其手術暫緩，用消腫定痛膏治療。貼了 2 個療程（約 20 天）未見效果而不欲再治，我勸說其病已 3 年，收效會慢一些，只要堅持下去定會有效。3 個療程後開始明顯收效，共貼 5 個療程而徹底痊癒，「S」型的腰椎也已變直。

1994 年 3 月 30 日，我們又在合肥相遇。朱某已轉業到安徽省兒童醫院工作，幾年來腰部一直未發病。筆者徵得患者同意後，以真名實姓記述如上。

三十九　腰椎管狹窄症

　　本文所述的腰椎管狹窄症，係指後天性的腰椎間盤、骨關節的退行性變或是外傷扭挫所致者。主要臨床症狀表現為長期的反覆腰腿痛或麻痺。腿痛多呈放射性，或刺痛，或灼痛，或有間歇性跛行。當站立或行走時，痛麻即會出現，並隨著時間的延長而加劇，以致不能繼續行走而被迫停下休息。休息後症狀減輕或消失，可以起身再走一段時間，疼痛麻痺逐漸加劇而被迫再坐下休息。

　　之所以會出現這種症狀，是因椎管狹窄，血行受阻，神經缺乏足夠的血液濡潤和滋養。

　　痛麻是一種缺血性的反應。坐下休息或臥倒休息，解除了或者是減輕了對血管和神經的擠壓，於是疼痛麻痺消除或減輕。對於該症，筆者採用內外合治、針藥並用，進行綜合治療，收效較好。

1. 消腫定痛膏

　　用該藥直接貼在腰部，可使因椎管狹窄而引起的腰部軟組織的慢性炎症消除或減輕，改善局部血流狀況，促使狹窄的椎管慢慢地恢復原狀，或部分得到恢復。

2. 針灸

　　主穴：後谿、足臨泣；配穴：腰陽關、陽陵泉。手法：主穴如手三針、足三針；配穴可用旋轉、提插法，得氣要強。

3. 自擬「益髓通絡湯」

【處方】熟地 30 克，枸杞 20 克，巴戟天 15 克，肉蓯蓉 20 克，土鱉蟲 10 克（打末），炙鱉甲 25 克（打末），桃仁 12 克（打碎），桑寄生 25 克，藁本 12 克，甘草 10 克，鹿角片 30 克（打末）。

水煎服，每週不少於 5 劑。

以上三法合用，多可在 30～50 日治癒。今舉病例如下：

例　柳某，男，43 歲，馬鞍山市某公司幹部，1987 年 3 月 11 日求治。1979 年春季扭傷腰後，經常腰痛，以後左腿麻痺痠痛到足底，多次住院，牽引、封閉、理療、服中西藥未見效，且逐漸加重。1986 年 8 月 25 日 CT 報告：診斷為 L3、4 椎管狹窄。患者腰部僵硬，前屈 60 度，行走身體向右側傾斜。

自述左小腿腓腸肌及左足 3、4、5 趾麻木，自感左腿短縮，十分怕冷，小便不暢，尿有餘瀝。經貼消腫定痛膏 5 個療程，隔日針灸 1 次，每週服「益髓通絡湯」6 劑，10 日後症狀明顯開始好轉，到 5 月 3 日，臨床症狀均消失，痊癒返回。

1988 年 6 月，其單位一職工前來治療腰椎骨質增生症，告知柳某正常上班工作。

四十　腎虛腰痛

中醫認為，腰為腎之府或腎之外衛。腎虛是引起多種腰痛的根本原因。

腎虛腰痛分腎陰虛和腎陽虛。陰虛者，見腰痠腰軟，遺精早洩，眩暈耳鳴，口乾咽燥，用六味地黃丸和左歸丸進行治療。

陽虛者，見腰痠腰痛，腰部畏冷，膝腿無力，氣怯力弱，小便清長，大便溏薄，用右歸丸、金匱腎氣丸、青娥丸進行治療，都有一定的效果。

筆者在長期的臨床工作中製有「**堅腎湯**」一方，對腎虛引起的腰痛療效甚好。

【處方】粉山藥 30～40 克，西枸杞 30 克，杜仲 15 克，鎖陽 15 克，肉蓯蓉 15 克，小茴香 12 克，桑寄生 30 克，熟地 30 克。

偏陽虛加炙鹿角粉，偏陰虛熟地改生地，加鹽黃柏、女貞子。

茲舉腎陽虛、腎陰虛腰痛各 1 例。

例 1　李某，男，48 歲，阜陽紗廠技工，1986 年 3 月求治。自訴腰部痠痛 7 年，右側為甚，怕冷怕陰雨天氣，大便溏薄，每日 1 次。小便頻數，冬天夜間一般 3～4 次。坐上 1 個小時直腰站起就感吃力。X 光片未見有增

生，診為慢性腰痛，歷經中西醫治療，終難獲佳效。

筆者開給堅腎湯加鹿角霜 30 克，囑每週服 6 劑。1988 年 7 月，筆者去阜陽，不期而遇，自述共服藥 27 劑，從此腰痛未發過。

例 2　錢某，男，47 歲，幹部，1982 年 4 月求治。自訴腰痠痛 5 年餘，若稍有勞累第二天早晨起床時常常腰痠痛得難以站立，必先以雙手按著兩個膝蓋，身體邊直起，兩手邊向大腿根部移動，伴頭昏耳鳴，失眠多夢，口乾咽燥，兩目乾澀畏光等症。

開給堅腎湯，加生地、鹽黃柏、草決明，每週 6 劑。服 2 週後腰部痠痛基本消失，共服 30 劑，其他症狀亦消除。1987 年夏季陪妻子來治甲狀腺囊腫，自述 5 年來腰痛未再復發，視力亦較過去改善。

四十一　腰肌勞損

　　腰肌勞損，中醫稱為勞傷腰痛。顧名思義，其發病原因是長期的超負荷的運動致使腰部肌肉、肌腱、筋膜、神經等軟組織損傷而引起的一種腰痛，是最常見的腰痛症。其臨床症狀為腰部有明顯的酸脹疼痛，平時酸重痛輕，勞累後痛酸更加明顯，臥床休息時緩解。

　　腰部各方向活動正常，無坐骨神經痛，但兩腿痠軟，嚴重時腰肌可呈現痙攣。一般在第三腰椎棘突旁可有壓痛點，單側多見，亦有雙側者。

　　筆者對此種勞傷引起的腰痛常用自擬「**強腰健肌湯**」並配合腰肌鍛鍊法進行治療，收效較為理想。

　　【**處方**】炒杜仲 25 克，生黃耆 20 克，小茴香 15 克，補骨脂 20 克，熟地 25 克，川續斷 15 克，威靈仙 20 克，公豬腰子 2 個。

　　先將豬腰子剖開，除去筋膜，放入陶瓷罐內，加入適量清水，食鹽少許，慢火煮至豬腰子熟後取出，乘熱把以上中藥全部放入，待涼透，再放爐上慢火煎煮。煮沸 20～30 分鐘，待餘藥汁 250 毫升，過濾。晚上睡前一次溫服。豬腰子可加調料任意吃食，一次吃不完可分次食之。每週 5 劑。一般服 5 劑即生顯效，10 劑多可痊癒。

　　【**腰肌鍛鍊法**】雙腳分開與肩等寬，全身由上向下慢慢放鬆，閉目片刻，雙手從兩側上抬，與肩高時轉手心向

上，雙手向上舉至頭頂前方，十指自然交叉。再翻轉掌心向上，向前，向下，向兩足尖前方之地。意念腰部放鬆，雙手心作輕按慢提，8 次，還原。如上法反覆做 5～8 次。然後雙手叉腰，拇指在前，其餘 4 指自然分開在後，以中指為主，無名指為輔，按住腰眼，身體向後慢慢挺仰，至極限再慢慢直起，如此反覆 10～20 次。同時兩手中指、無名指邊揉按兩側腰眼。

此法如能堅持每天做 2 次，可以強腰肌、健筋骨，腰痛者可癒，不痛者可防。此法對多種慢性腰痛均有較好的治療作用。茲舉病例如下。

例 劉某，男，39 歲，汽車司機，1985 年 7 月求治。自述腰痛 7 年，近 2 年加重，連續開車 2 個小時，腰部就痠痛得難以支持，必須停車躺臥片刻，再下車活動活動腰部然後再開。如坐下看 2 個小時的電視，腰就僵硬得難以起身。X 光片未見增生及其他實質性變化，腰部活動正常。開給強腰健肌湯方，囑如法每週服 5 劑，同時教授腰肌鍛鍊法。1990 年 4 月與筆者在合肥相遇，自述前方服 5 劑就有顯著的效果，服 12 劑後再開車 2 個小時腰部沒一點不適的感覺。以後每天乘閒時做 1 次或 2 次腰肌鍛鍊，幾年來腰部從未感到異常。有幾個同行和朋友都有慢性腰病，把此方抄送服用，都很快治癒了。有 3 個不願服藥的，堅持做腰肌鍛鍊，腰痛也慢慢好了。

筆者多年來經常做此鍛鍊，50 歲以後更是天天樂此不疲，或 1 次或 2 次，一生不知什麼是腰痛，可能與此鍛鍊法有很大的關係。

四十二　閃挫腰痛

閃挫腰痛又稱扭傷腰痛。閃挫，是人體在自身活動或在外力影響下運動的力度及方向，與氣血的運行瞬間的失調有關。如一彎腰，一轉身，一跳躍時，或抬重物時兩個人的動作不協調，或彎腰搬物用力失當，重心不穩，往往容易扭傷腰部。

閃挫腰痛往往疼痛較劇，腰部的活動和支撐困難。如治療不及時或不徹底，常會發展成其他腰痛疾病；如腰椎椎管狹窄症，還可促使腰椎的退行性變，如骨質增生等。經常聽到這兩種腰腿痛患者在敘述病史時，談到扭傷過腰的事。

筆者在臨床中治療過數以千計的閃挫腰痛，今將常用效驗方法分列如下。

1.**針灸**：腰部扭傷後，活動受限，如腰左側疼痛，針左手中渚穴，腰右側疼痛，針右手中渚穴；腰脊痛者針後谿，男先針左後谿，一針不癒再針右後谿，女先針右後谿，後針左後谿。邊行針，邊令患者活動腰部，尋找痛的姿勢，在姿勢痛消失後，出針。這種針法對急性腰扭傷療效往往立竿見影，針到病除。

2.**處方**：硼砂9克，冰片1克，共研極細瓶貯。

讓患者坐在高凳上，不能坐者可仰臥。醫生取藥粉少許，點進患者兩眼內眥，閉目片刻。往外流淚時，令患者

深吸氣並用力咳出聲來，同時活動腰部，往往一次即癒。
不癒者第二天如法用之。

3. 活土鱉蟲 3～5 隻，洗淨，去足，搗成糊糊狀，能
飲酒者用黃酒 100 克沖入，攪勻後連渣服下，不能飲酒
者，開水沖服。一般 1～2 天即癒。

4. 生大黃粉適量，生薑自然汁適量，共調成膏，敷貼
患處，乾則更換，或再加生薑自然汁調膏，能飲酒者可隨
意飲之。此法最適宜於扭傷嚴重，有瘀血而腫脹者。

5. **自擬「順氣湯」**：骨碎補 15 克，小茴香 15 克，炒
玄胡 15 克，五靈脂 12 克，桃仁 12 克，生香附 10 克，水
煎服。此方對扭傷時間較久而未及時治療者，較為適宜，
一般 3～5 劑即癒。

鶴膝風

鶴膝風又名膝游風、膝眼風，因膝部腫大如同鶴膝故名，即西醫之膝關節炎之類。

中醫認為本病係三陽虧損，風寒濕之邪外襲，痰凝氣滯於肌肉筋脈而成。開始可有發熱惡寒，膝關節腫脹疼痛，伸屈不便，行動時疼痛加重；繼之可出現紅腫熱痛；亦有關節腫脹疼痛，皮色不變者；若遷延日久，關節腔內可有積液，亦可潰破，膿如豆漿或黃色黏液，癒合甚慢，癒後往往致使關節僵直。

茲將治療方藥分述於後。

（一）內服藥

初期以祛風活血、通絡消腫為主，活絡效靈丹加味。

【處方】

乳香 10 克，沒藥 10 克，川牛膝 10 克，當歸 20 克，丹參 20 克，獨活 15 克。

水煎服，每日 1 劑，多在 3 日左右痊癒。

如日久不癒形如鶴膝，用四神煎（清·鮑相璈方）。

【處方】

生黃耆 250 克，遠志肉 90 克，牛膝 90 克，石斛 120 克，金銀花 30 克。

前 4 味加水 2500 毫升，煎至 500 毫升時，再入金銀

花，煎至 250 毫升，過濾，乘溫熱時一氣服完。服後蓋被暖睡，覺兩腿如火，務使汗出如雨，待汗散後，緩緩去被。如一服未癒，過三五日再如法服之，效果甚佳。

鶴膝風關節腫大色不變，用陽和湯。

【處方】熟地 30 克，炒芥子 6 克，炮薑 3 克，麻黃 3 克，肉桂 5 克，生甘草 5 克，鹿角膠 10 克（另燉化，對入藥汁中服）。

水煎服。

（二）外治法

1. 白芥子適量，微炒，研末，酒調敷或煉蜜調敷。

2. 大紅辣椒 20 個，花椒 30 克，防風 30 克，羌活 30 克。以上加水 1000 毫升，共煮至辣椒熟透，取出辣椒去蒂及尖部貼於患膝。待患部蓋嚴後，以布包緊，置熱藥於患膝之居，邊薰邊用藥汁淋灑，如藥汁涼可加溫。薰淋 20 分鐘左右，另塑料包住，以防藥汁外滲，4～6 個小時去之，或睡前薰淋，第二天晨起後去之。

如用後皮膚發紅或輕度腫痛，過幾個小時會消失。隔日 1 次，效果甚為理想。

3. 針灸：如膝關節開始紅腫痛，伸屈受限，用 26 號針針雙膝眼，務使針尖達到關節腔內，針感要強。出針後，再針委中。

往往針後即開始腫消痛減，隔日 1 次。如係皮色不變，關節腫大或有積液，用艾條灸內外膝眼、委中、足三里，務使熱力透達到關節腔內，或先針後灸。

4. 紫梗蓖麻葉適量，沖洗乾淨，置鍋內蒸熟。乘熱燙時，覆蓋於患膝，連疊覆 4～6 層，用棉布包緊，患膝不得伸屈，以防葉爛碎，睡前包，晨起去之，每晚 1 次。此法宜於夏末和秋季有蓖麻葉之時。一般 15 次左右即可治癒。此法係查少農教授所傳。

1984 年秋，筆者在湖北襄樊時用之治療鶴膝風 6 人，病程最短者 2 年，最長者 4 年，一般 5 次左右即有明顯效果。其中有 4 人治癒，2 例有明顯效果，同時配合內服四神煎治療。

四十四 頭痛、牙痛

（一）嗅金丹

嗅金丹是筆者在長期的臨床工作中研究製成的一個效方。此方用法簡便，收效快速，對多種頭痛及牙痛均有很好的療效。一般使用後 3～10 分鐘就能止痛。

【處方】

生半夏 10 克，生白芷 10 克，生川芎 10 克，遼細辛 10 克，冰片 10 克。以上各味，分研極細，混合後調極勻，瓶裝密封備用。

【用法】用白色細薄布包藥粉，大小以能塞進鼻孔為宜。左側疼痛塞左鼻孔，右側疼痛塞右鼻孔，前額、巔頂、後腦部痛，則男左女右。塞後仰臥休息片刻，慢慢深吸氣，令藥氣直透腦部，若 15 分鐘無效者，則為無效，改用他法。牙痛者除塞鼻外，亦可取藥粉少許直敷痛處，則止痛更好。

筆者用嗅金丹治癒了許多頭痛和牙痛病症，今舉兩例如下。

例 1 劉某，女，38 歲，紡紗工人，1985 年 6 月求治。患者有慢性頭痛史 3 年，近半年加重，以致請病假休息治療。頭痛開始無任何徵兆，先從後腦枕部開始隱隱而痛，若不及時服止痛藥便會很快擴展到整個頭部，歷時大

約 1 個小時而漸漸緩解。

患者為了防止疼痛隨身帶有止痛西藥，一覺後枕部不適便立即吞服止痛藥片，而近幾個月來服藥已無任何效果，又請中醫診治，亦未收效。

筆者開給嗅金丹 3 克，囑其痛與不痛每日均用藥包塞右側鼻孔，塞幾個小時去掉再換新藥。未塞藥前頭痛每天都發作 1 次，塞藥 1 個星期，從未痛過，停藥觀察，3 個月後隨訪已上班工作。

例 2　郭某，男，40 歲，曲藝工作者。患者平時嗜菸、酒，經常患牙症，每年都發作幾次，痛時就打消炎針及吃消炎止痛藥，常波及半邊臉部腫脹。筆者開給嗅金丹 20 克瓶裝備用。

1978 年 6 月的一天夜裡，牙痛發作，立即用嗅金丹藥粉包塞左側鼻孔，5 分鐘後，疼痛消失。過了大約半個月，右側牙齒又開始疼痛，非常劇烈，立刻用藥塞鼻，並用藥粉少許敷在痛處，疼痛很快消除。

以後他把藥裝在一個小瓶子中，不時把瓶蓋揭掉聞上幾次。從此以後牙齒未再痛過。

（二）牙痛立效方

牙痛之因，風、火、蟲。以火而論，分虛火與實火。虛火牙痛，其痛較緩，隱隱作痛，日輕夜重。實火者，其痛暴發，疼痛劇烈，令人難以忍受；兼風者痛而且腫，甚至頭面皆腫，蟲痛者，痛在一處，痛時亦甚劇烈。茲將在

臨床中常用而有特效之方列述於後。

1. 風火牙痛

牙痛暴發者，多因胃腸積熱，胃氣夾火上衝與風邪相干所致。遇此症者筆者常投以自擬「**齒痛立效湯**」，少則一劑，多則三帖，可使痛止腫消。

【處方】

生石膏 30～60 克（打碎粉），黃芩 15 克，玄參 25 克，升麻 10 克，連翹 15 克，生香附 15 克，生甘草 5 克，薄荷葉 12 克（後下）。

便秘加生大黃。水煎，飯後服。

例 丁某，男，40 歲，村幹部，1967 年夏季求治。自述因近日飲酒過多，於前天夜間 12 點開始右側牙齒突然跳痛起來，一夜未眠，邊呻吟，邊到村外到處走動，痛苦萬狀。第二天即打針吃藥，毫無效驗，兩天來飲食未進，大便未解。見其右腮腫脹，兩目發紅。先針合谷、液門、翳風，暫止其痛，並開給「齒痛立效湯」3 劑，生石膏用至 50 克，加生大黃 20 克。上午 10 點服下，到下午 1 點，瀉下燥屎若干，其痛即止，2 劑服完，腫脹全消。第三天將第三劑藥遵囑煎服。

1987 年 5 月陪友人來求醫時自敘，自那次牙病服藥治癒之後，即將此方寶而存之，什麼時間感到牙痛就吃上一劑。過去每年都要牙痛一兩次，自得此方後，從未再牙痛。

2. 虛火牙痛

虛火牙痛較實火牙痛少得多，臨床上常以六味地黃丸

或左歸飲進行治療，而筆者常用自擬「**滋陰愈齒飲**」進行治療，其方如下：

熟地、鹽黃柏、鹽知母、地骨皮、生香附等 5 味煎湯，如飲茶，日飲四五次，療效甚好。

齲齒牙痛又稱蟲牙痛，痛時較劇，用「**齲齒散**」治之，處方如下：

遼細辛、明雄黃、樟腦、川椒殼等分，共研極細粉，瓶貯勿洩氣。

用時取少許按於齲洞內，咬牙，吸冷氣，片刻痛止後用溫水漱口。

再介紹一個對多種牙痛均有較好療效的方子，筆者常備此藥贈人，治癒牙痛甚多。

「**哭笑丹**」：露蜂房（煅炭存性）7 克，遼細辛（去根）2 克，冰片 1 克。上藥共研極細瓶貯。

【用法】取藥粉適量敷於痛處，閉口片刻，待口水多時，張開口任水慢慢自流，一般 5 分鐘疼痛開始減輕漸至消失。如痛未全止，可如法再敷一次，痛止後用溫鹽湯漱口，如無溫鹽湯，溫水亦可。

茲舉兩例如下。

例 1 錢某，男，40 歲，湖北襄樊鐵路機務段職工，1984 年 10 月 17 日求治。當日筆者下班回住處正吃晚飯時，該患者哇哇亂叫而不成語辭，雙足不時亂跺，頭亂搖動，兩手握拳，不由得令人吃驚。細詢之後，方知是牙痛難忍。隨取出「哭笑丹」，令其張口，取藥粉敷於痛處，令其如法忍耐片刻。

錢某以頭抵牆，身子亂動，在場者三四人止不住失聲大笑，過了大約 10 分鐘，錢某頭才離開牆，轉過臉來大哼一聲說道：「我的媽呀，痛死我了，真想碰頭而死！」問其還痛否，答道，不怎麼痛了，隨又包些藥粉而回。過了大約一個月，錢某與其父前來致謝。

　　例 2　李某，男，50 餘歲，教師，經常患牙痛症，已拔牙 4 顆。1987 年 4 月左側牙又開始疼痛，一夜未眠，第二天即來求治。隨以「哭笑丹」相贈而去。1991年夏季聽說筆者從廣州而歸，他專程來探望，言及牙痛一事說，給他的一小瓶藥尚餘下 1/4。從 1987 年那次牙痛治癒後，又痛過兩三次，均用此藥治癒，稱讚道：「您給的那點黑面子藥，真是治牙痛的仙丹。」

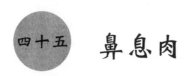

四十五　鼻息肉

　　鼻息肉又名鼻痔，是一種常見的鼻部疾病。中醫認為肺氣通於鼻，肺臟為風寒之邪所襲，鼻氣不和，津液壅塞而變生息肉。形如粟米者影響呼吸不大，若如豆如杏核者便會嚴重地影響呼吸氣流的通暢。症見鼻塞，頭昏頭痛，嗅覺減退。

　　筆者在臨床上遇到此症，凡能窺視到其形者，即用硇砂散（《醫宗金鑑》方）治之，無不應手取效。

　　硇砂散處方：紫硇砂 30 克，輕粉 10 克，明雄黃 10克，冰片 5 克。

　　共研極細，瓶裝。用時以水調成稀膏，用竹籤一支，少裹藥棉，蘸藥汁點痔核上，每日 3～5 次。注意，痔核化為污水可用藥棉不時拭去。一般 3～7 天即癒。

　　此散對耳痔同樣有效。

　　1985 年 4 月，筆者在合肥開門診，曾遇數例鼻息肉患者求醫，全用硇砂散治癒，茲舉一例。

　　例　劉某，女，50 歲，合肥市人。症見兩側鼻孔各有一個如杏仁大的息肉，色紅微紫，說話帶嗡聲，發病年餘，不願手術治療。自述鼻塞難受，頭昏頭痛，時時乾嘔，胃納欠佳，嗅覺下降。

　　筆者給予硇砂散 6 克，交代用法，10 日後欣喜來

告，用藥 6 日全部消除，已無任何不適感覺。

由於紫硇砂、輕粉兩藥有時不易購到，筆者另有「**息痔化溶丹**」一方，功效、用法同硇砂散。

【**處方**】

枯礬 10 克，明雄黃 5 克，冰片 2 克。

共研細勻，瓶貯備用。

四十六　流　注

　　流注之名出於《素問·五常政大論》，是發於身體深部肌肉組織的一種多發性膿腫，因為其毒邪走竄不定，隨處可生，故名。

　　中醫認為本病是由於脾腎虛弱，致使濕痰、瘀血、風濕、邪毒稽留於肌肉筋骨之中，氣血瘀滯而發病。由於發病的原因、部位及臨床症狀的不同，可分濕痰流注、瘀血流注、暑濕流注、縮腳流注、髂窩流注、餘毒流注等。

　　臨床表現為一處或數處深部的肌肉疼痛，漫腫無頭，皮色不變，以手心按之感到微熱；2～3 天之後，腫痛焮熱逐漸明顯，可觸及圓形腫塊，伴有寒戰高熱，頭昏頭痛，周身關節痠痛，不思飲食。

　　常發於夏秋季節，兼感暑濕毒邪者，伴有頭重頭昏，胸悶不舒，口苦黏膩，渴不多飲。

　　因疔瘡腫毒引起者，發病急驟，伴高熱煩渴，或精神昏憒，有發展為敗血症的危險。因產後血瘀或跌打損傷引起者，多發生在大腿小腿等處，7～10 天腫塊可成膿潰破，流出黃膿或白黏膿水，膿盡即癒。

　　從膿液顏色、性質，不僅可以看出病的成因，對治療效果及預後的良惡亦可以做到事先明白。膿色白黏者，為濕痰所化；金黃稠厚者，為瘀血所化；色白汁稀如豆漿者，為風濕所化；膿色黃黑，稀而臭穢者，為餘邪所化；

膿稀白腥臊，為淫慾後感寒邪所化。發於肌肉豐厚部位，膿色黃稠，易潰易斂。發於關節和肌肉淺薄部位，膿色清白而稀，氣腥臊穢濁，潰後難斂口。

根據症因、症狀，醫生即可做到心中有數，辨證施治，能夠使流注初發未潰者速消，已潰者斂口而癒。

（一）敷貼法

普通黑膏藥備用。

取血竭粉、雄黃精粉、丁香粉、油桂粉、冰片粉、潮腦，分裝瓶中，勿洩氣。

【用法】流注初發 2～3 天，皮膚微熱或微紅，伴有輕微的發熱，惡冷或不惡冷，均可用之。皮色不變，先將膏藥烘化，加丁香、肉桂粉適量，如加後藥膏太乾硬，加潮腦適量即可變軟，貼於患處，多數一貼即消。如腫塊色紅發熱，但未成膿，膏藥加血竭、雄黃、冰片貼之，一般 4～8 個小時後，疼痛開始減輕，3～5 天亦可消之。

如沒有黑膏藥，用雞蛋清調血竭、雄黃、冰片、乳香、沒藥亦可。

（二）針灸法

1. 針法

流注初起，針效最速。取 26 號針，常規消毒後先對準腫塊或最痛點，直刺到底，左右旋轉要有力度，有較強烈的針感後，提針尖至皮下，再向上下左右呈 45 度，針到腫塊或疼痛區域的內緣，旋轉提插得氣後出針，最好讓

針眼出點血，見紅即可。很多情況下，針後 3 小時症狀開始明顯減輕，1 日 2 次，2 日可癒。

2. 隔薑灸

取老薑，大塊者，切成薄片，置於最痛點，取捏緊的白果大的艾絨，放於薑片中央，點燃，燃盡再換一壯，感到熱氣達於疼痛點的內部。薑片如燒乾或焦了即換新的，否則易於燃著，造成燒傷。流注初起，此法對年老體弱者最為適用，既無什麼痛苦，療效又好。

（三）內服藥

1. 鹿角湯

炙鹿角片 20 克，打碎，煎沸 30 分鐘，餘藥汁一小碗，加入帶須大蔥 5～7 支（切碎段），滾 2 分鐘，蔥熟即可，不可太熟。過濾，溫服。蓋被或穿衣發汗。藥渣，除去蔥段，過 4 個小時再煎服 1 次。一般 2～3 劑即癒。

2. 加味活絡效靈丹

當歸 20 克，丹參 20 克，製沒藥 15 克，製乳香 15 克，炮山甲 12 克，金銀花 15 克，全蜈蚣 2 大條（打碎）。

寒性者加桂枝或鹿角片 20 克，無鹿角片以鹿角霜 30 克代之。脾胃虛不思飲食者，去乳香、沒藥，加生黃耆、莪朮、炙甘草。

以上諸方，對流注初發未成膿者，有捷效，用之及時，多可消散而癒。

四十七　瘰癧

　　瘰癧又稱鼠瘻、癧子頸、老鼠瘡，即現代西醫之淋巴結結核。根據生長部位，有頸淋巴結結核、腋窩淋巴結結核、腹股溝淋巴結結核等。

　　它多見於兒童和青少年，好發於頸部，係結核桿菌侵入淋巴結所致。起病緩慢，初發時形狀如豆，皮色如常，推之可動，並不覺痛癢，其他症狀或無或不太明顯。

　　病變繼續發展，腫塊增大到一定程度，與皮膚和周圍的組織發生沾黏，甚或多個淋巴結互相融合成團，而腫塊多堅硬不移。到了後期，淋巴結發生乾烙樣壞死，液化，潰破，流出豆腐渣樣或米湯樣的膿液，經久不癒，往往形成竇道，全身症狀可有低熱、潮熱、盜汗、食慾減退、身體消瘦、四肢無力等。

　　中醫認為，本病如係肺腎陰虛，肝氣鬱結，虛火內灼，煉液成痰者，則發病緩慢；如因感受四時厲氣者，則發病急驟，腫塊速成，焮紅疼痛，頭痛暈眩，寒熱交作。此種症候似今之急性淋巴結炎。

　　筆者經過長期的臨證觀察，認為《醫宗金鑑‧外科心法要訣》對瘰癧的形成、名稱、症候、治療及預後論述較為詳細。

　　為了讓讀者便於記憶，茲將原歌訣重新編寫，其治療方法則根據自己的臨證經驗，擇其特效者分述如下。

小瘰大癧三陽經，項前頸後側旁生。

痰濕氣筋名雖異，總由恚忿鬱熱成。

項前陽明為「痰癧」，頸後太陽「濕癧」名。

左右少陽形態軟，遇氣即腫「氣癧」生。

堅硬筋縮為「筋癧」，「瘰癧」連綿貫珠形。

形如蛤蜊堅炘痛，號為「馬力」腫勢凶。

大小不一「子母癧」，「台癧」盤疊堆重重。

「蛇盤」繞頸而生長，延及胸脅號「瓜藤」。

頷紅腫痛「燕窩癧」，「鎖項」如豆結瘻形。

「疽瘍」乳旁胯軟處，一包數個「蓮子」成。

囊內核硬「流注癧」，遍身漫腫軟且疼。

「門閂癧」硬似磚塊，「石癧」如同荔枝形。

外形如鼠「老鼠瘡」，「單窠」獨個囟門中。

左耳「蜂窩」右「惠袋」，形小癢多「風癧」名。

移動無根為陽證，根深難移陰證成。

針灸腐蝕宜陽證，陰證用之反為凶。

不論陰陽宜早治，日久成癆難收功。

歌訣列出 21 種瘰癧的名稱。瘰癧的治療方法，筆者所列數法，不論是針灸或是內服外敷，均有較好的療效，可供選用。

（一）針灸法

瘰癧初起，不論大小，或雖起之有日，但數目較少，三個五個，凡推之可動者，均可用之。

1.「爪」字形針法

皮膚常規消毒，左手拇食二指捏住腫塊，右手持針，選腫塊一側底邊上緣刺入，直達對邊皮下，旋轉針體 5～8 次，將針尖提至皮下。

再向左呈 45 度角針至左側皮下，旋轉針體 3～5 次，提針至皮下。再向右呈 45 度角至右側皮下，旋轉針體 3～5 次，即可出針。隔 2～3 日針 1 次。

一般針 2～3 次後，腫塊即開始縮小變軟，繼續針至腫塊完全消失。當腫塊縮小到如杏仁大時，只針一針即可，因腫塊過小兩邊針不易掌握。

2. 五點針法

皮膚常規消毒，備 26 號針 5 枚。如腫塊有三五個，先選 2 個最大的。左手捏住腫塊，右手持針從腫塊中央進針至底部，旋轉 5～8 次。

第二針從腫塊上方底邊緣稍上一點進針，針尖抵中央之針尖外點，旋轉 3～5 次。其餘 3 針如第二針。後 4 針呈十字形。待 5 針針完，留針 5～10 分鐘，出針，壓迫止血。此針法對於如杏如栗的腫塊尤宜，待腫塊縮小到如杏仁大，只針中央即可。

3. 火針法（燔針粹刺）

選 26 號短針或不鏽鋼注射針備用。皮膚常規消毒，左手固定腫塊，右手取針於酒精燈上燒紅，對準腫塊之中央，疾刺到底，疾速出針。手法要快，進針出針不能超過 1 秒。

針前要向患者解釋清楚，不會痛，沒危險，消除緊張

心理，否則容易暈針。此針法對瘰癧有很好的效果，多數3～5次即癒。

（二）敷貼療法

本法具有簡、廉、驗、無痛，不受時間和空間限制等優點，尤宜於年老體弱和兒童，對各種瘰癧都適用。但炎熱天氣和易於過敏者慎用，勿使皮膚過敏發炎，更不能引起潰瘍。如需使用，可貼貼停停或夜間貼白天去掉。

貼過的皮膚不宜用肥皂揉搓，以防表皮受損容易引起皮膚發炎和過敏。

1.獨勝瘰癧膏

主治各種未潰破的瘰癧。

【處方】

生山藥（竹刀刮去外皮、切塊）100克，蓖麻仁（去殼）50克，木鱉子（去殼，肥大，肉白，內皮青者）50克，明雄黃粉100克，血竭粉50克，輕粉25克。

後3粉混均勻瓶貯。

【加工方法】

先將蓖麻仁、木鱉子放石臼內搗細，加山藥搗成膏，用手捻無渣粒感即成，瓶貯。

【用法】

根據腫塊大小或多少，取藥粉適量，加入藥膏，攪拌成膏貼於患處，外以柔軟稍厚的塑料布或去掉紗布的醫用膠布蓋住固定好，乾即更換。本膏對馬刀形瘰癧或急性淋巴結炎收效較快。

2. 澤漆夏枯膏

主治各種瘰癧。

【處方加工方法】

澤漆、夏枯草以 3：1 之量（切碎），放入大鍋中，冷水浸泡 5～8 小時後，火上煮沸 60 分鐘，過濾。再入冷水，煮沸 60 分鐘，過濾。兩次濾液混合，充分沉澱，取上清液入於鍋內，火上煎熬，不時用柳樹棍攪動，待稍黏稠時，轉入大砂鍋內，小火慢慢收膏，待膏成，傾入能夠密封的容器內（可保 3～5 年）備用。

【用法】

根據腫塊大小取藥，隔水燉化，攤在不透水的新白布上，貼於患處，5～7 日一換，3～5 次即可消失。

此膏亦可內服，每次 10 克，開水沖化，飯後服，每日 2 次。

3. 蟾龍膏

主治瘰癧痰核，未成膿者可消，已潰者可斂。

【處方】

活蟾蜍 10 隻（放缸中，每日換水 2 次，3～4 日），烏蛇乾 100 克，白花蛇乾 100 克，大黃 50 克，木鱉子肉 100 克，山甲片 100 克，全蜈蚣 50 克，玄參 100 克，紅花 200 克（另放），麻油 10 公斤，烏梅炭 100 克，輕粉 50 克，官粉 25 克，密陀僧 25 克。

共研極細，瓶貯。

【加工方法】

麻油傾入大鍋中，後入烏蛇等 7 味，浸 5～7 日，每

日攪拌 2 次。浸好後放火上加熱，待油熱時，投入活蟾蜍，立即便死。中火炸料，待蟾蜍呈焦黑色，餘藥浮起時，離火，入紅花，立即香氣四溢，紅花變黑，待油涼，過濾去渣。

油稱取重量，1 公斤煉油，備 0.5 公斤鉛丹。將去渣稱過的油倒入鍋中，武火燒滾，待白煙迭起，滴水成珠時，離火下丹，柳樹棍速攪，一陣白濃煙衝起，膏藥熬成。待溫傾入冷水中，做成圓餅狀，每日換水 2 次，以去火毒。3～4 天取出，晾去水分，裝入陶器內，備用。

【用法】

將藥塊放入杯內，隔水燉化，攤於布上，貼於患處。

如遇久不斂口、濃水淋瀝的破口瘰癧，加入適量烏梅粉於膏藥中央，攪拌均勻貼於潰口。開始膿水多，可一日一換，以後膿水漸少，視情況更換，直至癒口為止。

（三）內服藥

1. 自擬「海藻首烏湯」

【功效】

涼血化瘀，軟堅散結。

【處方】

玄參 30 克，夏枯草 30 克，澤漆 15 克，生牡蠣 40 克，海藻 50 克，川貝母（打成塊）20 克，首烏 20 克，莪朮 10 克，生甘草 7 克。

氣血虧虛，加生黃者、黨參、當歸、白芍、熟地，減澤瀉、海藻之量；腫塊堅硬，加鍛瓦楞子（打末）、三

棱；皮膚紅腫，發熱，加連翹、公英、薄荷；久不癒口，加白斂、烏賊骨，重用生黃耆。

2.自擬「攻堅散」

【功效】

通經活絡，解毒散結，軟堅消腫。

【處方】

全蜈蚣（酒洗，曬乾）100 克，全蟲（漂去鹽，曬乾）100 克，炮山甲 200 克，川貝（曬乾）100 克，硼砂 100 克。

共研極細，瓶貯。每次 3～6 克，日服 2 次，午、晚飯後溫開水送服。

此方始用於 1981 年春，對各種瘰癧、痰核均有良效。茲列舉數例如下：

例 1　黃某，女，17 歲，安徽臨泉縣周橋中學學生，1981 年 4 月求治。

頸左側發現淋巴結腫大如杏子大小 2 年餘，推之可動，別無不適。施行「爪」字針法，每週 2 次，針 2 次後腫塊縮小過半，共針 4 次而癒。

例 2　常某，男，17 歲，安徽臨泉窯廠李師傅之子。左頸發現腫塊 2 年，大如半個胡桃，推之可動，不願手術，其父和筆者相處甚好，給施火針治療，每週 2 次，7 次全消，3 年後隨訪，未見復發。

例 3　戴某，女，34 歲，農民，1981 年春求治。

患者從 20 多歲時，患左耳下淋巴結結核，長到杏子大小即潰破，流出豆汁樣膿水，待到第二個淋巴結腫大潰破後，第一個即癒口，這樣一個連一個像一串珠子，從左耳下繞頷下直到右耳下，治療時右耳下一個已潰破 2 個月。據患者介紹，每年一個，已長了 15 年。

　　患者面色晦暗，自感低熱，盜汗，乏力，四肢無力，飲食無味。月經色暗，量少，滯後，脈弱四至，舌淡，苔薄白膩。給蟾龍膏加烏梅、輕粉等外貼，服海藻首烏湯加生黃耆、黨參、土茯苓、當歸。共治療一個半月而癒，隨訪 3 年未見復發。

　　筆者在深圳又治療一些此類病例，其中李某一家 3 個孩子都患頸淋巴結結核，最大的女孩才 12 歲，最小女孩 7 歲。1993 年 7 月，筆者在深圳市社會福利中心開門診時來診。因均是兒童，服藥不便，即給攻堅散，每次 2 克，日服 2 次，摻於湯飯中吃下，一個月後全部治癒。

四十八 高熱、瘧疾

　　大椎穴位於第七頸椎的下陷中，是手足三陽經和督脈的交會穴，該穴是外感發熱的特效穴位，亦是治療各種瘧疾的有效穴位，或扎針或施灸，或按摩，或拔罐，均能達到治療效果，尤其是兒童和年老久病體弱者，更為適宜。

　　針宜於新病、成年人、身體狀況較好者；推拿按摩、灸和拔罐適用於兒童、老年人或久病體弱者。外感發熱，隨時可以施治。

　　唯有瘧疾，需要在發作前的 2 個半小時到 1 個半小時之內，才是療效較好的時間。如 10 點鐘發作，可在 7 點半至 8 點半之間的時間施治。若無規律可循者，可 8 個小時施治 1 次。今舉數例以資說明。

　　例 1　張某，女，5 歲，1989 年春季，感冒發熱達 39℃，已 2 個多小時。父母出於疼愛之心不願打針，灌服小兒退熱劑，入口即嘔，遂推大椎穴。

　　【手法】

　　用右手或左手拇指指腹對準大椎穴，先順時針方向推旋 500 圈，後再逆時針方向推旋 500 圈，以大椎處呈現一片圓形紅色為度。推後 30 分鐘開始退熱，大約 1 個小時熱退身涼而癒。

　　推治小兒，不可用力，以防損傷表皮。

例 2　常某，男，60 歲，農民。1970 年 9 月 1 日下午 7 點許，幹活後下河洗澡而感冒，當夜即頭痛、發熱、怕冷。其妻邀筆者前往治療，因離衛生所較遠，一時取藥不及，隨教其子先把兩掌心互相搓磨發熱後，用熱手心對準大椎穴，先順時針旋摩，後逆時針旋摩。大約 40 分鐘，頭痛、惡冷開始減輕，又繼續旋摩片刻而癒。

推摩大椎穴治療感冒，最好一手推摩，另一手搗住患者額部，推摩後額部會有津津汗出，這樣有助於療效的提高。

例 3　劉某，女，37 歲，中學教師，1973 年 9 月中旬求治。

自述 6 年前夏天的一個下午，突然間寒戰，高熱達 40℃，蓋了一床棉被仍止不住渾身發抖，過了兩三個小時，全身汗出，熱退身涼。因在高中讀書時曾得過瘧疾，便知是瘧疾症，第二天就開始吃抗瘧疾的西藥。過了一個多月的一天下午，又是發冷發燒，汗出熱退，但發冷的程度比上次輕得多。

從此以後，或 2 月發作 1 次，或 1 月發作 1 次，抽血化驗多次，卻未查出瘧原蟲。斷斷續續地服了一些抗瘧的中西藥物，而終未能控制，不定時地發作依然如故，只是症狀越來越輕。到了 1970 年以後，發作時間多在每月的 25 號左右的下午 4 點許。

求治時見患者面色黃褐，虛浮，精神差，唇白舌胖，舌質淡，邊痕明顯。每到下午兩足背即浮腫，睡一夜足腫

可自行消失。此類發作有時的瘧疾，或針或藥，絕大多數是 1 劑藥或 1 次針而癒。

似此例，尚未遇見過。思之再三，忽憶 1972 年在蚌埠與一針灸老醫師王忠信先生閒談，王先生講過抗日戰爭時期有一個人患了 3 年多瘧疾，發作不定時，他用灸加拔火罐治癒的例子。受此啟發，筆者叫其妻子於每月 22 日到 28 日的下午 2 點在大椎穴拔火罐 1 次。時過半年，劉某告知，如法拔罐後，9 月份沒有發作，為了鞏固療效，到 10 月 22 日又如法拔罐，半年來身體一直很好，連一次感冒也沒有過。

四十九　類風濕性關節炎

　　類風濕性關節炎屬於中醫之風寒濕痺，其主要症狀是對稱性手足關節、膝肘關節等關節腫脹疼痛拘急變形，嚴重者身體殘廢，生活不能自理。

　　筆者認為，該症的發病原因，首先是人身正氣內虛，身體的抵抗力低下（即今之西醫所說的類風濕，係全身性自身免疫性疾病），瘋狂的外邪乘虛而入，最後致使皮、肌、筋、脈、骨同病的一種綜合性的「頑痺」之疾病，所以治療甚為棘手。筆者治療此症，癒者甚多。治療原則是補氣、溫經、養血、袪風、利濕。選用方藥以「桂枝芍藥知母湯」「防己黃湯」加減治之。

　　在此筆者敬告同行後輩們，筆者治療此症的心得體會是從《醫宗金鑑・金匱》之「中風曆節病脈證並治」「血痺虛勞病脈並治」以及前賢們對本病治療的醫案中反覆思考、臨床驗證而得出一點經驗而已。茲舉嚴重病例如下。

　　例 1　徐某，女，38 歲，蚌埠市懷遠縣農民，2002年 4 月求治。患類風濕症多年，雙手除拇指外，指關節均腫大，雙膝、雙足踝及足趾腫大，下蹲十分困難，行走時彎曲搖擺，生活不能自理。自述特別怕冷風寒氣，不論寒暑關節處均用厚布包裹，飲食尚可，月經量少，經常吃潑尼松等止痛藥。

【處方】桂枝 30 克，炒白芍 30 克，製附片 60 克，生黃耆 120 克，防己 20 克，川木通 20 克，焦白朮 30 克，防風 20 克，麻黃 12 克，生地 50 克，知母 50 克，炙甘草 20 克，生薑 50 克。

20 劑，醫院代煎，每劑 3 袋，早中晚飯後 90 分鐘溫服。

二診時，自述疼痛、怕冷明顯減輕。仍以上方進服，治療 5 個多月而癒。病癒後與其夫一起到深圳市打工。2009 年，一天筆者在蚌埠顯臣中醫門診部見該患者拄雙拐而來，不禁大吃一驚，她聲淚俱下地說：「老爺子，我又來求你了。類風濕治好後，身體很健康，與丈夫一起去深圳打工，因幹活出色，老闆對我很滿意，幹了一年多。一天去上班，被香港一個老闆的小車撞倒在地，昏迷不醒，醒來後躺在醫院裡，腰胯被撞壞了，住了一年多醫院，人家賠了幾十萬，兒子女兒都上了大學，我殘廢了！……」筆者暗嘆：「唉！禍兮福兮，福兮禍兮！看起來以前得頑症即身之禍，治癒後打工掙錢即身之福，被車撞殘又福之禍；人生無常，其可虞哉！」

例 2　陳群金，女，51 歲，廣東珠海市田家炳中學老師，2010 年 8 月 1 日就診。

當時我在安徽蚌埠顯臣中醫骨科坐診，見患者由兩人扶持著走進門診，表情痛苦。當時病情如何，今把群金女士於 2013 年 7 月 8 日發來的訊息如實抄錄，即是最好的佐證：

「我是 1990 年得類風濕病，在廣州某中醫院住院 2
月，靠吃激素緩解。停藥後病情加重，便一直四處求醫，
花錢不少，總是反反覆覆，痛苦得很。2007 年和 2010 年
分別嚴重複發而住院。尤其是 2010 年上半年，病重到了
坐輪椅的地步，只得停止工作，更可怕的是當地醫生告知
只能靠激素緩解，否則將癱瘓。我篤信中醫，可雖經針
灸，脊椎、頸椎矯正，民間中藥敷貼，蜂針治療，中藥服
用等治療，均不見明顯效果。後經朋友推薦有幸看到『手
足三針療法』資料，便從網上搜尋該療法的真人：張顯臣
先生。在家人的幫助下，我於 2010 年 8 月 1 日到達安徽
蚌埠顯臣中醫骨科門診就醫。張醫生為我的病取消了當時
到上海、北京的行程，精心為我醫治了 20 多天。以後的
一年多都由張醫生跟蹤治療，除了針灸，以服中藥、外敷
消腫定痛膏為主，輔以艾灸。2011 年明顯好轉，2012 年
更是行動基本自如了。這以後我們全家都『賴』上了張醫
生……」

　　該患者的所有症狀，均屬類風濕性關節炎比較嚴重的
一類。處方用藥大多是附片、桂枝、生黃耆、人參、白
朮、防己、防風、知母、大生地、白芍、川芎、麻黃、巴
戟天、淫羊藿、秦艽、當歸、杜仲、川木通、鹿角片、龜
板、炙甘草等。

　　在上述藥味中，每次處方選取 10 味左右，而每劑藥
的總重都在 600 克左右！「重劑方能起沉痾」！

五十　骨　病

　　筆者就強直性脊柱炎、股骨頭壞死、膝關節骨關節炎三種病症談談個人的見解及治療方法。這三種骨病不僅是當前比較難以治療的骨病，更是折磨得讓患痛苦難熬而又死不了的骨病。

　　對這三種骨病，筆者完全按照中醫的方法去辨證論治。尤其要提出的是，這三種頑症，目前西醫雖能靠拍片、化驗等手段查得清楚，但卻無有效的治療方法。特別是股骨頭壞死與膝關節骨病，動不動就去置換。中醫對這兩種病有獨到的治療手法，早期的不光能控制其發展而且還有臨床治癒的希望。

　　隨意講個西醫骨科醫生的真實故事。

　　有幾個骨科專家來一對一地學習筆者手足三針，舉其中一位骨科副主任田某，閒聊時他說：「老師，我來學習手足三針是因為看了您的書，按照書中介紹的針法，治療頸肩腰腿痛效果確實是立竿見影，但並不靠它賺錢！」

　　「那，你靠什麼賺錢？」

　　「靠換股骨頭或膝關節；換一個提百分之三十！」

　　「一年能賺多少？」

　　「少說也有七八十萬！」

　　筆者聽了很愕然，微笑問道：「我想請您說個實話。假設是您的親人，比如父母、兄弟、姐妹患病情況與您置

換的人是一樣，您是先保守治療呢還是乾脆也置換呢？」

學生隨即臉上浮現出不好意思回答的表情來。

「沒什麼，咱們只是閒聊，實話實說，老師也是好奇。我知有一個骨科醫生，剛買了一部幾十萬的名車，開著去淮北，車禍死亡，查其家中現金達四千多萬，另外還有幾套門面房。這些錢都是靠換股骨頭或膝關節掙來的。有人諷刺說他活該死，是報應！」

田主任終於說話了：「老師，我們西醫大部分是這樣做，因為沒什麼好辦法！照理講是有點良心上說不過去，今後我一定注意，除非萬不得已不換不行了再考慮置換，能保守的盡量保守治療！」

這個故事也是促使我寫骨科病案的主要原因之一。

（一）強直性脊柱炎

強直性脊柱炎筆者接治了一些，就其發病原因，應首先是個體正氣虧損與反覆受外界之風寒濕三邪侵襲有關。所有患者當問其怎麼會發生該症時，絕大多數回憶說，勞累之後受過風雨寒冷，或有常臥濕地，或常臥水泥地的經歷！

三痺之因風寒濕，五痺筋骨脈肌皮。這三種骨病發病原因主要是風寒濕邪，按五痺而論，應是五痺的綜合病症，但以骨筋肌三痺為主證。以五臟論，骨腎、筋肝、脾肌三臟受病。

強直性脊柱炎，開始發病多以單側或雙側骶髂關節開始隱痛痠痛，如這種症狀連續 3 個月，就應考慮是強直性

脊柱炎的先期徵兆，再結合其他症狀用針灸或配中藥內外施治，6～9 個月多可治癒！今舉一例以茲說明。

　　劉某，男，26 歲，已婚未育，蚌埠市人，患強直性脊柱炎已 1 年多，在蚌埠和北京治療無明顯效果於 2014 年轉請筆者為治。當時患者整個脊杆從胸 6 椎以下均僵硬強直疼痛，走路頭向前稍傾。X 光片示，骶椎融合，腰椎到胸椎竹節樣變化。天氣炎熱疼痛減輕，遇寒冷潮濕症狀加重，夏天怕吹冷氣。二便正常，飲食尚可。隨疏四方為治：

　　①**內服藥**：羌活 15 克，獨活 20 克，防己 20 克，當歸 30 克，熟地（重用 40 克或以上），鹿角片（重用至 30 克或以上），製附片 30 克，川續斷 20 克，肉蓯蓉 30 克，生黃耆 60 克，焦白朮 30 克，巴戟天 20 克，淫羊藿 20 克，桂枝 30 克，炙甘草 15 克。

　　②**外熨法**：準備全棉毛巾，一長兩短，長的疊成從尾椎到大椎穴的一個長條，另兩個疊壓在骶髂關節，用生薑汁（生薑味辛性溫，解肌散寒，外敷熱熨可以深透到肌肉筋骨）浸潮備用；電熨斗一個，插電燒燙後先沿脊柱從下至上以熱而不燙為宜，反覆熨燙以及兩側。每天 2 次，特別是晚上睡前。燙熨時間不得少於 1 個小時。

　　③熨燙後配合消腫定痛膏外貼雙骶髂關節處，腰椎處。

　　④**針華佗夾脊穴**：每 2 天針 1 次，能於針後即熱熨更好。

上方治療數次後症狀明顯減輕，共治療 6 個多月（中藥處方有所增減），原有臨床症狀消失。隨訪 3 年未見原來之症狀，2017 年生一兒子。

筆者用上述方法接治了不下 20 人次，大多能阻止其疾病的發展，達到臨床症狀基本緩解！值得一提的是，外熨法一定要堅持使用！此法雖然麻煩一點，但效果卻無可置疑，股骨頭缺血壞死也要堅持使用。

（二）股骨頭壞死

股骨頭之所以會壞死，是缺血所致。股骨頭血液循環本來就比較差，人體隨著年齡的增長而逐漸衰老，特別到了 40 歲之後人體的陽氣會越來越虧虛，如遇風寒之外邪，或骶髂關節受到外傷，均會使股骨頭部供血受到影響，股骨頭供血不足而發生輕微的痠痛沉痛，逐漸由輕到重，股骨頭的軟骨開始變性而壞死！如早發現早治療，使該處的氣血恢復正常，是不會壞死的。

筆者遇到此症，多採用如下治法。

1. 熱熨法

從足下湧泉穴開始沿足外側向上至股骨頭略停幾分鐘再至腰椎，轉向下沿腹股溝向下至太谿至湧泉穴。總之要使患側的整個足腿都感到熱氣暖暖，一日兩次或三四次。

2. 中藥

股骨頭缺血應責之腎陽虛虧，用藥以補氣化瘀止痛且補腎之品為主，可選用鹿角片、肉蓯蓉、黑附片、小茴香、製乳香、製沒藥、龜板、黃耆、白朮、懷牛膝、人

參、枸杞子、石斛、威靈仙、川烏、草烏、大熟地、川芎、獨活、炙甘草等品。

根據臨床症狀可選 8～12 味組成處方。如脾胃虛弱，飲食不香，要先用香砂六君子湯加焦三仙等使脾胃的消化力增強，才能收效。不能吃不能喝，氣血從何而來！

3. 外貼消腫定痛膏

例 沙某，男，30 多歲，蚌埠市人。1988 年 9 月，筆者受南京軍區 123 醫院之聘開設骨質增生症專科門診，掛號就醫的患者實在是門庭若市，應接不暇。沙某患左側股骨頭缺血壞死已 2 年多，走路跛行，但未用手杖助力。X 光片示左側股骨頭已有片狀斑點，吃了很多西藥和中藥，病情逐漸加重。患者身體雖比較健壯但左腿足發涼怕冷。當時醫院已購進筆者的家傳消腫定痛膏。

中藥處方有鹿角片，藥房周主任說從來沒用過，我與其到蚌埠藥材公司倉庫將存了 10 多年的幾十斤整鹿角全部購回並親自加工炮製完畢始開處方：鹿角打碎、懷牛膝、肉蓯蓉、製川烏、熟地、龜板、獨活、生黃耆、川芎、桑寄生、炙甘草。

由周主任代煎，每劑分早中晚飯前 1 小時溫服。另熱熨後貼消腫定痛膏。1 個月後疼痛大減，筆者在 123 醫院共 3 個整月就去廣州海軍醫院了。筆者走時沙某行走正常，疼痛消失。1990 年筆者從好友口中得知，沙某做生意經常外出，一切都好！

筆者之所以多次提到鹿角，是因為善用鹿角治療骨病。人體骨質生長最慢，不待細說。鹿角生長最快，幾個

月就達數十斤。鹿全身是藥，各隨所用。

鹿角得天地陽氣最全，味鹹性溫，入肝腎，善通督脈，功能益精補髓，行血消腫，活血化瘀，強筋健骨，是治療脊柱病變及股骨頭缺血性壞死的良藥；龜板為滋陰潛陽之屬，得天地之陰氣最厚，味鹹性涼，入肝腎通任脈，補肝腎之陰，功能強筋健骨，生精補髓，與鹿角相配具有一陰一陽，任督雙補，實具龜鹿二仙膠之意，加入其他藥中共奏補氣補血、生精生髓、血生骨長之力。

（三）膝關節骨病

膝關節骨病主要骨質增生所致者多，發病原因亦與風寒濕有關，輕者疼痛腫脹，嚴重者僵硬強直，行動艱辛。筆者治療此症數以萬計，可以說 85%以上不僅療效顯著而且多能讓膝關節的功能恢復正常。

介紹治法如下。

1. 濕敷法

秦椒、川花椒等分。加水適量，放入可把膝關節圍繞兩層的棉毛巾（或其他棉織品，夠疊四層，能把整個膝關節全覆蓋），共煮至秦椒熟透為宜。

趁熱而不太燙時取出擰一下，無水滴流時放在患膝部，外用塑料薄膜包纏一下即可。整個膝關節就會溫起來，待溫而不涼時取下。時間不得少於 2 個小時，如涼可用熱水袋加熱。

注意，如敷後感到辣熱得難受不能堅持，可鬆開一下，不可讓皮膚起水泡。製作時減少秦椒的用量。此法對

早期關節炎療效顯著，可以很快消除症狀並阻止其發展。

2. 鬆解法

上方用到收效後，膝關節僵硬少強直，關節的四周定有痛點，多在梁丘、血海、鶴頂及關節下。找準最疼點用圓利針撥離黏連點，手法要快如閃電，從進針到出針只需3～5 秒，患者並不感到太痛多能接受。撥後繼續外敷，如此循環敷直至痊癒。但撥離沾黏點需隔 3～5 日，可以天天敷，不可日日撥！

3. 針灸

膝關節炎筆者用針加艾灸。針法從內外膝眼進針，直達委中之裡，然後用針柄灸，直至關節內有溫熱感，15～30 分鐘出針。

4. 對外地不能前來就診治療者的頸肩腰腿痛患者，就用家傳消腫定痛膏，或根據全身症狀配合中藥治療。

筆者所以不厭其煩地介紹以上幾種治療方法，是因為只要堅持去用，就可以大大減少股骨頭壞死和膝關節炎疾病的置換手術！但筆者並不反對置換術，要是到了行動艱難，生活不能自理的地步，置換後可以提高患者的生活質量應當置換！

甲狀腺病症種種

（一）甲狀腺手術之後

例 劉某，女，48 歲，湖南長沙市人，隨夫在東莞市生活，2005 年 6 月 15 日經人介紹求治，當時筆者應邀在東莞。患者於 5 年之前患甲亢，於 2004 年 4 月在上海某醫院手術。當下患者身體消瘦，面色萎黃，自感全身乏力，徒步上三樓就力不從心，胸悶心慌，兩眼發脹、乾澀，咽部發乾，好出汗，但又怕風冷，坐下站起時常常會頭沉眩暈，飲食尚可，血壓偏低，脈沉細，脈搏 1 分鐘不足 60 次，舌淡。證屬陰陽兩傷，氣血虧虛。

治以**加味補中益氣湯**：升麻、柴胡、生黃耆、紅參、焦白朮、當歸、杞果、黃精、山萸肉、陳皮、肉桂、炙甘草、大棗，生薑為引；另每天用阿膠 20 克，燉化，少加紅糖與中藥分 2 次服下。10 劑。

2005 年 6 月 28 日二診。上方服後自覺精力增強，行動較前有力得多，咽不再發乾，上方減肉桂，加巴戟天、肉蓯蓉，餘不變，10 劑。

三診時，諸症見好，囑每週按照二診方服 4 劑，堅持一段時間。共治療 3 個多月，一日來電言說身體康復，檢查一切正常，感謝再三。

【體會】 該例是甲亢手術之後所出現一系列陰陽兩

虛、肝脾心腎功能嚴重下降的症狀，治療首先應用竣補中氣的加減補中益氣湯，以補氣補陽藥為主進行治療才能使陽氣復旺，精神乃治的效果。若仍要再用滋益肝腎之六味之類，勢必越治越重。

因筆者曾遇見過甲亢手術之後如上述症情者，醫生仍用鎮肝潛陽、滋補腎陰之藥而致患者愈滋陰愈嚴重之事例。

（二）甲亢

例 1 龔某，女，28 歲，未婚，河南安陽人，住東莞市後街，企業會計，2005 年 9 月 5 日來診。自述 2 年前開始怕熱，多汗，兩眼發脹，易飢餓，月經尚正常，大便日 2 次，不以為意。後逐漸加重，體重下降，才去醫院檢查診為甲狀腺功能亢進症，吃過他巴唑及甲硫氧嘧啶，但時好時壞。上週去西醫院醫生勸其手術，經上例劉某勸導來請筆者治療。

刻下甲狀腺 II 度漫腫，質軟，仍怕熱，多汗，兩臂平伸，手指明顯顫抖，兩眼稍突，失眠多夢，月經遲後，量少，兩日即淨，身體偏瘦，飲食尚可，脈沉數，1 分鐘 110 多次，舌紅，苔薄黃，夜間口苦咽乾，要喝兩三次溫水，但每次只一兩口而已。

甲亢屬中醫之癭症，該例應屬肝腎陰虛、肝經鬱火挾胃氣上衝，痰氣凝結咽部，而致咽部腫脹，處以育陰潛陰、舒肝解鬱、化痰軟堅之方，加針膻中、內關、中渚，隔日 1 次。

中藥內服方：柴胡、白芍、玄參、夏枯草、大貝、生牡蠣、海浮石、川芎、黃藥子、甘草。10 劑。

2005 年 9 月 25 日二診。服上方並針灸 6 次，月經來潮，量稍多於以前，夜間不再喝水，出汗及眼脹均減，脈 1 分鐘 98 次，但感乏力，氣短。久病必虛，上方減玄參、夏枯草之量，去黃藥子，加生黃耆、黨參，10 劑。囑每週 5 劑，膻中穴改為隔薑灸，每天 1 次，針後谿、中渚、內關，隔日 1 次。並給特製家傳消腫定痛膏一帖，晚飯後貼上，第二天起床後可揭去。

三診時，咽部腫塊縮小過半，眼脹、口乾、手顫基本消失。

效不更法，服藥 90 劑，貼消腫定痛膏 4 帖，體重增加約 3 公斤，甲亢的症狀全無，經病理檢查，均恢復正常。

例 2　李某，女，30 歲，河南沈丘人，在北京亦莊菜市場與其夫王某做蔬菜生意，2002 年春求治。當時筆者於 2001 年在北京經濟開發區天華西路購房居住，常去其處買菜，閒敘時得知我的老家臨泉縣與其家相距僅十多公里，筆者在臨泉開腫瘤門診時沈丘東部有不少患者前去求醫，在京相遇，實有鄉情之誼。

當時患者身體較瘦，面色黃黑，兩眼外突，甲狀腺明顯腫脹，拿菜過秤，雙手均顫抖，自述飯量尚可，月經不準，或兩月一來或三月一次，量少色暗，甚感疲勞。西醫診為甲亢，時已 3 年，吃西藥效果不好，早已停用。患者家境如此，又必須忙於買賣事務，熬中藥實在無時間，思

來想去，用散劑治療，外用家傳消腫定痛膏。

散劑：生黃耆、陳皮、雲苓、法半夏、生牡蠣、鱉甲、當歸、夏枯草、玄參、海蛤殼、山慈姑、浙貝母、炙甘草。打成粉，越細越好。放好，勿受潮。每次 15 克，少加煉蜜調味，一日 3 次。藥物自購，自己加工。

另用生山藥粉如沖奶粉一樣，用開水沖熟，當稀粥服。

過了一個星期，我去菜市場，丈夫小王見到我，說就要給我打電話，全搞好了。我當時先稱 15 克的散劑藥粉，讓他們知道個標準。第二天小王又拿了幾帖膏藥。因我經常離京，此後不在為意，過了 20 多日，在合肥接到小王電話，說妻子見好不少，脖子腫塊也小了！並說，近幾天藥量加大了，每次 20 克，有時還多一點。囑其不要鬆懈，堅持吃下去！

一天，中秋節前，我在上海又接到小王電話，說散劑他配了 3 次，第三次還有 1/3，妻子全好了，什麼事也沒有了，胖了，有勁了！回京一定好好感謝等語。

聽後十分高興，也甚為欣慰。暗道：農民啊，聽話，老實，善良，醫生的安排會不折不扣地去做。此例若是不配合，恐怕不會有如此之效果！

脾腫大

例 1 趙某，女，40 歲，安徽臨泉縣楊橋鄉李莊人，1979 年 7 月 24 日初診。

15 年前發現左肋下有一扁長形腫塊，約 6cm×4cm，經地區醫院檢查診為單純性脾臟腫大，到 1979 年腫塊過臍。患者之夫李某陪同求醫於筆者。

自述口中黏膩，飲食乏味，脘腹痞脹，食後尤甚，渾身酸困，四肢無力，牙齦經常滲血。患者面色萎黃，身體消瘦。查腫塊從臍到肋後 24 公分，肋下 15 公分，壓痛，質中。

這例是筆者所見到的脾大之最。詢問病史，患者 20 歲到 30 多歲，每年都要發瘧疾數次。知其脾臟腫大，即中醫所說之瘧母。《金匱要略》謂「此結為癥瘕，名曰瘧母。」以往雖治癒過不少的脾大，但腫塊較小，發現時間也短，像此例病程之長、腫塊之大，乃是第一次見到。

自知無把握，不願治療。其夫一再要求，治療一段時間看看療效。遂列治法如下：

（1）消腫定痛膏外貼。囑咐患者，天氣炎熱，注意皮膚保護，不使皮膚發生過敏。

（2）白人參 10 克，焦白朮 15 克，柴胡 15 克，炙鱉甲 30 克（打碎），生黃耆 30 克，三棱 10 克，莪朮 10 克，青皮 10 克，土鱉蟲 10 克（打末），甘草 10 克，內

金 10 克，大棗 10 個，生薑 5 片。每週 6 劑，服 2 個星期。

8 月 12 日二診。上方服 12 劑，消腫定痛膏已貼半個月。患者自覺良好，飲食增加，腫塊有變軟縮小之勢。又照上方給消腫定痛膏一大帖，囑再服 3 個星期中藥。當時天氣正值盛夏，貼膏要注意皮膚不使發炎過敏，故原來 7 日一換的膏藥要貼 3 個星期。

9 月 10 日，三診。腫塊縮小 1/3，一般情況好轉。

共貼消腫定痛膏 7 個療程，服中藥 100 多劑，脾臟縮到正常範圍。3 年後隨訪，此人健在。

例 2 王某，38 歲，女，合肥電機廠職工家屬，1985 年 8 月求治。

脾臟腫大 5 年，20 多歲時常發瘧疾，因不願意手術而求筆者治療。

患者面部虛浮，萎黃，舌淡胖大無苔，兩邊齒痕明顯，飲食尚可，月經量少、色淡、延後，脈虛沉無力，四至強。大便溏，查肋下脾大長 12 公分，寬 8 公分，質軟，有壓痛。兩足踝部輕度浮腫。

治法如下：

（1）消腫定痛膏外貼。

（2）健脾益氣，補腎化瘀之劑：黨參 25 克，焦白朮 15 克，焦山楂 15 克，莪朮 10 克，內金 10 克（打末），製附子 10 克，雲苓 20 克，豬苓 15 克，鹿角膠 15 克（另燉，兌服），炙甘草 12 克，大棗 10 個，生薑 5 片。水煎

服，10劑。

（3）炙鱉甲、炙土鱉蟲、田三七、炮山甲，研粉，瓶貯。每次 3～5 克，每日 2 次，溫開水送服。

除中藥湯劑在治療時稍有增減外，餘方未變，治療 20 日後，腫塊縮小 1/3，共治療 3 個多月而癒。

本文所述治療的脾臟腫大，多係因瘧疾久治不癒而引起的，即中醫所說的瘧母。對於此症《醫宗金鑑》有鱉甲煎丸一方。鱉甲煎丸用藥 23 味，方中之鼠婦、蜣螂已不易購到，且該方加工製作亦較麻煩。

筆者在治療脾臟腫大時，常在補氣化瘀諸藥中重用鱉甲 30～50 克（打末），煎濃汁飲服，再配合消腫定痛膏外貼，絕大多數患者都能治癒。或用炙鱉甲、土鱉蟲、田三七、炮山甲諸品，研散服用，對於初期的脾臟腫大或肝臟腫大，僅服此散亦能收到甚為理想的治療效果。

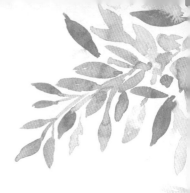

第二篇——

婦科篇

一　急性乳腺炎

急性乳腺炎中醫稱之為乳癰，又名吹乳、妒乳、吹奶。其病因係肝氣鬱結、胃熱壅滯而成。發病之初乳房脹痛，出現硬結，致使乳腺淤塞，乳汁流出不暢，愈瘀愈結，形成腫塊，焮紅腫痛，常伴有發熱惡寒，若不及時治療便會釀膿破潰，癒合較難。

筆者在 1981 年至 1983 年開辦腫瘤診所時，接治的乳癰患者甚多。今將療法方藥介紹一下，以供選用。

1. **鹿角二皮湯**：鹿角片 15～20 克，陳皮 15 克，青皮 15 克，煎湯約 500 毫升，分 2 次稍熱時服下，若是溫熱天氣喝後多喝點溫開水即可出熱；若是秋冬季節或當時氣候比較寒涼，服藥前先準備好生薑大蔥湯適量，服藥之後慢慢呷服所備之湯以期出小汗。常常一服即效，少則 1 劑，多則 3 劑便可痊癒。

2. 鹿角片 10 克（打碎，以粉最好），煎煮 60 分鐘，得藥 250 毫升，待溫時一次服下，過 30 分鐘再用帶鬚蔥白 7～10 公分長者 5 支，洗淨切段，煎開 2 分鐘，得蔥白湯一碗，趁溫服下，取汗。往往一次即癒。若不癒者亦必減輕許多，可再服鹿角片湯一次，不必再汗。此方甚為有效，即使紅腫熱痛兩三天者亦能藥到病除。

3. 鹿角片往往藥店不備，特別是在農村一時更難找到，可用川楝子炒黃打碎，加陳皮、青皮煎水服亦有良

效。

4. 野菊花 30～70 克，煎湯分 2 次溫服，初起剛剛紅腫者，1～2 劑即可消腫止痛而癒。

5. 蒲公英以鮮品為尚，農村到處多有，挖來洗淨，拿出一些煎水喝，另一半弄成膏樣，用袋裝成扁形，放在乳房腫處濕敷。

6. 川楝子（鍛成黃褐色，以酥脆為宜）研成粉，每次 6～10 克，溫開水或黃酒送服，每日 3 次，一般 1～3 天即愈。

7. 陳皮切碎放鍋內小火焙熟，研粉，大蔥白煮水送服。

8. 朴硝、冰片（10：1），共研粉，以 60%～70%酒精調成膏狀，瓶裝備用。用時根據患處大小，做一雙層的、大於患處的紗布袋，裝入藥膏，縫合開口，敷於患處，以濕潤不致流水為度，1～2 日亦可消腫止痛而癒。

9. **瓜蔞牛蒡湯**：瓜蔞仁、牛蒡子、花粉、黃芩、梔子、連翹、銀花各 15 克，皂角刺 10 克，青皮、陳皮、柴胡、甘草各 6 克，水煎，分 2 次服。

10. 生半夏 10 克，冰片 2 克，砂仁 10 克。共研極細粉，瓶裝，備用。用薄白布包藥粉，大小以可塞入鼻孔為宜，右側乳痛塞左鼻孔，左側乳腫塞右鼻孔，塞三四個小時，可取出休息半個小時，不去亦可，但每日夜要更換新藥 3 次。並可用 70%酒精調上藥，不時塗抹患處，則療效更好。

凡乳癰症，如大便多日乾結者，可用生大黃 15～20

克或決明子 30 克，煎湯服，大便通利，則消腫迅速，否則收效緩慢。

11. 會針灸者可在小指甲指根部外側 2 毫米處少商穴點刺放血，亦有效果。

治療急性乳腺炎方法甚多，筆者根據患者的情況，用上述幾方治癒了很多急性乳腺炎病症。

筆者經驗，以上幾方以鹿角二皮湯療效較好，可謂效如桴鼓。如係中醫門診部可備此品，加工方法，將粗砂放鐵鍋內炒燙投入鹿角片不停地翻動，待片成焦糊色時，篩去砂子，投入食醋內片刻撈出曬乾或烘焙乾，用時打碎備用。

鹿角是一味行血消瘀止痛的佳品，對多種癰疽腫毒及筋骨疼痛均有良效。筆者在《名老中醫張顯臣 50 年中藥應用經驗》一書中把它編成歌訣方便記憶使用：

鹿角行血更消腫，惡瘡腫毒去無影，

筋骨疼痛乳腺炎，虛勞內傷用須省，

妊娠下血腰脊痛，胎死腹中下之猛，

骨虛勞極產後暈，重舌流涎與骨鯁。

筆者在治療風寒濕痺、頸肩腰腿痛、內外瘀痛、惡瘡腫毒時常在辨證處方時加入此味，多可取得滿意的治療效果。

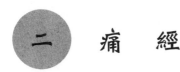

二　痛　經

痛經又稱經來腹痛、經行腹痛，是行經婦女的一種常見病。臨床表現為每次經來之前一兩天或行經期間或月經淨後一兩天之內，發生少腹部疼痛、腰痛或胯內痛，有的疼痛劇烈，難以忍受，大汗淋漓，可見面色蒼白，四肢厥冷，甚至虛脫，伴有噁心、嘔吐、腹瀉、頭暈、乏力等不適症狀。

西醫分為原發性和繼發性痛經。

中醫根據臨床症狀一般分為氣滯痛經、氣血虧虛痛經、血瘀痛經和寒濕痛經、肝腎虧虛痛經等 5 種證型。茲分述論治於下。

（一）氣滯痛經

本證型多在經來之前幾天或經期，下腹部脹痛，以脹為主，拒按，經色暗紅或夾有瘀塊。多因情志不暢，衝任氣滯而致血行不暢。治宜行氣止痛，活絡通經。方用「行氣理沖湯」。

【處方】

當歸 15 克，白芍 15 克，川芎 15 克，玄胡 10 克，烏藥 15 克，莪朮 10 克，炒香附子 10 克。

水煎服。於行經前 3～5 日，服至經來，連服 2～3 個週期。

身體虛弱者加黃耆、黨參，以增強補正氣、化瘀滯之力。

（二）氣血虧虛痛經

本證型多在經淨之後 1～3 日左右，少腹隱痛或疼痛較劇，少腹部感覺空虛發涼，喜溫喜按。多因飲食不香，身體虛弱，以致經後氣血更虛，胞脈失養而痛。治以補氣養血。方用八珍湯加阿膠、炮薑、炒香附等。

每次月經來之前兩三天開始服，每日 1 劑，服至經淨，連服 2～3 個週期，可以根治。

（三）瘀血痛經

本證型多見經來之前兩三日或在經期內，少腹刺痛，拒按，經血量少，夾有瘀塊，瘀塊下來後，疼痛即減輕或消失。多係瘀血內阻，血滯衝任，胞脈受阻，下行不暢所致。治宜活血化瘀，理氣止痛。

方用四物湯加五靈脂、紅花、三棱、香附子等。少腹惡冷加艾葉、肉桂、仙茅等。

每次月經前幾天開始服用，服至經來，當次經期疼痛即可減輕或消失，服 2～3 個週期便可痊癒。

（四）寒濕凝滯痛經

本證型多見經來之前幾日或經期，少腹冷痛或劇痛如絞，面色蒼白，四肢厥冷，得熱痛減，經血紫暗，夾有瘀塊。係寒濕之邪傷及衝任，血被寒凝，胞宮阻滯，血行不

暢所致。治以溫經散寒，活血止痛。

方用《婦人良方》溫經湯：當歸、川芎、白芍、肉桂、莪朮、丹皮、人參、牛膝、甘草。

不論經前、經期或經後，均可每月服 15～20 劑，即可痊癒。

（五）肝腎虧虛痛經

本證型平時多見頭暈耳鳴，腰痠膝軟，少腹部脹痛綿綿，或刺痛，喜溫喜按，經血量少，色淡紅或如黑豆汁水。多因房事不節，或分娩過多，或刮宮流產過頻，身體虛弱，或有骨蒸低熱等症狀。治宜滋肝補腎，補氣益精。

方用六味地黃丸加生黃耆、鹿角膠、龜板、香附子、玄胡等。

不論經前、經後或經期，均可服之，每月服 20 劑左右，一般 1～2 個月即可痊癒。

茲舉數例如下：

例 1　李某，34 歲，深圳市賽格集團公司幹部，1992 年 12 月求治。患者身體較胖，飲食正常，月經週期正常，唯經來前 3 天少腹部開始發脹並隱隱刺痛，至經前一天，則腹痛如絞，面色蒼白，大汗淋漓，常須注射杜冷丁止痛。經來當天下午，疼痛逐漸減輕，經量偏多，並夾有瘀塊，色紫紅。

2 年多來屢用中西藥物治療，只能暫緩，甚以為苦。證為氣滯痛經，隨開給行氣理沖湯。

【處方】

當歸 15 克，白芍 15 克，川芎 15 克，玄胡 15 克，烏藥 15 克，莪朮 10 克，炒香附 10 克。

疼痛劇烈加製乳香 10 克、製沒藥 10 克、生甘草 10 克，又加生黃耆 20 克，以助補氣行氣之力。

囑經來之前一個星期，每日1劑，服至經來第二天。

上方服 7 劑，月經來時除感少腹有輕微的墜脹外，別無不適。連服 2 個週期而癒。1993 年 7 月李某陪親戚來看乳腺增生，自述此後月經正常。

例 2　袁某，40 歲，教師，1994 年 10 月求治。患痛經多年，加重 2 年，經來前一天少腹呈陣發性絞痛，經來一天之後疼痛減輕，經量偏多，夾紫黑色瘀塊，少腹惡冷，如遇天冷或陰雨天氣則症狀加重，飲食喜清淡，不愛油膩，身體消瘦，面色黃白。證屬氣血虧虛，胞中受寒。投以八珍湯加焦山楂、雞內金、肉桂、阿膠。

囑經前 5 日開始服用，連服 6 劑。服後月經再次來潮，除感有微微脹痛外，別無不適，食量增加約 1/4，連服 2 個週期共 12 劑，隨訪至今健康。

例 3　邢某，37 歲，紡織工人，1985 年 6 月求治。26 歲時生一男孩，30 歲時 1 年刮宮 2 次，以後數年，每年均有刮宮之苦。加之家庭關係不睦，本人性格又強，34 歲時經來之時少腹隱隱刺痛，逐漸加重，經血由紅變暗，經量漸少。

近半年頭昏頭痛，飲食減少，腰痠腿軟，經來後低熱倦怠，胸脅脹悶，口苦咽乾。證屬肝腎虧虛，肝失條達，氣血虛弱。開給：熟地、山藥、雲苓、丹皮、山萸肉、澤瀉、龜板、生黃耆、太子參、廣木香、雞內金、生甘草、玄胡。囑隔日 1 劑，煎湯服。

上方服至 7 劑，月經來潮，各種症狀均明顯減輕，共服 20 多劑而癒。1987 年 5 月，與筆者在街上相遇，見其身體壯實。

痛經症臨床表現錯綜複雜，辨證亦較難，採用針灸療法，既簡便，收效又快，或針，或灸，或針灸並用，只視體質之胖瘦，飲食之多少，即可施治。

1. 合陽穴（雙）

在委中穴直下 2 吋處（約 7 公分），兩穴齊針，直刺 6～7 公分，得氣要強，常立即止痛；如有疼痛規律，在痛前一日針刺，連針 2～3 次，每日 1 次，療效最好。少腹惡冷者加灸關元、中極。

2. 十七椎下

在第五腰椎與第一骶椎之間，針入 3～4 公分，旋轉得氣要強，可立即止痛。如係體質虛弱者，得氣後即出針，再用艾條灸 15～30 分鐘，如配合灸中極則療效更佳。

上述兩穴屢試皆效。

三　閉　經

　　閉經又稱經閉，凡女子超過 18 歲月經未來，或雖來過又停止不來超過 3 個月以上者，稱為閉經。前者稱原發性閉經，後者稱繼發性閉經。

　　閉經是婦女的常見病。而妊娠期、哺乳期、絕經期等生理性的停經不屬病態。有個別婦女一生閉經而生育正常，中醫稱為暗經。亦有極個別的婦女一生無經，亦不能孕育，卻無因此而帶來的任何不適和痛苦，亦不能稱為閉經病，只能說是特異體質之人。

　　西醫認為閉經由以下幾種因素所致：

　　1. 下丘腦性閉經：神經精神因素；

　　2. 垂體腫瘤，垂體功能衰竭；

　　3. 卵巢性閉經：性腺不發達，多囊卵巢等；

　　4. 子宮內膜性閉經：子宮沾黏，無子宮，陰道盲端；

　　5. 全身性情況不良：營養不良，消耗性疾病，甲狀腺功能減退等。

　　中醫根據臨床症狀將閉經分為 5 型：血虧閉經、血枯閉經、血滯閉經、腎虛閉經、寒濕凝滯閉經。

　　閉經症的病因雖比較複雜，但從中醫的角度看，總不外乎虛實兩途。

　　虛者表現為：形體瘦弱，食慾不佳，體倦神疲，面色無華，或兩顴紅赤，午後潮熱，骨蒸盜汗，虛汗津津等虛

損不足之象；係因久病體虛，失血過多，或早婚早產，生育過多，或刮宮流產過頻，損傷衝任胞宮，致使氣血虧損，血海空虛，無血可下。

實證閉經，多因寒濕痰瘀，與外邪相搏，結於下焦，阻塞衝任胞宮，閉阻不下。

實者表現為：面色紫暗，下腹疼痛，痛連兩脅，大便秘結，白帶色黃稠黏；或見少腹冷痛，形寒肢冷，偏於濕者兼見少腹墜脹，大便溏薄，下肢浮腫等。

閉經的臨床症狀，往往寒熱錯雜，虛實並見，但虛證為多，實證為少，實者是邪，多因虛致。在治療時不論是補虛或是瀉實，都應輔以通經之品，才能收到預期之效。茲舉病例如下：

例1 江某，教師，40歲，1985年9月求治。1983年1年之內刮宮2次，刮宮之後一度2個月未來月經，治療後月經來潮，量多如崩，7日不淨，經刮宮血止。從此月經閉止一年半，請中西醫治療無效，婦科檢查無其他病變，思想壓力甚重，飲食無味，身體消瘦，面無血色，指甲乾枯，午後潮熱，時出虛汗，行動氣喘，大便3日1次，質稀帶沫。證屬血枯經閉。

遂開給：紅參10克，生黃耆20克，當歸15克，熟地30克，山萸肉10克，龜板膠15克（燉服），鹿角膠15克（燉服），鱉甲25克（打末），雞內金10克，焦山楂20克，炙甘草10克，紅花10克。

每週服5劑。

上方服 10 劑，感覺甚好，飲食增加，午後潮熱消失，大便兩日 1 次，軟而成形。囑上方再服 10 劑，並開給艾條 6 支，囑其灸中極、肚臍和第十七椎下。服至 7 劑，其夫告知，月經來潮，色紅暗，量少，兩日即淨。

待 10 劑中藥服完，三診：自述下腹有空虛感，其他不適去之八九。遂開給鹿角膠、龜板膠、紅花：囑其每日取紅花 10 克，煎湯 100～150 毫升，去渣，用紅花湯燉鹿角膠、龜板膠各 10 克，分 2 次溫服。服至月經來潮，血色紅稍暗，5 日即淨。隨訪 3 個月，行經正常。

例 2 龔某，37 歲，深圳市華強集團職工，1992 年 12 月求治。患者離異 4 年，心理苦悶，月經之量由正常逐漸減少。近 2 年以來，月經或一月一來或三兩月一來，一天數點即無；飲食無味，身體瘦弱，頭暈頭痛。再婚年餘，不能孕育，其夫陪同求治。其夫代述，經常講少腹脹痛，怕冷，就是怕服中藥，更不願針灸，勸慰之後開方。

【**處方**】紅花 15 克，白朮 20 克，三棱 10 克，雞內金 10 克（研粉，分 3 次溫開水送服）。

前 3 味煎湯，日服 2 次。

上方服至 5 劑，月經來潮，下了許多紫暗色瘀塊，3 日即淨。又來時喜笑顏開，但仍頭暈頭痛，四肢無力。

遂開給：生黃耆 25 克，當歸 15 克，升麻 5 克，柴胡 7 克，山萸肉 20 克，甘草 5 克，雞內金 7 克，阿膠 20 克（另燉），砂仁 10 克。

囑每週 5 劑，連服 3 週。1993 年 5 月，其夫來謝，

患者已懷孕，身體尚好。

例 3　呂某，23 歲，1984 年 10 月求治。自述 1984
年 3 月，與男朋友鬧意見，兩人大鬧一場，過了幾天，男
友寄來一信，信中不乏痛罵之語，最後一刀兩斷。呂某回
家後悲痛數日，不食不喝，閉戶不出，正值月經來潮之前
10 日，當月經水即未來潮。因氣憤未解，飲食懶進，身
體日消，一連 3 個月經水不來，其母陪同請中西醫治療 2
個多月，未見效果。

見其面色憔悴，唇白舌淡紫，脈沉數五至。自述腹部
脹痛逐漸加重，兩腿無力，夜間口苦舌乾，惡夢紛紜。知
其為大惱之後，肝氣橫恣，至氣滯血瘀為患，必須化瘀通
經，方能奏效。

遂開給：三棱 10 克，莪朮 10 克，當歸 20 克，紅花
10 克，肉桂 5 克，生黃耆 30 克，懷牛膝 20 克，雞內金
10 克，白芍 15 克，生甘草 5 克。

3 劑，水煎服。意在補氣化瘀，逐瘀通下。囑其服
後，如月經忽來，量多有塊，不必害怕，停藥即可。

上方服 2 劑後，少腹脹痛加劇，而後經來，其色紫
暗，瘀塊甚多；兩日後瘀塊已很少，經色轉紅，腹脹痛亦
止；5 日經淨。其母代述，全身痠軟，無力起床，如起床
行動，則頭暈眼花，但腹中覺飢，並想吃有味食物。知為
血來之後，瘀雖去，而氣血更虧。

再開給：紅參 10 克，生黃耆 30 克，阿膠 20 克（燉
服），砂仁 10 克，陳皮 10 克，山萸肉 15 克，炙甘草 10

克，炮薑5克。

上方服3劑後，即能起床行走，飲食增加甚多；又服5劑，停藥觀察。下月經來，少腹不再疼痛，仍有小瘀塊。

又開給：雞內金50克，白朮100克，太子參100克。共研末，每次3克，日服3次，以善其後。

有些單驗方經臨床驗證，收效甚好，茲介紹數方如下：

1. 三棱、莪朮各等份，研末，每次3～5克，紅糖水送服。

2. 紅花（烘乾）100克，黃色雞內金100克，焦白朮150克，共研末，每次5～7克，日服2～3次，黃酒或糯米甜酒送服。

3. 晚蠶沙（酒炒香）100克，紅花（烘乾）50克，研末，每次5克，每日2～3次，黃酒送服。

4. 五靈脂（酒炒香）、黃色雞內金（烘酥）各等份，每次5克，每日2次。

上列4方對經閉收效均好，如身體消瘦，氣血虧虛者，可用生黃耆、黨參、當歸煎湯送服，多數3～5天即見效果。

四　功能性子宮出血

　　本證屬於中醫的崩漏範疇。西醫認為本病是由於卵巢功能障礙引起的子宮出血症，臨床分為三種類型：

　　1. 無排卵性子宮出血：出血無週期性，閉經後可突然發生，出血量多少不一，時間長短不等，亦可突然大出血（即中醫之崩症），或長期滴瀝不斷（即中醫之漏症），出血量達到一定程度，可造成貧血或休克。多因青春期卵巢發育未成熟或更年期卵巢功能衰退所致。

　　2. 排卵性子宮出血：分黃體萎縮與黃體過早萎縮兩種。前者表現為月經週期正常，出血時間常超過 7 日以上；後者表現月經週期短，或半月一來，或 20 日一來，但有一定的規律性，經期正常，出血量多少不一。

　　3. 月經過多是功能性子宮出血的一種類型，週期正常，經期比正常者多為延長，經量多，可致嚴重貧血。

　　中醫所稱的崩漏是以子宮出血的不同情況來區分的，突然暴下者為崩，喻如山之崩潰故名；淋瀝不斷者為漏，喻如漏壺之滴滴滲漏故名。如崩不止，氣血損耗過多可成為漏症；漏不止，而病勢漸進亦可成崩。出血情況雖異，而病因則同，故將崩漏合稱並論。

　　子宮出血不只是十分危險的，輕者很快出現貧血，重者休克，甚至有生命危險。故應先止其血，血止之後再進行辨證以治其本。

中醫認為子宮出血之症，係衝任不固所致，臨床上分為血熱、氣虛、血瘀和肝腎虧虛等證型，茲分類論述之。

（一）血熱崩漏

本證型多起於素體內熱，過食辛辣，復感熱邪，或惱怒傷肝，氣鬱化火，下擾衝任，致經血妄行。血熱者，陰道突然出血，量多如崩，或淋漓不斷而成漏，經色紫暗或深紅，其質黏稠，口乾思飲，便乾尿赤，舌質紅絳、苔黃燥或無苔，脈多沉數或細數。治宜清熱涼血，止血。方用自擬「清熱固沖湯」治之。

如係肝氣橫恣，鬱而化火者，表現為或崩或漏，經色紅赤，心煩易怒，口苦口澀，腹脅脹痛，脈多弦數。治宜舒肝解鬱，清火止血。方用丹梔逍遙散加減治之。

清熱固沖湯：生地 30 克，白芍 15 克，丹皮 15 克，地榆 15 克，生龍骨 25 克，仙鶴草 15 克，田三七 10 克（打碎塊），烏賊骨 20 克，生甘草 10 克。

出血時間過久，加黃耆、升麻、阿膠。

丹梔逍遙散加味：柴胡、白芍、當歸、白朮、雲苓、丹皮、梔子、甘草、仙鶴草、生赭石（打粉）、生龍骨。

（一）血瘀崩漏

本證多因經期或產後，餘血未盡，感受寒邪或情志內傷，致使衝任失調，瘀血停滯，經下不爽而成。《婦科玉尺》謂：「瘀積久而血崩。」臨床表現為經血時多時少或淋漓不斷。或止一二天而又來，血色紫暗，夾有瘀塊，少

腹脹痛。治宜理氣化瘀。方用自擬「**化瘀調沖湯**」。

【**處方**】當歸 15 克，川芎 15 克，赤芍 15 克，熟地 30 克，黃芩炭 12 克，茜草炭 10 克，田三七 10 克，山藥 30 克，山萸肉 15 克。

受寒邪侵襲，少腹惡冷加肉桂、炮薑；脅腹脹痛加玄胡、川楝子；氣血明顯虛弱者加黃耆、阿膠。

（三）氣虛崩漏

本證多因身體素虧，憂思傷脾，或產育過多，以致中氣虛而下陷，衝任失固所致。症見經血量多，或淋瀝不盡，色淡紅，質清稀，神疲氣短，面色黃白，舌胖淡，脈多虛大，寸弱明顯。

治宜昇陽舉陷，補脾益氣。方用升陷湯加鹿角膠、烏賊骨，或補中益氣湯加鹿角霜、鍛龍骨、鍛牡蠣。

（四）肝腎陰虛崩漏

本證係由先天不足，或生育過多，或刮宮流產過多，致衝任及胞宮受損，固攝失司所致。症見陰道出血時多時少，歷久不斷，頭暈耳鳴，腰痠腿軟，面色黃白，兩顴紅赤，骨蒸盜汗，五心煩熱，舌紅無苔，脈多沉數或弦數。

治宜滋補肝腎，斂血固衝，方用六味地黃丸加五味子、龜板、田三七等。本證之崩漏，筆者擬有「三膠固沖膏」一方，療效甚著，對其他三型之崩漏亦有良效。

三膠固沖膏：鹿角膠、阿膠、龜板膠、田三七、紅糖。

【製法】先將田三七研成細粉，再把三膠放入瓷缸中加水浸泡至軟化，用筷攪勻，放爐上邊加熱邊攪動，以防糊底，煮沸後加入紅糖和三七粉，充分攪勻，即成。

【服法】每取一湯匙，開水沖化，乘溫服下，日服2～3次。

月經過多之症，方藥甚多，茲擇錄臨床驗之有效而又易於配製之方如下：

1. 地錦草、仙鶴草、地榆炭各 10～15 克，水煎，分2次溫服。

2. 貫眾（醋浸炒炭）、地榆炭各 10～15 克，水煎服。

3. 香附子（炒黑）、棉花子（炒炭）等份為末，黃酒送服，或米湯送服，每次 6 克，日 2 次。

4. 鹿角霜、烏賊骨（炒黃）等份為末，每次 5～7克，日服 2～3 次。

5. 荊芥炭、五倍子（炒）各 10 克，水煎服。

6. 當歸 30 克，艾葉 30 克，荊芥穗（炒黑）90 克，升麻 15 克。上為細末，每次 10 克，用童便調服。此方出自《丹台玉案》。1984 年秋，筆者在湖北襄樊門診，用此方治癒月經過多症多人，效果甚好。不願用童便者，用紅糖水送亦可，但效果不如童便好。

針灸對崩漏症具有簡、便、廉、驗之優點，茲介紹如下：

1. 隱白

在足大趾甲根內側約 0.3 公分處，用艾條 2 支，一齊

點燃，灸至皮膚發紅，熱透至骨，每次 30 分鐘，往往灸到即效，每日 2～3 次，3～5 日即可痊癒。

2. 大敦

在足大趾甲根外側約 0.3 公分處，與隱白穴相對，灸法同隱白穴。

如能在這兩個穴位分別施麥粒灸，則有立即止血之效。取麥粒大的艾絨置於穴位上，用香火點燃，連灸 2～3 炷，如有水泡，用消毒針穿破，不穿亦可。或用香火對準穴位，如小雞吃米一樣。速點速起，同樣有效。

3. 關元、中極

關元在臍下 10 公分處，中極在關元下 3 公分。用生薑汁和麥麵，做成 7 公分長、5 公分寬、0.2 公分厚的麵片，剪一塊大於麵片周圍約 2 公分的白棉布，墊於麵片下，便於拿起去艾灰，然後置於兩穴之上，放艾絨於麵片上點燃，燃完一壯，再換一壯，一定要感到熱氣透達到少腹深處。每日 2 次，往往灸後即效。灸法宜於虛寒證者，實熱證不宜。

帶下病是婦科最常見的一種疾病，但在很多情況下，是一種正常的生理現象，只能稱之為白帶。

帶下是婦女陰道中流出的一種色白質稀的黏液，因綿綿如帶故名。白帶來源於陰道黏膜的滲出物和盆腔腺體及子宮內膜的分泌物，對陰道和外生殖器起著濕潤的作用，是正常現象。

凡稱為帶下病者，是指帶下超過正常之量，顏色有所改變，其氣味亦腥臭難聞。中醫有白帶、黃帶、赤帶、綠帶、黑帶之分。

應當說白帶只是一種症狀表現，許多子宮、卵巢、輸卵管、盆腔等臟器的疾病，如子宮內膜炎、子宮頸炎、滴蟲性陰道炎、黴菌性陰道炎、盆腔炎、輸卵管炎等疾病都有白帶增多的現象。

帶下一詞首見於《素問・骨空論》：「任脈為病，男子內結七疝，女子帶下瘕聚。」

《醫宗金鑑・婦科心法要訣・帶下門》對帶下病的病因、症狀及治法，論述較為詳細，可資臨床參考。其謂：「帶下者，由於勞傷衝任，風邪客於胞中，血受其邪，隨人臟器濕熱、濕寒所化。故色青者屬肝，為風濕；色赤屬心，為熱濕；色黃屬脾，為虛濕；色白屬肺，為清濕；色黑屬腎，為寒濕也。其從補、從瀉、從燥、從澀、從寒、

從溫，則隨證治之。更審其帶久淋瀝之物，或臭或腥穢，乃敗血所化，是胞中病也；若是瘡膿，則非瘀血所化，是內癰膿也。若如米泔，係尿竅不利，乃膀胱白濁病也；若尿竅通利，從精竅出，或如膠黏，乃胞中白淫病也。」

茲根據臨床表現，分型論述於下：

1. 濕寒帶下

多因早婚早育，分娩過多，胞宮受損，腎陽虛衰，寒濕下注，任帶二脈受損所致。症見帶下清稀，量多，綿綿不斷，面色晦暗，腰痛如折，少腹發涼，小便清長，大便溏薄，舌淡胖，苔薄白，脈遲沉細。治宜補腎祛濕，溫暖下焦，方用自擬「**溫腎止帶湯**」。

【**處方**】鹿角霜 30 克（打末），製附子 12 克，烏賊骨 20 克（鍛），炒山藥 30 克，製蒼朮 12 克，黃柏 12 克（薑汁拌炒黑），炙甘草 6 克，川斷（酒炒）15 克。水煎服。帶下久而氣虛者加生黃耆、炒升麻。

2. 濕熱帶下

多因肝氣鬱結，脾受濕困，鬱而化熱，流注下焦，損傷衝任胞脈，帶脈失約所致。症見帶下綿綿，黃白相間或赤白相雜，質黏氣臭，胸脅脹痛。

治宜清肝利濕，解毒止帶，方用龍膽瀉肝湯加炒黃柏、蒼朮、烏賊骨等。

3. 濕毒帶下

多因經期產後，胞脈虛損，濕毒穢濁之邪乘虛內襲，致使任帶二脈失於調攝。症見帶下色如米泔，或黃綠相雜，或五色相混，氣味臭穢，陰部癢痛，或發熱腹痛，小

便色黃，舌苔多厚膩，脈多滑數。

治宜清熱解毒，除濕止帶，方用自擬「**袪濕完帶湯**」。

【**處方**】黃柏（薑汁拌炒黑）、蒼朮、蛇床子、車前子、金銀花、土茯苓、澤瀉、土牛膝、防風、烏賊骨、炙甘草、山藥。水煎服。

氣血虛弱者可加黃耆、當歸、鹿角膠。

4. 脾虛帶下

多因脾氣虛弱，健運失司，濕邪下注，傷及衝任帶脈。症見白帶量多，或黃白相間，如唾如涕，綿綿而下，面色黃白，飲食無味，神疲體倦，大便多溏薄不實，或下肢浮腫，舌質多胖淡帶齒痕，脈沉細。治宜益氣健脾，袪濕止帶。

方用自擬「**益氣完帶湯**」。

【**處方**】升麻、柴胡、人參、蒼朮、雲苓、鹿角膠、山藥、黃柏、川斷、炙甘草、澤瀉。

筆者在臨證中體驗到黃柏、蒼朮兩藥具有很好的解毒、袪濕、止帶的功效，兩藥相伍名為二妙散。兩藥均能燥濕止帶，凡遇濕熱證用黃柏，用薑汁拌炒至黑色，功效顯著。凡帶下皆因濕，故在配方時均加此兩味。不過要根據症情，在用量上要有所化裁。

帶下證的治療方藥，可謂是百藥千方，茲將筆者臨床中常用之單驗方和針灸方介紹於後。

1. 治白帶量多如涕，氣腥臭：自擬「三花散」，用白木槿花、白雞冠花、白扁豆花，均陰乾，搗研成末。每次

6 克，日服 2～3 次。

2. 帶下如米泔，量多，腥臭：白果仁（曬乾微烘）、艾葉（醋浸炒焦存性）、黃柏（薑汁拌炒黑）各等份為末。每次 6 克，黃酒送服。

3. 赤白帶下：紫葵花（陰乾）、黃葵花（陰乾）、雞冠花（紅、白各半，陰乾）各等份，研末。每次 3～6 克。每日 2～3 次，溫開水送服。

4. 赤白帶下：田三七（大個者佳）、黃柏各等份，研末。每次 3 克，每日 2～3 次，溫開水送服，黃酒送服尤妙。

5. 鹿角霜、烏賊骨各等分，研粉。每次 5 克，每日 3 次。溫開水送服。

針灸對各種原因引起的帶下症均有良效，或針，或灸，或針灸並用，可因人而異。

1. 針三陰交，灸隱白

先直刺三陰交（雙），得氣後提針至皮下，呈 30 度角向上刺，針感最好能達到兩大腿內側；後提針至皮下，向下刺，針感達到兩足內踝，留針。艾條 2 支點燃後灸雙隱白，灸至熱氣深達筋骨，一般需 20 分鐘。每日針 1 次，灸 2 次，多數 1 次見效，5～7 次可癒。

2. 關元、中極

此兩穴可先針後灸或灸而不針。針後灸之收效尤佳。

【針法】先針中極，直刺得氣後，留針；再針關元，先直刺得氣後，提針至皮下，然後向下斜刺，使針尖至中極之下，兩手拇食指各攝一針柄，同時旋針。

注意，如關元針柄向右旋，中極則向左旋，旋針 3～5 次；然後，關元針柄向左旋，中極則向右旋 3～5 次，即可出針。再用艾條兩支點燃，兩手各拿一支，灸關元、中極。

　　對於帶下病（其他病亦然）用針灸治療，是針、是灸或針而加灸，不是沒有區別的。一般說，實熱徵象明顯、體質較好的患者能接受針刺，只針即可；寒濕和虛證明顯，體質較差者宜於灸；虛實寒熱錯雜，體質一般，可針灸並用。

　　灸法完全可以交給患者或家屬去做。如一時買不到藥艾條，又打不到艾葉者，可用衛生香紮成直徑 3 公分左右的小把子，點燃施灸，穴位上要蓋一紙片，以防香灰燙傷皮膚；或用香菸 3～7 支，點燃後放在一起，亦可施灸。對足趾甲旁之穴位，1 支香菸即可。

六　陰癢症治

　　陰癢症不論是舊社會還是現在都是婦科一種常見病、多發病。這種病發生原因多為濕熱下注前後陰部,濕熱薰蒸生蟲所致,與衛生條件差或不講衛生有很大的關係。

　　西醫認為係真菌感染或滴蟲等為病。很多女性患者得了這種病大多隱忍不講,特別是農村女性居多。今列出幾個治療方法以供選用。

　　1. 苦參 20 克,蛇床子 30 克。

　　2. 龍膽草 30 克,艾葉 30 克,蛇床子 20 克。

　　3. 黃柏 30 克,黃連 15 克,蛇床子適量。

　　4. 苦楝樹葉、烏柏樹葉、荊芥各適量。

　　以上幾方所選藥物多係具有清熱燥濕、殺蟲(滅菌)解毒、止癢消腫之品,並且很多所用之品都是農村地頭隨處可見者,如艾葉、蛇床子、烏柏樹、苦楝樹等,任選一方,加水適量,煎熬 15 至 20 分鐘,過濾入盆內,再入食鹽、白醋,癢甚難忍浸濕滲液者可加花椒、白礬。待溫而不燙時坐浴,每天 1～2 次。多可當即生效,癢感減輕,10～15 天多可治癒。

　　如陰道發炎作癢,白帶綿綿,異味難聞,可加服龍膽瀉肝丸,設法在坐浴時用藥汁沖洗陰道。但要想不再復發,每天大便之後一定要用溫水洗淨整個下部,夜晚睡前更要清洗,否則仍有復發的可能。

記得 1966 年 3 月，筆者分配到安徽省潁上縣交崗湖農場第三隊，該隊有四五百人，其中成年女性也有一百多位。夏季的一天晚飯之後，該隊有個社員王某與其妻小劉 30 來歲，兩人愛說愛笑，到我的住室閒聊。東拉西扯之間說到隊長的妻子下邊癢癢，十分難受，場部衛生院治療很長時間也沒效果。其實小劉本人也是此症，自己不好明說，只是借他人之名說出而已。

　　其夫當即便指著小劉：「別說人家了，你不也是，3 年了天天叫喚。」我隨口說，明天我給你想想辦法。

　　三隊西邊、北邊都有苦楝葉和烏柏樹，且正值枝葉茂盛時，蛇床子到處都是。第二天我採了一些，用刀剁碎，又抓了一點花椒，交給小王並教其用法。第二天晚飯後夫妻兩人同隊長的夫人等五六個女士到我的住室，七嘴八舌問我給小劉的是什麼東西，小劉用了當晚就見效。

　　我如實說出了以上幾物，並詳細交代了加工方法及注意事項、使用方法。

　　過了一段時間，該隊有不少女士用我交代的方法治癒了其難言之疾。

七　子宮脫垂

　　子宮脫垂，中醫稱為陰挺、陰頹、陰脫、陰痔或子腸不收，係子宮沿陰道下降低於正常位置的一種病症。臨床上根據脫下的程度分為三度：I度（輕度），子宮頸距陰道口不足4公分；II度（中度），子宮脫出陰道口外，但未完全脫出；III度（重度），整個子宮脫出陰道口。

　　本病的發生原因，係身體虛弱，分娩時難產，用力過猛損傷胞絡，或產後參加勞動過早，致使腎氣虧損，氣虛下陷所致。

　　《婦人大全良方》謂：「婦人陰挺下脫，或因胞絡損傷，或因子臟虛冷，或因分娩用力所致。」本病開始，用力過大，站立過久，咳嗽，或用力大便等，子宮即會從陰道內向下脫垂或脫出陰道口，平臥休息後往往可自動回覆。如不注意休息和自我保護調節，不加緊治療，致使症狀逐漸加重，子宮體大部或全部脫出陰道口外而不能恢復。如子宮頸或宮體長期暴露在外，得不到津液和陰血的濡養滋潤，再受到內褲的摩擦，表面就會發生糜爛或者感染潰瘍。

　　本病嚴重者，還會伴發陰道前壁膨出（膀胱膨出）與陰道後壁膨出（直腸膨出），引起小便瀦留，或尿失禁，或者大便困難等等一系列的症狀。本病一般無須手術治療，中醫中藥和針灸對本病有著十分確切的療效，絕大部

分都能得到徹底的治癒。

茲將臨床中筆者常用的方藥和療法介紹於下。

（一）內服方

1. 自擬「舉陷固脫湯」

生黃耆 50～100 克，炒枳殼 30～60 克，升麻 10～15 克，桔梗 10～15 克，柴胡 10～15 克，大紅棗 10 個，生薑 3 片。

水煎服。輕者可適當減量，中度者取前量，重度者取後量。有熱者加生地；白帶色黃量多，加黃柏、蒼朮；小便黃，大便秘結，加生白芍 30～35 克，生甘草 15～20 克，以養血滋陰，1～3 劑大便即順暢，不可用瀉下藥。

2. 自擬「升麻牡蠣湯」

主治子宮脫垂、脫肛，用升麻 10～15 克，生牡蠣 15～30 克，炒枳殼 30～60 克。加減法同 1 方。

（二）外用方

1. 蛇床子 100 克，烏梅 50 克，煎湯，坐浴。

2. 枳實 100 克，艾葉 100 克，煎湯，坐浴。

3. 帶鬚大蔥白 100 克，艾葉 50 克，荊芥穗 50 克，水煎，坐浴。

4. 子宮脫出，糜爛，歷久不收：老鱉頭數個，放入瓦罐內，鹽水和黃泥封固，木炭火上鍛枯，待冷取出，研細粉，真麻油調塗，以消毒紗布兜住。或用豬板油 15 克，藜蘆末 15 克，調成膏塗搽患處。

茲列舉病例如下：

例 1 曾某，40 歲，患子宮脫垂 II 度，已 3 年，1984 年 9 月求治。身體素來較差，生 3 胎。1981 年 8 月，有人送來一隻公雞，不慎跑掉，為追趕逮雞跑了大約半個小時，累得氣喘吁吁，大汗淋漓。第二天下午，陰道口就有一物脫下，夜間回復，起床不久又脫出，去醫院檢查，診為子宮脫垂 II 度，後經治療休息而癒。

1982 年春節過後，月經剛淨 4 天，與人生氣打架後，子宮脫出 2/3，治療數月，未能痊癒。後又與人生氣，而全部脫出，終日以布兜托提。因時日過久，子宮頸周圍有糜爛。

開給自擬「舉陷固脫湯」，並教其丈夫鍛鱉頭之法而去病。過了大約 3 個月，曾某陪同其表妹亦來求治子宮脫垂，自述內服、外用治療將近一個月，子宮不再脫出，用力幹活亦無妨礙。

例 2 姜某，52 歲，患重度子宮脫垂已半年，1981 年秋求治。每日用布兜托提，家務活頗重，必須自己去幹。患者氣色尚好、飲食正常，自述輕度下垂已數年，回憶係刮宮之後而得，因家中經濟困難求用單方治療。

交代其方法如下：①每日用帶鬚大蔥白 10 公分左右長 10 支，艾葉 50 克，煎水薰洗坐浴。②灸百會、神闕（肚臍）：用生薑片蓋在百會穴上，令他人持艾條施灸，灸至頂部感到熱氣內達。神闕穴灸法同百會。每日灸 1～2 次。自治 2 個多月而癒，隨訪 3 年正常。

八　缺　乳

　　嬰兒出生後到 1 週歲斷奶，以吸食母乳為最好最善的育養方式方法，乳母餵養嬰兒健康絕對勝於任何牛奶製品，這是人們都知道的普通常識。但有不少產婦，生產後乳汁甚少，有的點滴皆無。

　　其原因不外乎產後失血過多而氣血虧虛，或身體肥胖而濕痰瘀於乳絡，或因瘀血留滯氣脈壅塞，或因其他精神因素如悲傷生氣而肝氣鬱結等。

　　氣血虧虛乳汁少證，治以黃耆四物湯加王不留行、木通或通草，以豬前蹄煮湯代水煎藥溫服。

　　肥胖濕痰型，以二陳湯加漏蘆、王不留行、木通、炒殭蠶治之。

　　瘀血流滯，氣脈壅塞，用湧泉散加減即白丁香、王不留、花粉、漏蘆、殭蠶、豬蹄煎湯熬服。

　　肝氣鬱滯，以逍遙散加漏蘆、王不留行、通草。

　　以上三方均可配服炮山甲粉每次 3～5 克沖服。多可投藥即效。

　　介紹幾個催乳驗方：

　　1. 草魚頭 1 個，漏蘆 30 克，通草 30 克，加上喜歡吃的佐料，隨意吃肉喝湯。

　　2. 豬蹄 2 個，通草 30 克，王不留行 30～50 克，酒炒殭蠶 30 克，加佐料食用。

3. 王不留行（炒開花）、炮山甲各等份，共打細粉，每次 10 克，放茶杯內加溫開水攪拌均勻服，每日 2 次。

4. 針灸，取膻中穴用 0.45×75mm 的針平刺向雙側乳房底部，有強烈的針感後出針。針雙足之內庭、太衝，同時揉乳房，先順時針後逆時針，手法邊揉邊用五指輕輕捏按。此法效果頗佳。

九　不孕症

（一）肥胖不孕

例　姜某，女，32 歲，深圳市人，1993 年 4 月求治。患者身體肥胖，月經週期正常，經量不多，飲食、二便正常，懶動嗜臥，結婚 6 年未孕。經婦科檢查無異常。吃過中西藥，但無效。身高 158 公分，重 65 公斤，脈沉滑，舌淡苔白。筆者從未遇見該類病例，告知三日後再來。

筆者反覆背誦《醫宗金鑑・婦科心法要訣》之「婦人不孕之故」：「不子之故傷任衝，不調帶下經漏崩，或因積血胞寒熱，痰飲脂膜病子宮。」四句歌訣，僅僅 28 字，卻能提綱挈領、簡明扼要地把不孕之病因全部開列出來，該例應屬痰飲脂膜凝於子宮衝任，但如何用藥，書中未有明確提示。後又查閱《傅青主女科》關於「肥胖不孕」的論述及相關治法，結合本例處方如下：生黃耆、黨參、雲苓、白朮、陳皮、法半夏、焦檳榔、防己、炒杜仲、焦山楂、生甘草。

數日後而來，開給事先設定的處方，告知煎服方法，忌油膩，多素食，多運動。

患者服完 10 劑來述，無任何不適，矢氣多，大便日 2 次，自感精力好轉。繼上方又開給 15 劑，服到 12 劑月

經來潮，下了許多紫色瘀塊，並夾一些黏液之物。

　　大約過了 2 個月，夫婦前來致謝，已經懷孕了！

（二）宮寒不孕

　　例　林某，女，28 歲，東莞市東城區人，2005 年 10 月 13 日其夫陪同求治。患者體質尚可，飲食、二便正常。自敘從 14 歲月經來就腹痛難忍，經來量少，夾有瘀塊，23 歲結婚，婚後痛經未減。

　　經婦科檢查診為原發性痛經，常在來經時服鎮痛之劑，服了 1 年多的雌激素，也吃過不少中藥，但收效不理想。因不能受孕，公婆有意見，而夫妻關係甚好。問知少腹特別怕涼，經期尚準，經來前兩三日開始少腹疼痛，由輕至重，每月像過關一樣，經後一如常人。此次月經已淨 15 天。脈沉弦，舌淡潤。證係寒氣凝於胞宮，氣滯血瘀，寒則收引，故經行不暢而致疼痛，係宮寒不孕，法當溫經散寒。

　　【處方】酒當歸、酒白芍、川芎、肉桂、製附片、炒香附、酒炒五靈脂、玄胡。12 劑。囑藥煎 2 次，合併藥汁，加紅糖兩湯匙，服溫。

　　2005 年 11 月 20 日二珍。上方服後月經來潮，腹痛大為減輕，下紫黑血塊甚多，10 日方淨。但覺精神欠佳，腰瘦沉。知下血過多所致，又開給補氣養血、溫經化瘀之方：生黃耆、黨參、酒當歸、酒白芍、川芎、熟地、醋香附、肉桂、烏藥、炒小茴、炙甘草、阿膠，10 劑，紅糖為引。囑經後 15～18 天開始服。

2006 年元月，其夫電話告知查已懷孕。

（三）氣血虧虛不孕

例 李某，女，28 歲，大連市人，2012 年 11 月 26 日經人介紹專程來北京求治。結婚 3 年餘從未受孕，自述 2009 年 11 月發現小便色紅，查有血尿，當時正值感冒發熱 38℃多，經住院吊水治療，小便色紅消失，尿檢仍有隱血。目前小便頻數，量少渾濁，有浮油樣物，腰痠沉，早晨兩眼乾澀，有眵如糊狀，咽乾，痰黃稠，月經量少色暗有瘀塊。

長期低熱，37.5℃，血壓偏低，身體十分睏乏，四肢沉重，怕風惡冷，面色萎黃，體瘦神疲，脈沉細，雙寸尤弱，舌淡。證屬氣陰兩虧，脾腎陽虛。

【處方】補中益氣湯加減治之：升麻、柴胡、生黃耆、焦白朮、製附片、當歸、紅參、白茅根、仙鶴草、炒杜仲、玉竹、龜板、生甘草，棗、薑引。15 劑，每劑 2 袋，由醫院代煎。

2011 年 12 月 15 日二診。尿頻、咽乾、目眵、目澀均消失，飲食增加，精力好轉，小便化驗紅細胞（＋），上方去附片，白茅根、仙鶴草加量，加車前子，餘不變。20 劑，醫院代煎，每劑 3 袋。

2012 年 2 月 12 日發來訊息，上方服後一切均好，只是咽部輕度發炎，咽部微乾，大便燥，別無不適。隨以短信發方：車前子、玄參、荊界穗，煎水代茶。

上方吃了 3 天，來電告知上述症狀全無，囑再服 2

劑。

2012 年 3 月 20 日發來感謝訊息說已懷孕！2012 年 11 月 7 日順生一男，3.3 公斤，目前母子健康。

該例屬氣血兩虛之不孕，故用補中益氣湯加味治之有放。

（四）脾腎陽虛不孕

例 王某，30 歲，大連人，係上例李女士之友，移居愛爾蘭，2012 年 4 月 28 日經李女士介紹到北京求治。自述全身乏力，尿頻，尿急，有時控制不住即滴濕內褲，少腹發涼，四肢特怕冷，飲食、大便正常。結婚多年從未受過孕，月經 40 天左右一次，量少，來前左乳脹痛拒按。脈沉細四至，舌淡。

該例，脈證合參，屬脾腎陽虛，亦用補中益氣湯加減治之：生黃耆、當歸、焦白朮、紅參、青皮、巴戟天、紫石英、炙甘草，棗、薑引，15 劑。醫院代煎，每劑 2 袋。

2012 年 5 月 30 日二診。上方服後療效甚好，因回愛爾蘭帶回上方 20 劑。

2012 年 8 月 10 日其姐姐發來短信：張老您好，我是王某的姐姐，大連的。我妹妹是您的患者，大連人，現居愛爾蘭，五六年不孕，吃了您的中藥現已懷孕了，我們全家向您表示感謝！後聽上例李某說，王某生一男孩，重 4.4 公斤。

十　產後高熱及他症

　　茲將筆者之摯友趙忠禮先生（住安徽蚌埠江北機械廠家屬院）的一段記錄按原文抄錄於下：

　　「2004 年 8 月，我女兒趙山紅住院分娩，剖宮產後，落下了 3 個病：

　　1. 發熱不退，體溫在 38.5℃～39℃之間，輸液（用藥不詳）10 多天，體溫始終不退，無奈自願出院。出院後電告在京的顯臣兄，顯臣兄賜方：

　　熟地 30 克，當歸 30 克，炒白芍 30 克，川芎 15 克，炮薑 10 克。2 劑而癒。

　　2. 發熱問題解決以後，每天大汗不止的矛盾顯現出來，發熱大汗，奶水極少，顯臣兄賜方：

　　生黃耆 30 克，生白朮 25 克，防風 15 克，山萸肉 30 克。2 劑而癒。

　　3. 泌尿系炎症，尿頻尿急，顯臣兄賜方：

　　生地 30 克，川木通 15 克，淡竹葉 15 克，生甘草 10 克。1 劑而癒。

　　趙先生酷愛中醫，常給親戚友鄰或用針灸或出個小方治病，在當地小有名氣，每用一方必有詳細記錄。

說實話，凡是筆者面診者，均會記述病例及用藥用量、療程效果。對於電話說病求方者，在電話中問一下基本情況，覺得可以賜方，即隨口說方並交代好煎服方法，但事後即忘。

　　以上趙先生之事例，是 2013 年 4 月筆者從北京回到蚌埠，與趙先生相會時，敘話之間筆者告其要寫書並列述一些病案時，趙先生於 4 月 10 日把記錄抄送與筆者的，並徵得其同意願以實名記之！在此，筆者十分感謝趙先生為中醫事業而努力的真誠精神！

乳房腫塊

例 1 劉某，女，40 歲，北京紅廟人，1998 年 6 月經人民日報社王女士介紹就診（當時筆者在人民日報社醫院坐診）。

患者自敘，左乳外上限有長形一腫塊，經常隱痛，並牽引至左脅，不能向左側臥，夜間疼痛明顯，常常失眠，月經常遲後 5～7 日，天天心煩意亂，胸悶不舒，時已 3 年多，曾多次求治過中西醫生，但收效甚微，生怕惡變，有的西醫建議手術，並告知手術亦難徹底治癒，大有再生之可能。

細詢之下得知其 1992 年離婚，多年以來心情鬱悶寡歡。脈弦數，舌紅苔薄黃。多方勸慰並告之不會癌變。

證為肝氣鬱結，痰凝乳絡，處以**丹梔逍遙散加味**：柴胡、生白朮、當歸、赤芍、雲苓、全瓜蔞、浙貝母、生牡蠣、青皮、生甘草。10 劑。

因考慮到當時胸悶不舒，敘話時老是長吁短嘆，告知先針一下，患者同意。

隨針內關、支溝，少澤點刺出血，當即心胸舒緩，其笑道：很長時間沒這樣心胸暢快了。勸其隔日針 1 次。

上方服完，共針 4 次，乳房疼痛大減，腫塊亦縮小變軟，上方略有增減，配合針灸 10 餘次，調治 2 個半月，腫塊消失，身體轉健而癒。

例 2　徐某，女，39 歲，係例 1 劉某之鄰，因兩人關係較好，於 1988 年 8 月由劉某伴同前來。

患者自述右乳外上下 2 年前發現一個如棗核略大的腫塊，有時偶爾有隱痛，推之可動，並不為意，曾經西醫檢查診為乳腺囊腫，建議觀察，未予治療，雖其他別無不適，但總覺得不是什麼好事。

前幾天與人鬧了一次意見，疼痛比以前頻繁，有點害怕，又去西醫就診，吃了 2 個星期的西藥，無效果，懼怕手術，經劉女士勸說來醫。

患者身體狀況尚好，高 162 公分，重 55 公斤。按之大如棗，稍可移動，壓痛明顯。隨告知：如要治療，治一個月觀察效果，否則不予接治。患者說回家商量一下，隨將筆者 1996 年所著《雜病辨治》帶回，囑其看一下「乳房腫塊 32 例報告」一文。

第二天與其夫一起前來，言說下定決心請筆者診治。因其走後筆者細閱《醫宗金鑑‧外科心法要訣》關於乳中結核的描述：「此證乳房結核堅硬，小者如梅，大者如李，按之不移，推之不動，時時隱痛，皮色如常。由肝脾二經氣鬱結滯而成，形勢雖小，不可輕忽。若耽延日久不消，輕則乳勞，重成乳岩，慎之慎之！」

該例如再不治療大有發展成乳核之慮。隨開給「**加減清肝解鬱湯**」：當歸、生地、酒白芍、川芎、青皮、法半夏、夏枯草、玄參、川木通、土貝母、柴胡、醋香附、遠志、生甘草。囑日服 1 劑。

另用：**木香餅外敷熱熨**，每次 30 分鐘，1 日 2 次。

詳細交代了製用方法。

上法用至 2 個星期患者來述，疼痛明顯減輕，用手捏壓較未治前為輕。隨告知不要有意按捏，前方不變，又用全蠍蚣、炮山甲（1：5）為細粉，每次 5 克，每日 2 次沖服。

又半個月夫婦前來，腫塊縮小許多，基本不痛。

上法除中藥有所增減外，餘法未變，治療近 3 個月，告癒！

筆者從 20 世紀 70 年代以來接治的乳房腫塊病症，有數百例之多，並創用了幾個用之有效的治療方藥。但有一點要特別提出的是，醫者要善於開導勸慰，讓患者放開心胸，堅持治療，千萬不要才吃三五天中藥沒見效果就心急換醫更方！

治療此症，《醫宗金鑑》所列出的治法方藥，值得深刻研究與應用。但前賢提出的是疾病的原理，治療方法亦是「規則」性的，同一疾病發生在不同的個體，其治法只能是「大致」，絕不是「盡同」。

筆者想用以下之語敬告同仁後學：一針一穴術者善用均治病，百藥千方醫家達變皆療疾。

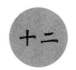

十二　少腹腫塊

　　例 1　劉某，女，35 歲，臨泉縣城理髮員，1980 年春求治（筆者當時在縣城開設「臨泉腫瘤診所」）。患者自述 25 歲結婚 27 歲生一男孩，後曾 2 次受孕而刮宮，繼而出現月經不調，每月來 2 次，甚或 3 次，少腹兩側各有一個橢圓形腫塊，大如半個雞子，平時白帶較多色黃，經來前腫塊墜脹疼痛加重，腰痠沉，但可以忍受，經婦檢診為卵巢囊腫，不願手術，時已 3 年。

　　因筆者常到其店理髮而開給「少腹逐瘀湯」，因考慮到其工作之久站久立的特點，加生黃耆、炒杜仲，另用 2 帖家傳消腫定痛膏貼於腫塊處，每週更換 1 次。

　　用上法治療 1 週，腫塊明顯縮小。該例共服中藥 28 劑，貼膏 3 次而癒。

　　該例是筆者第一次接治卵巢囊腫。本病屬於中醫之「癥瘕積聚」或「血瘕「病症，《諸病源候論》第三十八卷謂黃瘕、青瘕、燥瘕、血瘕、脂瘕、狐瘕、蛇瘕、鱉瘕等 8 種類型，其成因為胞胎、生產、月經、血脈精氣不調而致病，分為 8 種不外是根據症狀的內容物如包塊內液體的顏色、稀稠度以及腫塊外形如蛇如鱉而名之的。

　　有謂係瘀血結於下焦，肝腎功能失調，疏泄不暢，寒氣凝滯而成者。如今西醫分型更多。筆者認為在對該病治療時，仍要堅持中醫的辨證論治，不必詳細分出幾種單純

的病名，根據病症的部位、大小、軟硬、時間，患者體質的外觀症狀，舌苔脈象，自我感覺，寒熱虛實等等，用溫經化瘀法、理氣化瘀法、補氣化瘀法、涼血化瘀法、活血化瘀法、解毒化瘀法、脾腎雙補化瘀法、疏肝理氣法，根據當時的諸多臨床症狀進行治療，一般而論，非是一法就能夠取得理想效果的，多是兩法三法合而用之。

例 2　王某之妻，27 歲，臨泉縣東王路莊人，農民，1981 年端午節後求治。結婚 5 年，從未受孕，檢查男方一切正常。

女方少腹兩側各有一長條狀腫塊，推之可動，質較硬，少腹時時拘緊隱痛而墜脹，腰痠沉，白帶多而腥臭，手足發涼，冬日尤甚，少腹喜熱，月經紊亂，或一月兩至，量少色紫暗夾有瘀塊，全身乏力，好感冒，面色黃中透青，舌淡胖有齒痕，脈沉細。此症用攻伐之法，不僅難以收效，而且會有愈攻愈衰之虞！

因證立方，治以健脾補胃，溫腎益精，藥用黃耆、人參、白朮、當歸、白芍、三棱、莪朮、內金、紅花、肉桂、炙甘草、鹿角膠、水蛭粉（與鹿角膠化開，加紅糖，在服中藥湯劑前服下）。另用家傳消腫定痛膏外貼。

治療 1 個月，腫塊消除 1/3，飲食增加，因係農曆 6 月，天氣炎熱，不再怕冷（以前炎夏也怕冷），共治 3 個多月，腫塊全消，中秋節夫婦帶禮來謝，第二年生一女嬰。

【體會】上方生黃耆、紅參、白朮、雲苓、甘草補脾

胃之氣，令飲食增加，當歸、白芍滋陰補血，三棱、莪朮、紅花、水蛭調理氣血，化瘀消積，鹿角膠益精補血之力甚宏。加之外貼消腫定痛膏，故而收效甚捷！

例 3 劉某，女，35 歲，合肥市人，某小學老師，經同校李老師（該老師痛經數年被筆者治癒）介紹於 1996 年春求治。

患者自述，月經量少 1 年半，少腹右側有一囊性腫塊如雞子大小，壓痛明顯，平時少腹墜脹，經來前少腹墜痛甚劇，有時曲身而行，必須臥床休息，婦檢診為輸卵管囊腫，害怕手術。

患者體質尚可，脈沉數，舌淡。處以溫經、理氣、活血化瘀方：酒當歸、酒白芍、川芎、桃仁、鹿角片（砂炒黃打碎）、三棱、莪朮、炒桂枝、炙甘草，10 劑。囑經淨後 15 天開始服。

上方服至 8 天，月經來潮量甚多，來電告之情況，囑停服中藥，1 個星期後量漸少色淡，腫塊已消，無芥蒂。經後身體虛弱，疲勞懶動，又處以四君子湯加黃耆、阿膠而康復。

宮頸糜爛

　　宮頸糜爛是婦科的常見病，也是眾多有是症者的一種隱私病，之所以隱私是因為一些患者不願說出而已。此病的成因多與經期不潔、刮宮、不良性生活有關。其內因可分脾腎虛損，濕熱下注，或精神壓力、肝火旺盛與上述多種因素互相交織而發病。此症輕者多在婦科檢查時而被發現；一旦出現白帶量多色黃腥臭，或帶中夾有血絲，少腹墜痛，性交出血，就是比較嚴重了，按程度劃分很可能是三度了。輕症即一、二度外治即可，一般無須內服藥。若發展到三度，就要內外兼治才能徹底痊癒。茲舉例如下。

　　例 1　李某，女，28 歲，深圳市華強小學老師，1993 年夏求治。當時筆者受聘在深圳市福利中心醫院，1993 年 5 月 5 日《深圳商報》以《身懷絕活的老中醫》進行了長篇報導，李女士是看到該「報導」前來求治的。患者體質尚好，白帶色黃量較多，性生活時開始有微痛，後有墜脹感，半個月前做過婦科檢查，診為二度糜爛。隨告知 3 日後來取藥。

　　筆者自製：川黃連 100 克，煎煮 2 次，濾液過濾，澄清取上清液，約 500 毫升，濃度 20%。患者來取時詳細告知用法：每晚睡前小便後用淡鹽水溫洗下部，拭乾後，用消過毒的注射針管吸取藥汁 10 毫升，墊高臀部，將藥汁注入陰道內，10 分鐘後讓藥汁流出，另用藥棉球一

個,用線把棉球扎束好,浸透藥汁塞進陰道,第二天起床後取出。忌房事。

上方用 1 個星期,白帶明顯減少,共用 3 週而癒,再經婦科檢查,已癒。李某癒後又介紹 3 人,均經上法治癒,最慢的一例治療 7 週。

例 2 黃某,35 歲,深圳市福利中心醫院職工,係例 1 之親戚,1993 年中秋節後求治。自述查出宮頸糜爛已 3 年,西醫診為界於三度,求治中西醫。當時腰痠痛,少腹隱痛墜脹,白帶多色黃,常帶血絲,氣臭穢,伴雙側卵巢腫大,無法過性生活,唯恐癌變;面色灰黃,飲食欠佳,易失眠。知其壓力太重,因係熟人,多方開導。

治法如下。

(1)內服方:升麻、藁本、生黃耆、炒山藥、炒杜仲、炒蒼朮、炒黃柏、莪朮、土茯苓、二花、黑香附、生甘草,10 劑。

(2)外用藥:黃連 75 克,苦參 100 克,蛇床子 75克,煎成 25%的藥汁,用法如例 1。

第二診時,自述各種症狀均減輕,飲食有所增加,精神比治前好多了。

效不更法,再進 10 劑。該患者除內服藥有所增減,外用藥未變。治療大約 3 個月,婦科檢查治癒。

【**體會**】宮頸糜爛只要治療及時,治療方法得當,臨床效果應該說比較理想,一、二度者用外治法實屬簡、便、廉、驗之法。筆者治療此症外用藥主要有苦參、黃

柏、黃連、金銀花、蛇床子、山豆根、五倍子、硼酸、芒硝。這 9 味藥不必全用，選取 1～3 味即可。任何一味藥，都有多種功效，在臨床時根據疾病的症狀去篩選幾味藥物，在對某一種病症有其共同作用之點或有互相協同作用力的來組方，即謂遣藥組方，如補氣之「四君子湯」，補血之「四物湯」，滋補腎陰之「六味地黃丸」等等。

治療宮頸糜爛選藥之「點」何在？今把《名老中醫張顯臣 60 年中藥應用經驗》之藥性歌訣中的「觀點」列述出來，學者自會悟出理來。**苦參**：「苦參大寒且大苦，燥濕殺蟲最堪圖，陰道滴蟲宮頸爛」；**黃柏**：「黃柏苦寒入腎經，燥濕解毒夢遺精，陰道瘙癢滴蟲病」；**黃連**：「黃連功多難盡述，痞滿嘔逆瀉痢除，陰道滴蟲宮頸爛」；**金銀花**：「銀花清熱更解毒，乳癌內潰用為福，子宮糜爛脈管炎」；**蛇床子**：「蛇床子辛性苦溫，助陽燥濕殺蟲尋，婦人陰中癢且痛」；**山豆根**：「苦寒解毒山豆根，……子宮糜爛建奇勳」；**五倍子**：「五倍子，可澀腸，……宮頸糜爛傚法揚」；**硼砂**：「硼砂消積消痰涎，……口齒諸病皆可痊，陰道發炎因黴菌」。其他對子宮糜爛、瘙癢、腫痛的有效藥物如馬齒莧、仙鶴草、槐花、烏桕葉、杏仁、百部、桃仁、桃葉等等，至於選用哪些藥才能確保其療效，關鍵因素是醫生對所選藥物功能性味的瞭解程度。

筆者一再陳述愚見，醫生識藥猶如將之識兵。一個指揮官，只有詳盡瞭解所派遣兵士的性格能力甚至整體素質，派出其執行某種任務才能做到如期如願。醫生用藥亦應如此，亦當如此！

十四　陰中疼痛

　　陰中疼痛，又稱陰痛，此症臨床少見，筆者數十年來僅遇數例，多用針灸治之，少則 1 次，多則 5 次，且全治癒，今列病例及針法如下。

　　例 1　1966 年春，筆者在安徽省潁上縣焦崗湖參加社教工作，住在農場二隊。一天晚飯後，職工鄭某到我住室閒談，偶爾說出老婆得怪病，說什麼下部不紅不腫，陰道不定時隱隱疼痛，當時全公費醫療，場部醫院曾介紹到潁縣醫院，查不出原因，只給止痛片吃，時已半年。後讓其妻小劉到我住室，小劉敘述與鄭某一致，且正在痛時，思之再三隨對右三陰交刺了一針，小劉不禁叫了一聲，隨後說不疼了。筆者感到高興。

　　第二天早飯後，鄭某到我住室，說過去每夜都疼幾次，今一夜未痛。不意數月之病，竟然一針而癒！

　　例 2　2005 年我應邀到東莞市住宏遠大酒店，接治了不少疑難症。其中有一香港女士李某 40 餘歲，其夫在深圳市委工作，敘其陰道有時抽痛，時已 2 年，多方治療收效甚微，恰好當時正在疼痛，隨針右三陰交，入針後疼痛立止，即住宏遠酒店，觀察後果。第二天上午，李某高興告知，夜間有 2 次一過性微痛，但很輕很輕。又針雙側

三陰交而去。

如不會針者或患者不接受針灸者，可服下方：藁本、川楝子、荔枝核、蛇床子各等份，水煎服，再用藁本、蛇床子煎水坐浴，同樣有效，但卻不如針三陰交來得快速。

例 3 王某，42 歲，深圳市人，陰中時時隱隱抽痛 2 年。2006 年秋筆者住東莞市，經人介紹求治。自敘不明原因的陰道抽痛，曾多次婦檢均未查出原因，問其飲食、二便正常，別無不適，當時亦隱隱抽痛。

細思陰道乃衝任脈及肝脈循行之線，應是經絡阻滯，隨取右側之三陰交穴，入針後提針至皮以 45 度向上深刺 10 公分，不意針到痛止，觀 3 天未再疼痛。2 週後王某帶一鄰居林女士前來看乳腺結核，說道 2 年的病，沒想到一針癒，深表感謝。

三陰交係足之三陰經絡之交匯之點，對下腹部的痞滿脹痛、疝氣陰腫陰痛只要針刺手法到位，有立竿見影之功。筆者善用此穴或配太衝、大敦治療男女陰腫陰痛，多可入針即效。

十五　陰　腫

　　陰腫又稱陰戶腫痛，症因鬱怒傷肝，脾經濕熱，肝氣攜濕熱下迫陰戶，致使陰戶氣滯血瘀為腫為痛，治療應以清肝祛濕為法，龍膽瀉肝湯頗為合拍。

　　舉治例如下。

　　例　李某，女，32 歲，合肥市人，1994 年夏求治。患者自述陰門腫痛，兩側更甚，白帶色黃臭，經期如時，量不多色紫，大便偏乾，口苦，月經期症狀加重，歷時年餘。患者體質尚好，脈沉數偏弦，舌質暗紅，苔薄黃。

　　告知用「龍膽瀉肝丸」30 克，加二花、地丁各 10 克，丸藥袋裝，煎湯約 250 毫升，分 2 次早晚飯前溫服。另以黃柏、苦參、蛇床子各用紗布袋裝，煎水加醋少許待溫坐浴，每晚睡前一次 30 分鐘，用 3 天再換新藥。

　　上方用 2 天，已收良效，7 天而癒。

十六　婦人疝氣

　　疝氣一症，男女皆有，亦是常見病、多發病。李某，58 歲，臨泉縣東劉樓人，1980 年春到筆者腫瘤診所求治，右側腹股溝處有一腫脹而痛，如咳嗽用力或大便時疼痛即加重，喜熱手捂，認為是腫瘤，十分害怕。這是筆者第一次遇見女性得此病症。

　　隨告知不用害怕，是疝氣不是腫瘤。劉某隨說其村有好幾個男人有疝氣，沒聽說女人有疝氣的。

　　1958 年筆者曾治過代某小兒之疝氣，那是把方法交給代某自己治療而癒的病歷。於是就查了一下相關資料，思考再三，隨取針在其雙側大敦穴，點刺放血少許，疼痛頓時減輕，腫塊亦有所變軟。隨即又刺雙側三陰交、雙側太衝，留針之間用艾條灸其雙側大敦穴，半個小時後，症狀大為減輕。

　　隨後又開給生黃耆、升麻、炒小茴、柴胡、酒川楝子、酒白芍、橘核仁等味，又囑回家自灸所針之穴，又拿 2 張消腫定痛膏藥而去。過了 2 個月其夫劉某到腫瘤所致謝，說中藥吃了 10 多劑，每天都用艾灸，一個星期病好大半，20 來天就全好了。

　　說實話，當時對該例病症雖出了幾種方法，至於有無療效，一點把握也沒有。那麼為什麼會出上面幾種方法，有一種四周布網捉兔的想法。之所以針大敦、三陰交、太

衝，是從《醫宗金鑑‧針灸心法要訣》大敦穴之「大敦治疝陰囊腫」、三陰交穴之「固冷疝氣腳氣纏」、太衝穴之「七疝偏墜腫」之歌詞悟出的。加用艾灸，因疝氣疼痛多因內受寒涼飲食或外感寒邪有關。又用消腫定痛膏外貼，因該膏藥消腫止痛之力甚大。又加服中藥而最終收到效果。

做什麼事，第一次都不會有經驗可言，不會不明白的，可以去查資料，《醫宗金鑑》可謂是中醫的全科書，在從事中醫的事業上，該書是筆者的良師益友。但有了第一次，就會有第二，反覆多次，就會有經驗了。今將筆者在臨床中用之有效之方介紹於後，供讀者選用。

1. 治寒疝偏墜，小腸疝氣痛

川楝子（酒炒打碎快）6～10 克，小茴香（酒炒）6～10 克，青木香（酒炒）6 克，吳茱萸 6 克。水煎服。

2. 多種疝氣疼痛

酒元胡 10～15 克，川楝子（酒炒打碎）6～10 克，荔枝核（酒鹽炒）6～10 克，青皮 6～12 克，八角茴香 6～10 克，橘核仁（打碎）6～10 克。水煎服。

下墜而脹者加升麻、生黃耆。畏寒嚴重，腰部發涼，可加補骨脂、肉桂以補命門之火。

以上兩方對男女疝氣症均可選用，小兒應適當減量。

十七　陰　吹

陰吹一症係氣從陰道而出且有聲響，如肛門矢氣（俗稱放屁）。

《醫宗金鑑》謂：「穀氣實，胃氣下洩，用膏髮煎，即豬膏煎亂髮服也。導病從小便而出，其法甚奧。若氣血大虛，中氣下陷者，宜十全大補湯加升麻柴胡。」

據此論，陰吹一症一是氣實，即穀氣過於充實；一是氣先虛而又影響到血亦虧虛。穀氣為什麼會實，乃食之過量所致。與氣血虧虛正是一反一正。膏髮煎係豬油煉化，把頭髮一卷放入，煎炸至髮熔化成膏而服之。

筆者用過多例，多數一服即效。舉例如下：

例　李某，35 歲，小學教師，2 個月來陰道矢氣，特別是飯後，自感羞愧，隱於啟齒。1958 年 12 月，那時筆者正在研讀《醫宗金鑑‧婦科心法要訣》，從未聽說過更沒見這種病。

可能很多人要是學會或掌握了一種技術，在遇到可以試用一下的機會時，總想藉機會驗證驗證其功用。特別是很多開始學醫的，在學習了什麼方藥治什麼病，見了相應的病證無不想嘗試一下。

筆者想試但又怕李老師不信，隨假託病例而告之：「我有一個嫂子也是這個病，有個中醫教她用豬板油 2

兩，在鍋內煉，把自己的頭髮剪下一縷，握起來如雞蛋大小，放油內炸化，飯前隨意吃一湯匙，就治好了，這個事我記得很清楚。」過了好幾天，李老師悄悄告訴我，她用這個辦法治好了。

幾十年來，我用豬髮煎治癒了不下 10 個陰吹病症。要是氣血虧虛而至的陰吹症，用十全大補湯加升柴或補中益氣湯均有藥到病除之效。

十八　逆　經

　　逆經又稱倒經、經行吐衄，係月經週期口鼻出血的一種症狀，病因係心肝二經鬱火上衝，加之衝任二脈氣盛血動。

　　《醫宗金鑑·婦科心法要訣》用「三黃四物湯」調治，黃連瀉心火，黃芩瀉肺火，大黃瀉胃腸之實熱，此法用於體壯、氣血充盛之人確有其效。

　　但經期熱隨血瀉，非身體壯實者一般不應過用寒涼之品。此症的主因應係肝氣妄動，挾衝氣上逆所致，治療應以調經、降氣、斂沖、鎮肝為法。藥用「四物湯」加牛膝、赭石、栀子，多可投之即效。茲舉例如下。

　　例　林某，32 歲，東莞市南城區某企業會計，2005年夏求治。患者體質一般，4 個月前因工作與人爭執，繼而月經來時先鼻血，後又從口中嘔出，甚為驚恐煩惱，3天後自止，歷時 3 個月。

　　每到經來之前，心煩意亂，失眠多夢，飲食不香，急請西醫、中醫治療，效果不顯。處以當歸、生地、生白芍、川芎、懷牛膝、栀子、代赭石。囑在經來前 10 天，日服 1 劑。服完 10 劑，月經當即下行，為鞏固療效，前方又服 10 劑，從此而癒！

　　【方解】四物湯是調經之主方，《醫宗金鑑·婦科心

法要訣》註釋謂，「四物湯，乃婦人經產一切血病通用之方」。以此方為基礎，在辨證治療時，構成很多治療婦人月經病症的有效方藥，如治月經先期即月經提前而至屬實熱的「芩連四物湯」，屬虛熱的加地骨皮、丹皮而成的「地骨皮飲」，也可稱之為「骨丹四物湯」，其他如「膠艾四物湯」「桃紅四物湯」「薑芩四物湯」等等，不一而足。

筆者在治療逆經症時，在四物湯中加牛膝、梔子、代赭石之所以療效較好，是因為牛膝味甘酸，入肝腎經引藥力下行，赭石有鎮肝、降沖、涼血止血之力，在藥性分類上屬於理血藥之止血類，《名老中醫張顯臣 60 年中藥應用經驗》有「種種吐衄不可缺」之句，梔子清心肝之火中，亦是治療吐血衄血之佳品。

綜觀在「四物湯」中加此三味，而成為降氣斂沖鎮肝之方，故而每投多效！後來由於本方在治療逆經症時投入多效，筆者給本方命為「鎮肝斂沖湯」。有實熱者梔子加量；有虛熱者減梔子之量酌加地骨皮；如再有兼證，可隨症再加一兩味即可。

十九 月經延遲

（一）氣滯血瘀型月經延遲

例 李某，女，40歲，臨泉縣南楊空人，1966年秋求治。自述月經每次延後7～10天，將來之前一兩天少腹墜脹隱隱刺痛，來時色紫有瘀塊，經來3天隱刺脹痛漸減，五六日即淨。飲食尚可，大便少秘。

證屬氣滯血瘀於衝任胞宮，不能按時而下，待經血瘀積到一定之量，難以積存，少腹脹痛產生壓力迫使經血而下。當理氣活血、化瘀通經為治。

處方以四物湯加桃仁、紅花、酒香附、酒玄胡、牛膝。囑於經後半月吃7～10劑，每月如是，到月經按時而下為止。上方吃了3個月，而懷孕。後生一女嬰。

（二）陰血虧虛型月經延遲

例 張某，女，38歲，廣東東莞市某企職工，2005年秋筆者受東莞市政府之邀而順便求治。

自述近2年因受孕刮胎2次之後出現月經來遲，有時兩個月一潮，有時兩個多月一潮而量少色淡，一日即淨，平時少腹惡冷，得熱舒服，身體困重，飲食乏味，面色灰黃，身體偏瘦，精神明顯不振。

診其脈遲弱，不足四至，舌質淡胖，邊痕明顯。證屬

脾腎陽氣虛弱，納食少而致氣血生化之源匱乏，致使無血可下而月經延遲。法當健脾胃之氣，使其納食增加，才能運化有力，氣血充盛，月經自調。

【處方】

紅參 12 克，焦白朮 15 克，當歸 15 克，熟地 30 克，炒白芍 15 克，炙黃耆 50 克，乾薑 12 克，砂仁 15 克，陳皮 12 克，雞內金 15 克（炒打），炒麥芽 15 克，大棗 6 個。10 劑。交代煎服方法。

半個月後來診，自述上方吃了之後，食量大增，精力體力均大為好轉。效不更法，加阿膠 20 克，另加入紅糖適量，與中藥配合而服。15 劑。

半個月後又來，患者的所有身體狀況均較前為好。以上方為基礎，其中稍事增減，共服中藥達 70 餘劑，月經來潮 5 日即淨，沒任何不適。遵上方之量減至一半，囑每週 4 劑，而行而止自己掌握分寸。從此不復再來。

【按】凡脾胃虛弱，飲食納差，消化無力，諸種見證，筆者喜用四君子湯加砂仁、乾薑、陳皮、炒內金、焦山楂等味，再根據其他症狀或補氣、補血、活血、化瘀等藥相伍，臨床效果甚著。附記於此，供同仁去省、去悟、去用。

二十　崩　漏

（一）氣虛下陷致月經淋瀝不斷症

例　任某，女，35 歲，安徽省臨泉縣南李廟小學老師，1966 年秋求治。患者自述一年多來月經一月一來，但來後淋淋瀝瀝需 10 餘日才淨，自感精神睏乏，老想躺著，但每天上下午都要上課，只得堅持，坐在椅子上給學生講，需要黑板書寫，必須吃力站起，最感睏乏是月經來幾天之後，自購阿膠、黨參、黃耆、大棗，煎水代茶，似有點作用。也吃了城關醫院某中醫之藥達 60 劑，有點效果，但終難止住。飲食、二便尚可。此次月經剛淨 3 日。診其脈沉 4 至，雙寸均弱。證屬脾肺氣虛，應以益氣補血、升提舉陷為治。

處以補中益氣湯加味：升麻 10 克，柴胡 12 克，生黃耆 90 克，當歸 20 克，焦白朮 20 克，鍛龍骨 20 克，仙鶴草 15 克，砂仁 15 克，炮黑薑 15 克，炙甘草 12 克，阿膠 20 克（另燉），分 3 次隨中藥早、中、晚飯後 90 分鐘溫服。12 劑，每週服 6 劑。

二診，此次月經 7 日即淨，精神體力，均大有好轉，飲食量亦有增加。上方去鍛龍骨、仙鶴草，餘味不變再服 15 劑，每週 5 劑。

當年冬季因其夫張老師扭傷腰部而來就治。隨在李老

師左手之中渚穴飛刺一針，立刻痛苦消失。夫妻二人十分高興，一再稱謝道，上次之病早已痊癒。視其神態舉止，完全康復。

（二）崩漏急救之法

例1　1963年秋的一天深夜，當時在農村誰也沒有鐘錶。筆者正在深睡，忽然聽到緊急拍門之聲。筆者連忙披上衣服開門，只見同村的常某急切地說：「張先生實在沒辦法，我小孩娘不知怎下邊流血不止，你趕快去幫忙看看吧!」於是我又穿好衣服小跑一般去到他家。

只見他老婆半躺在床上，下面墊了一些舊衣布什麼的，在微弱的燈光下看到了血汁。隨問其夫家中有無艾，「有有有」。

我連忙到其廚房，拿了一把鐵勺子，伸到鍋底來回刮了半勺子鍋底灰，倒在案板上，拿擀麵杖把鍋底灰擀成粉，又擼下一把艾葉，用剪刀剪碎，放鍋內加點醋炒一下，添上水加上鍋底灰大火燒滾，用勺子攪拌幾下，盛上大半碗，端到房外很快變溫。讓其妻慢慢喝下去。

過了十幾分鐘，其妻講有效了，好像滴少了。隨又讓其喝了小半碗。過了一會，其妻說不流了。李某十分高興地說：「就這麼簡單，太奇怪了，太神了……」我也深感興奮。

這種治療方法是在20世紀60年代的農村，那時農村家家都有鍋底灰，家家都藏有艾，要是現在的城市遇到這種情況是無法用上法的。

【按】鍋底灰又叫百草霜，是治療諸種出血症的良藥。艾在當時的農村處處都有，每逢端午節家家都會弄上一些掛在門上、窗上。

艾葉更是溫經止血良藥。放鍋內灑點食醋拌炒一下，目的是加強其收斂止血之功。但這兩味藥均係溫性藥，對因寒及氣虛引起的月經過多，或淋瀝不淨，或崩漏症確有良好效果，如是因熱引起者，要在處方時加些清熱涼血之品。

艾葉與百草霜治療多種吐血、衄血或下焦出血症，可在辨證的基礎上隨意加上其中一味或兩味同用，其止血效果是比較肯定的。

1966 年春一天的下午 5 點許，筆者從臨泉縣城步行回小常莊（筆者之妻 1963 年夏從楊空小學下放到該村務農），走到阜臨河北岸與劉園村的劉某相遇，他一見我老遠就喊：

「張老師回家呀，我跟你說吧。我家東院的一位嫂子，2 個月前突然下部流血不止，我是聽老常介紹的，你就用窩底煙和醋炒艾葉治好了他老婆的流血，我記著了。就照老常說的做，還真管用，喝了就好了！」

過去，農村缺醫少藥，婦女們得崩漏症是常見疾病，一旦發病，患者本人無不心驚膽顫，家人們無不驚慌失措，為之而喪命者屢見不鮮。

記得我四五歲時，鄰村方樓傳說有 2 個年輕的婦女流血不止而死亡。那時候識字的人很少，就是有點學問的人也多不知藥。可以說家家都有生了病而無醫生診治、無藥

可救而病死的人。

例2 1967 年國慶節後，有一位榮樓小學的劉老師與筆者相識已 10 餘年，到縣文化館找我（筆者是 1965 年 12 月從小學教師調到文化館工作的），說其妻老是月經多，每次十幾天才淨，婦科也沒查出問題，面色發黃，怕冷，少腹惡寒，全身無力困重，飲食尚可。也吃了些中藥，有點效，但不能斷根。劉老師大我 10 多歲，有 5 個孩子，生活壓力自不必說。

據其敘述，其妻應係勞倦內傷，脾腎陽虛之證。開給補中益氣湯加炮薑、炒小茴香。問其家中有艾，更有百草霜可用。告知先用醋炒艾葉，百草霜之量，用老紅糖配湯服。

過了半年之久，劉老師又到文化館，高興地說，中藥沒吃，把吃中藥的錢改吃羊肉，羊肉湯裡加大茴香、小茴香、胡椒、生薑等，同時吃艾葉百草霜紅糖茶，吃了當月就見效了，吃了一個冬季全好了，並說把此方傳給 4 個同樣的病人都好了。

妊娠證治

現在有很多孕婦，生了病不敢就醫吃藥治療，生怕吃藥會對孕嬰產生影響，造成嬰兒畸形。這種擔心不無道理。

孕婦一旦發生疾病而且較重，千萬不要硬挺不就醫，這樣反而會給孕嬰的正常發育造成傷害，筆者見過不少孕婦因病不就醫導致流產、早產或畸胎的事例。

《素問·六元正紀大論》早有明訓：「黃帝問曰：婦人身重，毒之何如？岐伯曰：有故無隕，亦無隕也。」

這段話意思就是說明，婦人在受孕之後一旦發生了疾病，用藥治療，不會對孕嬰產生不良的影響的。故即是疾病，隕即是損害，隕落，墮下，流產或早產、死胎等等之意。藥是因證而用對病而發。

「有病則病當之，無病則人當之。」藥，若用於無病之人反而會對人身造成傷害。明白了以上所說的道理，所以孕婦一旦生病不要硬挺不就醫了。

筆者只就幾種比較常見病症，或較為疑難的病症，用西醫之法不如中醫之簡、便、廉、驗者分而論述，所論及者也多是 20 世紀 60 年代到 80 年代之間筆者在農村工作時所治的幾種妊娠常見病症。

細想一下，今日廣大農村離城市較遠之地可能還有方便使用的地方，寫出來以期有助於農村中醫同仁選用。

（一）孕婦感冒證治

例 1　李某，26 歲，社員，臨泉縣城南李莊人，1964 年初冬求治。其夫代述去年懷孕 4 個多月時患感冒，怕風出虛汗，乾咳頻頻，每咳時乃至全身出汗，小便自出，點點滴滴，飲食無味，夜間更甚，因此而流產。現懷孕已 4 個半個月，感冒症狀與去年一樣，已 3 天，十分害怕。當時天氣較寒冷，農村禦寒條件較差。

隨開給**桂枝湯加太子參**：桂枝 20 克，炒白芍 20 克，炙甘草 20 克，太子參 30 克，大棗 10 個去核，生薑 20 克。2 劑。詳細交代煮服方法及注意事項而去。2 天後其夫告知服 2 劑之後病去大半，2 劑服完已全好。在家背風休息。其後得知順產一女嬰。

孕婦感冒，如若輕微卻不必就醫治療，在家裡休息多喝點開水，背風，或喝點生薑蔥白湯，使額部微微汗出，多可很快而癒。如咳嗽頻頻，發熱惡風，吃一劑桂枝湯帶點汗，多可一服而癒。舉例如下：

李某，27 歲，重慶人，2016 年 3 月 6 日發來短信。懷孕 37 週，感冒 3 天，乾咳無痰，夜間咳嗽特別嚴重，鼻塞，虛汗多，不動也出汗，有咽炎。2 天來吃了野馬追風糖漿、雙黃連口服液、陳艾水，其母又請當地醫生開了 2 劑中藥，沒什麼效果。

隨開方發去：川桂枝 15 克，生白芍 20 克，炙甘草 20 克，太子參 20 克，大棗 10 個去核，生薑片 15 克，2 劑。

告知，先煎 1 劑，泡半小時，煎 20 分鐘，過濾得藥汁 200 毫升，一次溫服。出微汗即可，汗後背風讓汗自乾，一服癒不再服。

回覆，服後而癒。足月順產一男嬰。

凡是孕婦患傷風症者，筆者大多用桂枝湯加太子參少則 1 劑而癒，多數 2 劑，3 劑者較少。

或問，為什麼要加太子參？太子參味甘微苦而性平，功能健脾益氣，潤肺生津，對肺虛乾咳、乏力自汗作用尤佳。桂枝湯加入此味實具有服桂枝湯後加服熱粥而風邪自解之妙義。

孕婦如感受寒邪表現為頭疼身痛，惡寒發熱而無汗等，如《傷寒論》之麻黃湯證者，筆者多用麻黃湯治療，多可投藥即效。茲舉治例如下。

例 2　李某，30 歲，臨泉縣宋集區某小學語文老師，懷二胎已 3 個多月。1966 年初冬，筆者被抽調下鄉就住在小學內，與老師同吃同住，因本人是 1966 年元月才從小學教師調到縣文化館工作的，縣教育局常在暑假把全縣老師集中一起學習，彼此有所認識，所以與老師們相處得很和諧，在一起有說有笑。

一天週一在吃早飯時，李老師同屋的劉老師說李老師夜間發燒，起不來了。

飯後我與其他幾位老師同到其住室。見李老師戴著厚厚的帽子，蓋了兩床被子仍然覺冷，用手摸其頭部感到滾燙，鼻流清涕，咳吐白痰帶沫。

自敘前昨日下午在自留地裡幹扒地活（農村用的鐵钯大約 4 公斤重，一舉一扒，勞動強度很高。）出汗時把棉襖脫下，幹活時一點也不覺得風冷，吃過晚飯就覺得有點不舒服，回到學校已 8 點半，就睡了。下半夜開始發冷發熱，頭痛，整個後背都痛。自己才知道是中了風寒了，大隊衛生所李醫生給了 2 片西藥，吃了好一點，但全身發熱怕冷得很。我即說：李老師，我老婆懷孕後 3 個月得的病與您一模一樣，就 4 味藥，我記得很清楚的，吃了出汗就好了。說實話，當時農村醫療水準及醫療條件都比較差，李老師叫我開出來，隨開：麻黃 12 克，桂枝 15 克，炒杏仁 15 克，炙甘草 15 克，2 劑。

有老師騎車到宋集買回來立即煎熬，一小碗藥汁約 250 毫升，讓李老師一氣喝下。過了半小時，李老師出了一身大汗，熱退身涼，諸症頓除。

沒過幾天，李老師跟我說：張老師你的方子真靈。我表妹在大隊宣傳隊當宣傳員，前幾天得的病與我一樣，她也懷孕 3 個月。我把方子抄給她，喝了也好了。

我說：這不是我的方子，是漢代醫聖張仲景《傷寒論》中的麻黃湯，我也是照貓畫虎而用，碰巧了就有效了。

就外感而言，上述兩種不管是孕婦還是常人，都是常見病、多發病，其次尚有風熱外感、風溫外感。

20 世紀 60 年代，筆者為了便於記憶就把上述 4 種治療外感病的處方編成歌訣，今錄出供同仁後輩們學習，更希補正。

桂枝湯

風邪傷衛汗自流，頭疼發熱鼻鳴嘔，

桂芍草棗生薑共，浮緊無汗酒客愁。

麻黃湯

頭疼身痛麻黃先，無汗喘滿惡風寒，

麻桂甘草和杏仁，浮弱自汗不可宣。

銀翹散

銀翹散用薄橘甘，蒡竹荊豉葦根全，

風熱外感熱無汗，疏風清熱化燥痰。

桑菊湯

辛涼輕劑桑菊湯，薄橘蘆甘杏翹方，

咳嗽頭痛四肢酸，喉痛口乾服之當。

　　限於個人當時的文學知識與醫學水準，很難把症狀及適應證全部列入，只是為了個人的應用，幾十年來熟記於心，習慣了應用，並未改動。

（二）妊娠嘔吐

　　懷孕一兩月而發生噁心嘔吐、惡食者，輕者不需治療，多可漸漸而癒。若惡食且嘔吐嚴重，一定要進行治療。胎兒全靠孕婦氣血來去滋養，人身氣血之源，全靠脾胃能消化食物，此理人人皆知，無須多講。

　　今列幾方如下。

　　1. 凡妊娠嘔吐諸症之輕者，現列出如下幾品以供選用：紫蘇葉、蘆根、竹茹、生薑片、胡椒各適量，煎水代

茶呷服。

紫蘇農村多有，味辛性溫，入脾、肺經，係治胎動不安、妊娠嘔吐的要藥。蘆根亦稱葦根，農村溝邊、河旁到處都有，味甘性寒，入肺胃，功能清熱生津，除煩止嘔，並可解魚蟹之毒。亦是治療嘔吐翻胃的佳品。竹茹係竹子的二層皮，味甘淡微寒，入脾、胃、膽經，功能清熱除煩，化痰止嘔，《中藥精華》有：「竹茹化痰除噦嘔，呃逆惡阻胎動休」之句，係止嘔安胎之佳品。但農村不一定有，現在公園內多有，中藥店有售。若有青竹可自己做，刮去外層青皮取之，剪碎曬乾，保存備用。

生薑性溫，更是解毒止嘔之上品。

胡椒性溫熱，功能溫中下氣，化痰解毒，是廚房調味之品，家家均備之物，對嘔吐清水痰涎者尤宜選用。胡椒紅糖茶多為產後婦人之常用品。

上列諸品，多係隨時隨地可以尋找得到之物，如遇孕婦惡阻症，可選其中的一兩味或三味，溫涼搭配，煎水代茶即可。

2. 食後即嘔吐，多係胃氣虛弱，胎氣上逆，治以四君子湯加砂仁、竹茹、陳皮、藿香葉、紫蘇葉、生薑片。吃上三五劑或七八劑多可痊癒。

用以兩方，多可投藥即效，治癒的妊娠嘔吐症甚多，無須另列醫案佐證了。

（三）妊娠水腫證治

妊娠水腫中醫稱為子腫，因腫的部位及程度不同，又

有子腫、子氣、子滿、脆腳、皺腳等名稱。水腫的特點多是從足開始逐漸向上，足，小腿，大腿，少腹，以致頭面部。西醫認為本症的發生原因是，妊娠期間孕婦的內分泌發生改變，致使體內組織中的水分及鹽類瀦留或子宮增大，壓迫了盆腔及下肢靜脈，阻礙了血液的正常回流，使靜脈血壓增高所致。中醫認為係水濕為病，水為陰邪，應責之脾腎之陽氣虧虛，妊婦的體內原有水濕不能蒸化而致水腫。之所以從足開始，因水性趨下，因漸積而漸趨上。如腫致上身甚，治療之方以茯苓導水湯為主。

　　若只是小腿以下腫且與站立位有關而頭面無須用藥治療，注意不要久站，多改變體位或坐時稍久，把雙足墊高即可，使水腫減輕或消失。茲列幾方如下：

　　1. 用木瓜、花椒、生薑煮水加醋泡腳。日 2 次，水要漫過小腿肚。

　　2. 若小腿以下腫，上方不效，可服《子母秘錄》之豬苓散：豬苓為細粉，每次 6 克，放茶杯內，飯前用溫開水攪勻喝下，日 2～3 次。《本草匯言》謂豬苓：「滲濕氣，利水道，分解陽之的藥也。」如服三五天無效，可增加等量之茯苓，每次 10 克，日 2 次。亦可加少量肉桂 1～3 克，共為粉。肉桂功能溫助命門之火，蒸水化氣，小便利而腫自消。

　　3. 如全身腫脹，嚴重影響孕婦的生活及生理，必須加快治療，否則會影響胎兒正常發育以致流產。應選用茯苓導水湯加減治療，其方組成：茯苓、檳榔、豬苓、砂仁、木香、陳皮、澤瀉、白朮、木瓜、大腹皮、桑白皮、紫蘇

梗。舉例如下。

　　例　蘇某，30 歲，某供銷社職工，妊娠 7 個多月，在家休息。於 1976 年中秋節之後求治。全身均腫，胸腹脹滿，雙下肢腫尤甚，雙足不能穿鞋，不能平臥，行動受限，面色蒼白，飲食不香，脈沉 5 至，舌淡苔白膩，齒痕明顯。服至 12 劑，上胸腹部腫脹消失，雙足微腫，但可穿布鞋了。

　　後又開給香砂四君子湯，茯苓倍用，加豬苓以善其後，至月順產一女嬰。

　　當時筆者在中藥製藥廠負責，此患者筆者只見過 2 次，其餘調方全係其夫介紹。不過凡是妊娠水腫脹滿症，用上方所列諸藥，根據病情選藥組方多有良效。細品上方之意，乃是四君子湯與五苓散之加味。

　　筆者多加重用生黃耆 30～60 克，甚至到 100 克。黃耆功能補氣利水消腫，因妊婦懷孕特別是幾個月後大多陽氣虧虛，四君加黃耆，不僅補氣健胃，而且更可提高其他利水滲濕藥的效力。

（四）妊娠胞阻證治

　　孕婦少腹疼痛，中醫名為胞阻。《醫宗金鑑·婦科心法要訣》謂：「孕婦腹痛，名為胞阻。或上在心腹之間者，多屬食滯作痛；或在下腰腹之間者，多屬胎氣不安作痛；若在少腹之間者，則必因胞血受寒，或停水尿難作痛也。」列以下幾方分症治之。

　　飲食不節，致使脾胃受傷，運化不暢，胃脘脹痛，用

平胃散加味治之，即炒厚朴、陳皮、蒼朮、炙甘草、草果、枳殼、建曲。若大便秘則生白朮易蒼朮，亦可酌加黨參以補脾胃之氣，增強脾胃的運化之力。

若是少腹疼伴有腰痛者，用膠艾四物湯加杜仲、桑寄生療效甚好。孕婦胞阻症，少腹伴腰疼者係多數，因婦人懷孕後宮體逐漸增大，下墜力增強。

四物湯係補血良方，阿膠補血止血，滋陰潤燥，調經安胎，是胎漏墮胎必用之品。艾葉，味苦辛，性溫。

《本草備要》：「純陽之性，能回垂絕之元陽，通十二經，走三陰。」對胎動不安，胎動下血功傚尤佳。杜仲補腎陽，療胎墜。桑寄生，《中藥精華》有「寄生補腎又益肝，強筋健骨腰軟酸，腰膝痠痛下乳汁，益血通絡齒更堅」之句。

此乃上證之良方良法也。

（五）妊娠子淋症證治

孕婦小便頻數，滴瀝澀痛，或不知自遺，中醫名為子淋。係指懷孕之後小便不能自控或雖能堅持而尿時滴滴瀝瀝，或尿道刺痛。這種病比較常見。發病原因以臨床症狀而異。小便色黃，滴瀝澀痛，尿道灼熱，多為小腸之火下移膀胱，治以「導赤散」或五淋散改為湯劑。若小便清白，急數多不能自控，係脾腎氣虛，用補中益氣湯加杜仲、巴戟天、淫羊藿。舉例如下：

例 1　王某，35 歲，第三胎懷孕 6 個多月，臨泉縣城北寨村農民，1976 年初夏求治。小便滴瀝，尿道灼熱

刺痛，已2天，甚為痛苦，其夫於某拉架車帶其求治。開給生地黃30克，淡竹葉15克，川木通15克，生甘草10克，鮮白茅根50克，自取，2劑。囑，先煎前4味，大火滾開20分鐘，小火下切碎的白茅根，再煮10分鐘。過濾去渣藥汁500克左右，分2次飯前1小時微溫而不涼服下。當時離中藥店僅200來米。當天下午其夫高興而來，說道，真神了，上午回去就把白茅根煎了就喝，不一會再尿就不怎麼疼了，1劑喝完了，可不可以晚飯後再喝下1劑。告之可以。第二天下午又來告訴我全好了。

這兩個方子清代大家陳修園對導赤散與五淋散讚曰：「導赤原來地與通，草梢竹葉四般功，口糜莖痛兼淋瀝，瀉火功歸補水中」；「五淋散用草梔仁，歸芍茯苓亦共珍，氣化原由陰亦育，調行水道妙通神。」用詞之妙，出神入化，品讀之餘，悟情悟理，可以舉一反三，受益良多。筆者以此兩方治癒尿頻、尿急、尿痛或伴其他兼症加減成方，不論男女，投之多可效如桴鼓。加入白茅根，因白茅根味甘微寒，入肺、胃、膀胱經，功能清熱利尿，五淋均可選用，其味甘瀉中有補，對孕婦尤宜。

例2 1976年夏，上例癒後半個月，于某，40歲懷第四胎。朱某代敘，于氏兩三天前擔水澆菜，出汗許多，喝了些涼水（當時農村人燒柴很困難，一年四季喝涼水解渴，特別是春夏乃是尋常之事），後來就小便頻數，日夜達20幾次，尿量很少，一覺有尿就急忙去廁所，往往忍不住就滴瀝到內褲墊紙上。問其尿時尿道是否熱燙，于答

道沒什麼疼痛灼熱，吃飯還可以，身高 160 公分，好像別無所苦。細細想來，應是勞累受涼，致使中焦脾胃之氣虧損，胎兒亦隨之下墜。隨開給補中益氣湯加小茴香、杜仲、益智仁，加大棗 6 個。3 劑。並囑少累，不要喝涼水、吃生冷食物。

3 天之後于某來述，病癒過半。囑再服 5 劑。當年冬天，于某送來紅芋、蘿蔔等以表感謝，高興言道，又生一男嬰。

（六）妊娠咳嗽證治

妊娠咳嗽係指懷孕期頻頻咳嗽而經久不癒的病症。這種病在妊娠期間的發病率比較高，究其原因不外乎外感與內傷。外感引起的有外感症狀，如發熱（或不發熱）、惡風、自汗、頭痛、鼻塞流涕、或惡寒、頭痛身痛、發熱或高熱等等一系列的外感表現。

治其外感而療程較短，消除外感，咳嗽自癒。內傷咳嗽的臨床表現症狀繁多，但主要應抓住痰的情形，色白質清稀量多，色黃質黏稠量多，色灰成顆粒量少等等。前者多屬寒濕，中者多為濕熱，後者多為燥熱。

（七）滑胎證治

例 張某，28 歲，24 歲結婚，比其夫劉某小 8 歲，懷孕 3 次，每到三四個月，稍有不慎而胎自滑落。張某之夫系兩代獨子。家中做米酒擔到臨泉縣城去賣，家中生活較好，公婆對其甚為疼愛，發現懷孕後什麼活也不讓幹，

終日以睡臥為養。最後一次懷孕後 3 個多月的夏季在家中靜養，院中曬有糧食衣物，突然下起大雨，家中無人，只得起身去收拾東西，就這麼一急一動，又至滑胎。1973 春，其夫劉某問筆者有什麼固胎良法。詢問得知上邊的情況之後，告之曰，不要太為嬌慣，懷孕後照常幹活，只是不要太累，家常活隨意幹。劉某睜大眼睛問：「不幹活還掉呢，幹活不就更難保了？」對其解釋，胎兒在母體內，太安逸了，經不起一點挫折，如讓懷孕後，要適當活動，胎兒也會跟隨母親活動，也就得到了鍛鍊。你看農村社員有幾個懷孕後不做家務活不下地幹農活的?劉某好像醒悟了，隨口說：「有道理，我明白了。明天帶她來。」

第二天劉某帶其妻張氏而來，筆者向他們講了一些懷孕後的常識，且告知懷孕後再來。過了一段時間，正值夏初，夫妻倆來說又懷上了。囑咐後並給配製一料前賢名醫張錫純先生的壽胎丸，按處方乘以 2，吃後順產一男嬰。

劉某說自從聽了筆者的建議，老婆懷孕前後直到生產前幾天均照常參加力所能及的家務活與農活，身體反而結實了。

之所以寫這個案例，其中的道理讀者自會領悟，無須筆者多加陳述了。**壽胎丸**對屢屢滑胎者效果甚佳。

【處方】菟絲子 120 克（炒至開花），桑寄生 60 克，川續斷 60 克，真阿膠 60 克。

將前 3 味粉碎過細籮，再把阿膠燉化成稠膏，把藥粉留下適量，和成麵塊，把餘下的藥粉放入盆內，做成的藥丸放進去，做完後，兩手端盆向一個方旋動，待藥丸光光

圓圓時，曬乾或烘乾，裝瓶密封備用。每次 6～10 克，每日 1～2 次，飯後 60～90 分鐘，溫開水或紅糖水送服。

如遇因跌打碰撞引發的墮胎，可用生黃耆加炒杜仲煎水送服，亦有良效。若覺作丸麻煩，可改成湯劑：菟絲子 10 克，桑寄生 10 克，川續斷 6 克，煎成藥汁約 200 毫升，阿膠 12 克（另燉化，兌入攪勻），分 2 次溫服亦可。處方之理，《醫學衷中參西錄》講得十分詳細，可參閱，不再贅述。

妊娠諸病，種類繁多，古之婦科專著亦多，如南宋陳自明的《婦人大全良方》，明代張介賓的《婦人規》，明末清初傅山的《傅青主女科》等等。就妊娠胞阻、子腫、子氣而言，並非所有懷孕的婦人均會發生的症狀，其發病率並不高。

農村的孕婦，特別是 20 世紀 90 年代以前，懷孕後不參加農活勞動者很少很少。筆者生在農村，長在農村，參加工作後並沒有脫開與廣大農村的接觸。從 1963 年到 1967 年，筆者留心記錄了 56 位懷孕的農村社員婦女，她們從懷孕到生產，不僅和男社員一樣參加著生產隊裡的集體勞動，而且還擔當著家裡的洗衣做飯等等家務，很少發什麼特別嚴重的子腫子氣，胞阻腹痛，而都能順利生產。

這也給孕婦們提供了一個經驗，懷孕之後要經常運動，並做些力所能及的事情，要比天天臥床靜養懶於動作好；適當的運動對孕婦本人或胞中胎兒都是一個鍛鍊！

慢性盆腔炎

慢性盆腔炎屬於中醫婦科之月經不調、痛經、帶下等幾種病症的一種綜合症狀，茲舉治例如下。

例 1　王某，女，32 歲，生有一女，北京亦莊人，2002 年秋求治。自述患病 2 年多，有時低熱，全身無力，老想躺著，下腹隱痛怕涼，腰痠，兩臀上尤甚，月經或提前或遲後，量較多，經來前少腹墜痛，腰痠更甚，日夜難安，多次西醫婦科檢查均診為慢性盆腔炎，有少量積液，中西醫均治過，但收效不佳，此時月經剛淨一週。

患者體瘦神疲，面色灰黃，舌淡胖有齒痕，脈沉細遲。證屬脾腎陽虛，寒束衝任，處以補脾氣、溫腎陽、調衝任之方。

【處方】酒當歸 20 克，酒白芍 20 克，炒杜仲 30 克，鹿角霜 20 克，紅參 10 克，焦白朮 20 克，附片 15 克，乾薑 15 克，炒元胡 15 克，莪朮 20 克，炙甘草 15 克。

水煎，過濾得藥濃汁 450～500 毫升，再加老紅糖一湯匙，分 2 次早晚飯後 2 小時溫服，10 劑。忌生冷，其他想吃什麼就吃什麼，但不可過量，七成飽最好。

上方服後飲食大增，精力較前有加，疲勞減輕。效不更方，加生黃耆 30 克，再服 10 劑。上方略有增減，服藥 80 劑，諸症消失，再經婦科檢查一切正常。

例 2　林某，女，30 歲，住北京石景山，2002 年中秋節後求治。

自述月經紊亂，白帶色黃臭穢，少腹隱痛，腰痠墜痛，總感少腹右側緊拉感，壓痛明顯，婦科診為慢性盆腔炎、盆腔積液，歷時 2 年半，求治過中西醫生。患者身體較胖，飲食尚可，大便溏，日 2～3 次，脈滑，1 分鐘 80 次，舌淡，苔白。證屬下焦濕熱蘊結，衝任二脈固化力弱，治以健脾滲濕、溫腎固衝之方。

【處方】川芎 30 克，赤芍 20 克，鹿角片 15 克，製蒼朮 15 克，酒黃柏 15 克，白花蛇舌草 30 克，炒香附 20 克，炒杜仲 30 克，酒元胡 15 克，炙甘草 10 克。

10 劑，水煎服。

二診，上方服後大便成形，日 1～2 次，腰痠基本消除，白帶明顯減輕，少腹右側緊拉感壓痛如前，上方去杜仲、山藥，加生黃耆 30 克，莪朮 12 克，三棱 12 克，10 劑，水煎服。

三診，上方服後，諸症基本消失，唯月經來時少腹隱隱疼痛，壓痛亦輕，隨處以：當歸 20 克，酒赤芍 15 克，生黃耆 20 克，炒苡仁 30 克，白花蛇舌草 20 克，川木通 12 克，三棱 10 克，莪朮 10 克，川椒 10 克，炙甘草 10 克。10 劑，水煎服。

大約過了 1 個月，患者來謝，一切均好。

二十三　怪胎一例

　　憶筆者之同鄉張某之妻（文盲），27 歲，農民。1970 年秋，張某到我處，午飯後長吁短嘆，自述其妻 2 年前生一頭未長成之物，生下後其妻即嚇昏過去，接生婆也嚇得驚叫出屋，幾個月前又生一個未長成人形之物。全村人無不駭然，言是夢中與鬼相交，種種流言蜚語不一而足，壓力甚大。曾問過幾個老中醫，均說是醫書有記載，是鬼胎，沒聽人說過，更沒見過。

　　筆者亦知鬼胎一事，但從未有如此聽當事人面敘之實例，聽後頗為驚訝。張某一再要求筆者為之想方設法予以治療，真不行只有離婚。臨走時說道「過幾天我再來」，我要求他們夫妻一起前來。

　　此事倒成了筆者的一塊心病，時刻在想，哪有什麼鬼怪，既是真的夢中被迫與鬼相交，也只是惡魔邪夢，決不會有什麼成形之物生出！陰陽交媾而成孕，孕未成人形，像中醫書所述之「胎萎不長」一類。

　　過了幾天張某又來，其妻怕見人不敢外出。問了其妻一般情況，張某只能說身體狀況，至於婦科方面也是一無所知。臨走丟下幾十塊錢，讓筆者想辦法試一試。告知半月後再來。

　　筆者實在是有「受人之託，必忠人之事」之責，思考多日，認為應從「補氣養血，生精益髓」入手。用「八珍

湯」加鹿角膠、阿膠，親自加黃酒熬製一桶藥汁六七公斤，附帶一個瓷杯，騎車送給張某。聽講其妻月經已淨10來天，於是告知：每次倒出一杯，加熱一滾，再加紅糖一小湯匙，早飯前服下1次，服後1個多小時再吃飯；第二次晚飯後睡前服下。

大約過了2個月，張某來說喝藥以後月經未來，說是又懷孕了，但十分害怕。我勸道不用怕，不會有什麼問題了，過幾天我把藥送去。說實話，筆者說的全是鼓勁話，安慰話，但心裡沒底！

幾天後我又送去前方所製之藥汁有3公斤，囑服法如前，比上次減少一半。

期間張某曾幾次來我處，均以好言鼓勵。1971年初冬，筆者外出3個多月剛回縣城，一天下午張某高興而來，說來過幾次未見到筆者，其妻生一男孩已經1個多月了。

過了幾年，其妻又順產一男孩。事後想來，這種事僅此一例，是筆者用藥之效，還是患者自己的機體發生轉化而致？但不管是何因，筆者想要敬告同行後輩的是：為醫者，面對病患，要盡心盡力而為之！

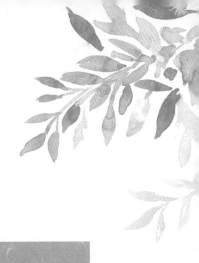

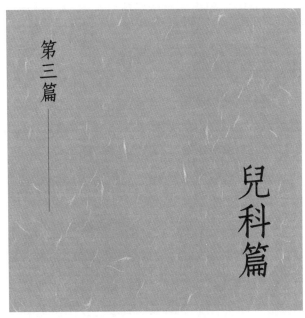

第三篇 —————

兒科篇

一　小兒脫肛

在這裡先講一段故事，這段故事對酷愛中醫特別是自學中醫的同仁同道們或許會有一定的啟發和幫助。因為筆者在中醫中藥學方面有一點成就與造詣，說實話全是刻苦自學的結果。因為兒童時，在父親的教導下，背誦過李東垣的《藥性賦》及一些湯頭歌。

說實話，看到當時地方上幾位中醫先生，在風雨寒暑、霜天雪夜裡去為病人治療，那種辛苦勞累的情景，筆者最不願意吃中醫這碗飯了。最後還是選擇了當教師這種在當時看來是一種舒適安定的職業。幾年後，又是在父親的教導下開始學習中醫！因為中醫行業歷來被認為是濟世活人的鐵飯碗！

1958 年冬季開始，筆者不僅重溫藥性賦、湯頭歌，首先背誦《醫宗金鑑》的針灸部分，並在自己身上進行數以百次的針刺體驗，後及「傷寒、金匱」等，當時的記憶力很好，悟性亦高，但是一直未敢試用於人。

1959 年春一個星期天的下午，與李營村社員李某相遇，李某是貧下中農，略識字，30 來歲，為人忠厚老誠，每見到筆者總是說些安慰鼓勵的話，筆者內心感激。閒敘中得知其 6 歲小兒患脫肛症甚以為煩。人恐怕都有一個「身有小技總想一試」的心理，於是再三叮囑嚴守祕密，李某點頭發誓後筆者告知其法：用麻稈火灸百會、肚

臍，交代方法，讓其試驗！當時農村缺醫少藥，更沒有藥艾條，所以用麻稈代替用之。

大約過了 10 天，李某特意找到我，當時左右無人，他滿臉微笑說：「小張，你真行，小傢伙好了！……」我暗自高興，也很欣慰！過了一個多月李某又找到我，說他用我教的方法又治好 3 個小孩，但有一個 8 歲男孩，用此法治療半個月雖有效，但卻不徹底，我問了一下情況後告知加升麻 3 克，柴胡 3 克，黃耆 10 克，甘草 3 克，每天1 劑，再配合灸，看看怎樣。

過了不久，李某來告治好了。試問，筆者為什麼告知用灸百會和肚臍來治療脫肛呢？

也是熟背歌訣的結果，肚臍有「神厥百病老虛瀉，產脹溲難兒脫肛」，百會有「大腸下氣脫肛症，提補中陽氣上升」的提示，巧妙用之果如其言！另一 8 歲兒定是脾胃之氣太虛，故加服了補氣昇陽之品。

在此，筆者向酷愛中醫並矢志於中醫藥學的同仁同道們呼籲，一定要在背誦上狠下工夫！「熟讀深思妙自來」，只有如此之用心用力，才能獲益不虛！

例 1 鐵頭，5 歲，臨泉縣城南李莊人，1980 年初夏，由其母帶來求治。筆者 1979 年退休後，於 1980 年春在臨泉縣城開辦了臨泉腫瘤診所，因療效好頗有點小名氣。其母敘鐵頭經常脫肛，每每大便後或因跑玩脫肛 2指，用手推才能上去。

隨給五倍子粉約兩酒盅，回家後用食醋調成如做饅頭

樣之軟硬相當的藥塊敷於臍部，一日一換；另給藥艾條 4 支，囑其母先灸臍部，令溫熱，約 10 分鐘；再以生薑片覆於百會穴灸溫 10 分鐘，每天灸 2 次。幾日後其母來述，5 日後已不再脫，一共治了 10 天而癒。

陪其來者還有一女，講她的兒子 3 歲，症同鐵頭，用此法治療 2 天已收效，但藥粉不夠了，隨給五倍子粉及艾條。時隔月許，鐵頭母親帶一鄰人來治乳癖（西醫稱乳腺增生症），言另一小兒脫肛早已治好。

上方療法之所以有效，是因為百會屬督脈，位居巔頂，陽中之陽，針灸書中有「大腸下氣脫症，提補諸陽氣上升」之功；肚臍名神闕穴屬任脈，有「神闕百病老虛瀉，產脹溲難兒脫肛」之語，五倍子性酸澀而溫，筆者在 20 世紀 70 年代為了熟悉掌握住幾百味常用中藥的功能主治，就把每味中藥的功能主治編成了七言歌訣，此歌訣後編入《中藥精華》（現以《名老中醫張顯臣 60 年中藥應用經驗》修改後出版），五倍子下有「五倍子可澀腸，……肺虛久咳並脫肛」之句，總合百會、神闕、五倍子三者功能再加以艾灸之巧妙結合，實為治脫肛症的一個有效療法！

例 2 虎兒，7 歲，住北京方莊，1998 年夏，由其母帶來求治（當時筆者客居方莊郵電局後邊）。患兒面色黃褐，消瘦身小，其母代敘，患兒挑食，消化力甚弱，大便多溏，常見有沒消化淨的食物殘渣，經常大便脫肛已近一年，吃過中藥，用過貼臍敷藥，雖暫時稍有好轉，但終難

徹底治癒。此兒消化力弱，定是脾胃氣虛，無力腐熟水穀，吸收運化食物精華之力太差，致大便時直腸隨氣下陷而脫出。必須補益脾胃之氣，方可收功，補中益氣湯應是對證之方。

【處方】升麻 3 克，柴胡 5 克，生黃耆 15 克，製蒼朮 10 克，太子參 15 克，炒枳殼 10 克，雞內金 6 克，金櫻子 3 克，炙甘草 5 克，大棗 3 個，生薑 3 片。

5 劑，水煎服。

5 劑服完，其母來敘，飲食增加，脫肛好轉一半以上。效不更法，上方繼服 7 劑，不僅脫肛已癒而且飲食增加。一個月後其母陪伴表妹求治痛經症，深表謝意！

補中益氣湯是治療多種臟器下垂的絕佳良方，主治脾胃氣虛，少氣懶言，飲食乏味，四肢無力，氣虛下陷而致的脫肛及胃、腎、子宮下垂等症多可投藥即效！

二　小兒口水

　　例　林某之孫 7 歲，安徽臨泉縣城關人，1980 年 6 月求治。當時筆者在家鄉臨泉縣城開辦臨泉腫瘤診所，頗有點名氣。

　　見患兒不時有口水外流，下頦及脖前、胸上均潮濕並有多處丘疹，為了防止口水直接流入前胸帶一白色圍裙。令其張口，見舌胖苔白膩。

　　林某代述，去年入秋後即得此症，求醫多人，均無效果。思之再三，當屬脾腎陽虛，水飲停於胃中，因脾腎陽氣虛弱，蒸化力弱，水飲上逆，從口中外溢，法從痰飲入手或可有效，處以平胃散合二陳湯加味。

　　【處方】法半夏 10 克，茯苓 15 克，陳皮 6 克，薑厚朴 10 克，製附片 3 克，乾薑 6 克，炙甘草 5 克，滑石 10 克。

　　3 劑，水煎服。忌生冷，以試觀動靜！

　　過幾日，林某帶孫前來，見口水大減，效不更法，囑前方再服 5 劑。一週後又來，口水已止，囑再囑 2 劑，以鞏固療效！

　　口水外溢，水陰也，《內經》謂：「飲入於胃，游溢精氣，上輸於脾，脾氣散精，上歸於肺，通調水道，下輸膀胱，水精四布，五經並行。」

　　這段經文是在說明飲食入胃後經過腐熟消化，整個的

氣化過程。水穀的消化、運轉、輸布全賴脾腎之陽來去推動。口水外溢定是脾腎兩臟之陽氣不足即熱力不足所致。

　　本例用「平胃散」健脾燥濕，「二陳湯」利氣調中化濕，乾薑暖脾胃，離照當空，陰霾自退，附片壯腎火，腎火蒸騰水化為氣，用滑石者助水從小便而下，故而奏效！

　　兒童流口水，往往是一種生理現象，但量很少，隨著年齡的增長，多不治而癒。如到四五歲口水仍不斷外流就當治療了。輕者用土炒白朮研粉，用霜桑葉煮水送服多可投藥即效！

例　李某之子 5 歲，住安徽省政府大院，當時筆者在合肥開門診，1985 年 9 月 20 日求治。其母代述，2 年來易於出汗，常常上半身前胸後背汗出如洗，衣服盡濕，易感冒，求治過西醫、中醫均見效甚微。

見小兒體瘦面黃，舌淡，證屬衛陽不固，治以補中益氣湯加味。

【處方】升麻 3 克，柴胡 3 克，生黃耆 10 克，太子參 10 克，當歸 5 克，焦白朮 5 克，地骨皮 5 克，五味子 5 克，陳皮 3 克，炙甘草 3 克，大棗 2 個，生薑 3 片。

3 劑，水煎服。

上方服 1 劑即見效果，3 劑後基本痊癒。囑再服 3 劑。9 月 29 號其母來謝，已不再自汗。因小兒以往易於感冒，上方去地骨皮、五味子，加麥芽 3 克，雞內金 3 克，每 2 日 1 劑，再服 5 劑。

3 個月後其母登門致謝，小兒長胖了，而且從服藥後未再感冒過。

補中益氣湯功能昇陽氣，補衛氣，固表止汗，提高人體的免疫力。地骨皮止潮熱自汗，五味子補肺益腎，可退熱斂汗，加此二味故收效甚捷。

補中益氣湯，前賢陳修園謂係治陽虛外感之良方，筆者臨證時凡遇易於感冒者投以此方 10 劑或 10 餘劑，效果

甚著！

　　【提示】可選用的止汗方：玉屏風散；生龍骨、生牡蠣、山萸肉；霜桑葉焙酥研細末，浮小麥煮水送服；麻黃根、浮小麥；五倍子焙酥，研粉，醋調膏，敷肚臍！

四　小兒腹瀉

　　小兒消化不良性腹瀉，是兒童時期常見的一種胃腸疾病，特別好發生於夏秋季節，又稱腹瀉，俗稱拉肚子。

　　腹瀉之因最多者一個是食積即吃乳或飲食過多，引起消化不良而致瀉；一個是嗜食寒涼之物如瓜果涼茶冷飲類導致脾胃火力不足，無力腐熟運化所食之物而致腹瀉，特別是炎夏季節這種腹瀉最為常見。

　　臨床表現為腹脹、腹痛（較輕微），厭食，大便稀爛，色黃或青綠色，或帶有黏液泡沫，或有不消化的食物。因食積而腹瀉者其便酸臭，出氣噯腐，治以健脾化滯理氣之方，如「五味異功散」加麥芽、焦三仙、生薑、大棗，煎服，效果良好。

　　因少腹受涼或嗜食涼食引起者，治以薑汁炒吳茱萸、乾薑片、炙甘草、焦山楂，如瀉出物色綠若水，加附片、肉桂，往往投藥即效，如再以吳茱萸細粉食醋調膏敷肚臍則效果會更好！

　　單用吳茱萸粉用溫醋調敷肚臍亦有捷效。

　　另用炒車前子煎水不僅收效快而且小兒易服，《藥性賦》有「車前子止瀉利小便」之語，筆者受此啟發，將車前子微火炒響，研碎或加入小兒喜食之湯水中服之，多獲效驗！

　　因小兒服藥困難，筆者多用外治法進行治療，今列幾

法如下。

1. 炒吳茱萸粉、胡椒粉以 3：2 混合均勻，瓶裝備用。

【用法】溫開水調成糊狀，做成如棋子大的藥膏，貼在臍部，設法固定，每日換藥 2 次，一般 1～3 天可癒。用後要注意不可使皮膚過敏，若用後皮膚有輕微的發紅，不妨礙用藥。

2. 硫黃粉適量，生薑自然汁調成糊狀，用法如一，一般 1～3 天可癒。

流行性腮腺炎

　　流行性腮腺炎為流行性腮腺炎病毒經唾液吸入傳播而發病，以兒童發病為多。其症狀特點是腮腺部位非化膿性腫、痛，常波及頜下腺和舌下腺，亦可併發睪丸炎或卵巢炎、腦膜炎。本病常突然發作，先有發熱，繼而出現腮腺腫大（一側或兩側），腫塊堅韌，邊緣不清，表面皮膚不紅而有熱燙感，有壓觸痛，張口、咀嚼或吃酸性食物均可使痛加重，一般 4～5 天後腫可消退而漸癒。該病中醫稱為痄腮，認為是感受溫毒病邪，腸胃積熱與肝膽鬱熱，阻遏少陽經脈而成，是兒童的一種急性傳染病。

　　筆者介紹兩方，內外兼用，一般1～3 天即癒。

　　1. 大青葉 30～50 克，水煎湯，代茶飲。

　　2. 威靈仙（切碎）50 克，陳醋 200 毫升，泡 2～3 小時，再煎熬至餘醋約 100 毫升，過濾，備用。

　　【用法】紗布 3～4 層，大小略大於腫脹範圍，外以塑料紙蓋貼，膠布固定，每天換 3 次。大多數 1～3 天即消。

　　若小兒不願服藥者，光外用此藥亦可。

　　用上兩方或單服或單外敷均有良好的效果，合用效更佳，一般 1 日即消。

　　單用大青葉量不能少於 30 克，沒有大青葉，用板藍根 30 克亦可，用量可達 60～100 克。

六　百日咳

百日咳是兒童的一種常見性傳染病，西醫認為是百日咳桿菌侵入呼吸道引起的，如治療不當，嚴重者可引發肺不張、肺氣腫、支氣管擴張。

中醫稱為「頓咳、疫咳」，多因外感風寒或風熱所致。茲舉兩例如下：

例 1　常某，男，6 歲，臨泉縣南六里小常莊人，1967 年初秋就診。其父代敘已咳嗽一個多月，咳時流涕淚，彎腰弓背，一陣咳嗽後會長鳴一聲，全身出汗，黏痰。縣醫院診為百日咳，也吃了村醫生 5 劑中藥，沒什麼效果。此證應是肺有鬱熱，肅降失調所致。

【**處方**】北沙參 10 克，炙百部 6 克，川貝母 3 克，旋覆花 3 克，五味子 3 克。

3 劑，水煎服。

上方服完咳嗽大減，又服 3 劑而癒。

例 2　王某之子，4 歲，小常西邊半里路六里王莊人，1967 年中秋節後經上例常某之父介紹求治。頓咳近一個月，打過針也吃過中藥，不見好轉，咳時面紅耳赤，伸頭弓腰，流涕流淚，最後咳出黃白色樣黏痰，吃飯時多引發咳嗽，夜間往往有三四次。

同樣以常某方 3 劑，效果不顯。問其父是否患過感冒，其父講是感冒過，但掛水治好了。思來想去應是餘邪未清之故，隨開給麻杏石甘湯加陳皮、款冬花 2 劑。服後明顯減輕，又在原方加遼細辛 1 克，又服 2 劑，療效更好，又繼服 3 劑而癒。

小兒咳嗽頗多常見，茲介紹幾個有效方如下：

1. 款冬花適量研粉，加入煉蜜中攪勻，隨意服食。

2. 炙百部、炙馬兜鈴、炙乾草各等份，乾薑減半，煎水代茶飲。

3. 遼細辛、蜜五味子、炙甘草、乾薑片各等份，對遇風冷即咳嗽吐白痰者效果甚好！

七　疝　症

　　小兒天資嬌嫩，不耐寒熱，少腹陰器最易受冷而致疝症；小兒睪丸腫大是疝症的一種，因寒而致者十之八九，因濕熱而致者十之一二而已。

　　其實該症不論寒熱，均是足厥陰肝經和任脈二經受病。因肝脈繞陰器，任脈起於中極之下，上毛際，循腹裡上關元，諸疝之屬也。

　　例 1　1959 年夏一個星期六下午 4 點許，筆者從李營小學去臨泉縣城關糧站買糧，返回時途經代營村的一棵大樹下，放下面袋稍事休息。

　　這時代某抱著個四五歲的男孩，他主動向我打招呼：「張老師又扛麵了。」他抱著孩子剛從鄉醫院回來，小孩左側睪丸腫大已 2 個月，治療乏效。

　　我考慮了一下，隨告知：外用鹽炒小茴香一把，煎水待溫，用白布浸水把陰囊包住，涼了再換。看到他手中的旱煙袋，告知吸菸待燙時熨腳心湧泉穴，再把香點著飛快點一下左大敦穴，但不得燒傷。

　　過了一段時間又是星期六下午 4 點左右，我又到那棵樹下，剛放下麵袋，代某來了，很高興，他用上法治好了兒子的疝氣。這也是得益於熟背藥性及針灸歌訣，巧變其法，沒想到竟收到良效。

例 2　1985 年 5 月，筆者在合肥市淮河路西段民政廳旁開了個小門診，專治骨質增生症及腫瘤腫塊。8 月的一天下午，一位馬姓女士帶一個 5 歲男孩，自述在工商所工作，是省高級法院老領導介紹她來的，小孩子別無什麼病，就是左邊睪丸有點腫大，已 2 個多月，也沒少治。在省城不乏藥物，突然想起吳茱萸有「陰毒腹痛疝氣求」「橘核陰腫效更高」，荔枝核有「疝氣卵腫勿徘徊」之句來，隨告知橘核仁、荔枝核均打碎，微焙，研粉等量，淡鹽湯餵服。

後來馬女士來述，用淡鹽湯調小孩不願意吃，她把藥粉放在小孩喜歡吃的麵湯裡，吃了三四天就有效，大概吃了 10 多天就好了！

附治疝普通用方：川楝子肉焙黃，薑汁炒茱萸，金桔核焙（如無橘核仁代之），等量研粉，淡鹽湯送服！外用灸大敦穴、三陰交。

八　夜間啼哭

例　小兒於夜間啼哭不睡，一個是脾胃受涼，一個是心中有燥熱。

脾胃受涼表現為手足少腹發涼怕冷，面青唇白，多伴不欲吮奶，可用炙甘草、乾薑、雲苓、陳皮治之；心中有燥熱擾亂心神者，多見面赤舌紅，小便色黃，可用淡竹葉、燈心草、梔子多可投藥即效。

另有一種不因寒熱之夜啼，用蟬蛻之腹研成細粉入乳汁中攪勻餵之，其效甚好。

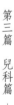

九　小兒口腔潰瘍

　　例　王某之子名彤彤，6 歲，住安徽合肥鋼鐵廠，1985 年 6 月由其母王女士帶來求治。小兒發育尚可，令其張口，見舌尖及兩腮內均有多個紅色潰爛點。

　　其母代敘，口腔反覆潰爛已 2 年多，常開口吐舌，吃了不少核黃素雖有好轉，但不能痊癒，也強迫其吃了一些中藥，但終難見很好療效。

　　彤彤一再喊叫，堅決不吃中藥，因中藥太苦太難吃！彤彤的理由代表了大部分兒童的心理，兒童吃中藥大多是被迫，再不然家長就強逼硬灌。筆者隨對彤彤講：好，爺爺不給你吃苦藥！隨開處方：

　　生地 5 克，淡竹葉 10 克，木通 7 克，生甘草 5 克，5 劑，囑煎湯加蜂蜜調味，代茶飲，忌辛辣，不可吃太飽！

　　5 劑藥吃完，王女士來述，藥不苦，彤彤願吃，吃兩天就開始生效，現全好了，問是否還要再吃幾劑。

　　筆者告之，不用了，可用鮮竹葉剪成條，加生甘草少許，開水沖泡當茶飲 10 天即可。大約 2 個月與王女氏相遇，她再三稱謝！

　　上方即「導赤散」，方出宋代錢乙之《小兒藥證直訣》，清‧陳修園之《時方歌括》曰：「導赤原來地與通，草梢竹葉四般攻，口糜莖痛兼淋瀝，瀉火功歸補水中。」

此方治療口舌生瘡，凡心肝火盛者，投之即效。不只用治小兒，成年人亦可用之。若口瘡之輕者，用竹葉、甘草，即可收功，嚴重而久者可酌加梔子、金銀花。

此方加金銀花亦是治療尿道發炎，表現為淋瀝澀痛、尿道灼熱者之良好方藥！

【提示】治小兒口腔潰瘍外用方：生吳茱萸曬乾，研細粉，醋調膏，敷雙足湧泉穴，夜敷晝去。

十　嬰幼兒黃疸病症

　　例 1　王某之孫，5 個月，北京市朝陽區紅廟人，1998 年 8 月求治。因 1996 年夏，《人民日報・海外版》總編吳先生患右手拇食二指麻木，經筆者用針灸治療 10 次而癒，因此《人民日報》於同年 5 月 11 日以《銀針銀發治頑疾》進行報導後，人民日報社醫院特聘筆者到該醫院應診，求醫者甚眾，接治了不少的疑難雜症。

　　王某之孫即是其中之一例。

　　患兒出生後半個月即患黃疸型肝炎，求過西醫，也求過中醫治療半個月，病情益進，日瀉 10 餘次，見患兒全身及兩眼泛黃，骨瘦如柴，其母述：孩子大便日 10 餘次，哭鬧聲低，吃奶後有時嘔吐，大便帶有沒消化淨的奶瓣，但體溫不高。

　　於是處以自擬**健脾利濕湯**：茵陳 5 克，焦白朮 5 克，車前草 3 克，生甘草 3 克，大紅棗 3 個（去核）。囑以煎湯代茶，多次溫飲。

　　上方服至 5 劑，大便成糊狀，吃奶不再嘔吐，效不更方繼進 5 劑，諸症漸輕，治療一月而癒！

　　以此方為基礎，在臨證時進行加減治癒了不少的嬰幼兒黃疸病症，方藥 5 味，茲將其各自的性能分解一下。茵陳味苦辛性微寒，入肝、膽、脾經，功能清熱利濕，諸種肝炎均可選用；白朮味甘苦性溫，入脾、腎經，為健脾益

氣首選藥之一，功能和中燥濕，利水止汗，並有治黃疸之效；車前草味甘淡性寒，入肝、肺、腎、膀胱、小腸經，功能清熱利水，祛痰止瀉，亦有消除黃疸之效；甘草味甘性平，入脾、胃、肺經，其性可上，可下，可裡，可表，通行十二經絡，功能補中益氣，調和諸藥，凡脾胃虛弱、食少便溏、腹痛心悸、傳染性肝炎均可選用；大棗味甘性溫，入脾、胃經，味甘適口，功能和陰陽，調營衛，生津液，養脾胃，和諸藥，解百毒，常作藥引之用。

總觀上方，除大棗外，其餘 4 味均有消除黃疸之功，且焦白朮與大棗同用實有「見肝之病當先實脾」之意。五藥相輔相成，其性不涼不熱，共奏健脾和中、利濕退黃之功。

此方不僅用以治小兒黃疸型肝炎，臨證加減亦可治療成人之急性或慢性肝炎。

例 2　茲再舉一例嬰幼兒黃疸：筆者之摯友趙忠禮先生，安徽省蚌埠江北機械廠退休職工，2004 年 8 月筆者在北京接其電話：女兒生一女嬰，剖宮產，隨母住院 10 多天出院，在住院期間及出院後嬰兒煩躁不安，常常哭鬧，一個月黃疸仍不消退，請市某醫院中醫兒科專家診治，服中藥近 20 劑，每天拉稀便 10 多次，黃疸還是不退，嬰兒仍煩躁哭鬧，請予開方。

因老友略知醫，隨電話告之：茵陳 5 克，大紅棗 3 個，生甘草 3 克，即茵陳加大棗甘草湯，煎湯代茶隨意飲用。不意 10 天後，老友來電致謝，上方只吃 10 天而癒。

臨證真傳

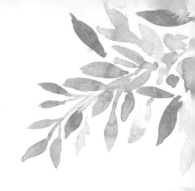

第四篇 ——

皮膚科篇

一　膿皰瘡

膿皰瘡又叫黃水瘡、滴膿瘡，是夏秋季節的一種多發性皮膚病，傳染性極強，好發於兒童的頭面耳項或前胸後背處。只要接觸了患兒的衣服、手巾，或與患兒皮膚接觸，2～3 天即可發病。

初起為少數散在性的紅斑，繼而迅速變成粟米樣水皰，皮膚瘙癢，破而流出黃膿水，膿水流到之處或手抓時帶膿水，即可蔓延不止，常可延及全身，到寒冷時多可自癒。發病原因係脾胃濕熱，汗水得不到清洗，污染皮膚，與外界的暑濕風熱互相搏擊而成。

現代醫學認為主要是金黃色葡萄球菌、鏈球菌感染而成，但用抗生素類藥治療收效較慢。

茲介紹數方如下：

（一）外治法

1. 自擬「**潔膚解毒祛濕湯**」：黃芩、黃柏、苦參、地膚子、荊芥、白礬、青蒿、薄荷。

以面積多少取量，局部用紗布蘸藥洗漬後濕敷片刻，日 2～3 次。全身者，臥藥汁中浸浴。3～7 日可癒。

2. 吳茱萸（微烘）研粉，以白凡士林調成 20%的軟膏，每日塗搽 3 次。3～7 日可癒。

3. 苦參、土大黃各等份，煎湯溫洗患處，洗後拭乾。

取大黃 90 克，黃柏 90 克，青黛 30 克，滑石粉 45 克，枯礬 15 克，共研極細，撲之。每日 1～2 次。通常 1～3 日可癒。

此方係已故安徽中醫學院查少農教授所傳，經試用效果甚好。

（二）內服藥

1. 自擬「**解毒袪濕湯**」：升麻、荊芥、牛蒡子、連翹、地膚子、丹皮、蟬蛻、青蒿、生甘草、紫花地丁。水煎服。每日1劑，7日可癒。

2. 自擬「**利濕潔膚湯**」：黃柏、黃芩、青蒿、木通、土茯苓、龍膽草、薄荷、丹皮、銀花、生甘草。水煎服。

治療本病，要在用藥的同時，注意保持皮膚清潔衛生，不出痱子。

治癒後，於第二年夏季，可用野蒿（即黃蒿）、薄荷、荊芥，煎水清洗頭部及生長過黃水瘡的皮膚，每週洗 2 次，連洗 2～3 週，可不再生黃水瘡。或用嫩黃蒿搓出綠汁塗搓頭部及皮膚，每週 1 次，連塗搓 2 週，亦可預防。

二　蕁麻疹

蕁麻疹又名風疹塊，中醫稱為隱疹或風瘑。多因內蘊濕熱，風寒鬱於肌腠而發病，或因對某些物質過敏所致。

皮膚出現大小不等的團塊，如麻如豆，甚者成塊成團，高出皮膚，呈水腫樣，其色或紅或白，劇癢難忍。

色紅者屬風熱，色白者屬風寒。反覆發作經久不癒者多為氣血虧虛。

今列治法如下：

1. **針灸**：急性發作劇癢難忍者，不論風熱、風寒或是過敏，針雙曲池，立能止癢而癒。

針法：取 26 號 3 吋毫針，常規消毒，入針至地部，有針感後即提針至天部之下，再以 15 度角沿手陽明經循行線向上刺，旋轉得氣後問患者是否還癢，若回答不癢了，令其用手搔抓，再回答不癢了，即可出針，一般一次即癒。

2. 疹色紅者用自擬「**隱疹立消湯**」：生地 30 克，丹皮 20 克，桑葉 15 克，金銀花 30～50 克，蟬蛻 15 克（打末），地膚子 15 克，薄荷葉 15 克，青蒿 30 克（後下）。

水煎服，往往 1 劑即癒。

3. 疹色白者用自擬「癢消湯」：荊芥穗 15 克，獨活 15 克，牛蒡子 20 克（炒搗），蛇床子（淘去泥）15 克，地膚子 15 克，蒼耳子 15 克（炒搗），生薑 15 克（切碎），製首烏 20 克，當歸 20 克。

水煎，早、晚飯後 1 個小時各溫服 1 次。

4. 反覆發作經久不癒者自擬「頑癢湯」：生黃耆 20 克，黃精 30 克，當歸 20 克，酒白芍 15 克，荊芥 15 克，白鮮皮 15 克，炒枳殼 25 克，蛇床子 15 克。水煎，分 2 次，早晚飯後 1 小時溫服。

濕疹是一種常見的過敏性炎症性皮膚病，發病的主要原因多為過敏性體質，受到外界的刺激因素，如花粉、灰塵、日光、風寒濕熱、某些藥物，或精神因素如憂鬱、失眠、緊張等，均可引起發病，或使病情加重加劇。臨床表現皮疹具有多形性、瀰漫性、滲液流汁；皮疹常常對稱分佈，好發於四肢的屈側、手部、面部、腹股溝、陰囊（又叫陰囊濕疹）、肛周（又叫肛門濕疹）等部位。皮疹表現為紅斑、丘疹、水皰、糜爛、滲液、結痂、邊界不清。皮膚有陣發性劇癢，纏綿難癒。臨床上分急性、慢性兩種。筆者治療此症，如係病變範圍較大或全身者用「健脾利濕祛風湯」，如局部者用「地硫膏」，多能很快治癒。

1. 自擬「**健脾利濕祛風湯**」：青蒿 30～50 克（後下），蒼朮 15 克，白朮 15 克，炒薏仁 50 克，丹皮 15 克，黃芩 15 克，地膚子 15 克，荊芥 15 克。

水煎，分 2 次，早晚飯後 1 小時溫服。

2. 自擬「**地硫膏**」：地榆粉（炒熟研粉）、硫黃粉、雄黃粉、凡士林，以上劑量為 2：1：1：6。

【**製法**】先將凡士林溫化，再下以上 3 種藥粉，攪拌均勻，瓶裝備用。

【**用法**】溫水洗淨患處，拭乾，塗上藥膏，每日 3～5 次。

四 皮膚瘙癢

皮膚瘙癢症中醫稱風瘙或瘙風，因濕熱蘊於肌膚，不得疏泄所致，或因血虛肝旺，生風化燥，肌膚失於血液的滋養而成。臨床表現為皮膚無原發性損害，自感遍身瘙癢，夜間尤甚，常因劇癢難忍用力搔抓以致皮膚破損滲出水液或血液，癢止後皮膚留有明顯的抓痕和色素沉著，甚者或有結痂。

血虛肝旺引起者多為老年人，因老年人的皮膚老化萎縮，皮膚血運差，失於滋養而乾燥，故易於發癢。老年人皮膚瘙癢，冬秋季節發病多或症狀加重，春夏季節發病少或症狀減輕。

筆者治療此症，擬有兩方。

1. 濕熱蘊於肌膚，抓後皮膚易於流出黏液甚或血液者，用「**祛風清肌湯**」。

【**處方**】薄荷 15 克，連翹 15 克，獨活 15 克，野菊花 30 克，黃芩 15 克，白鮮皮 15 克，茵陳 20 克。

水煎，分 2 次，早晚飯後 1 小時服。

2. 若係血虛肝旺或老年性皮膚瘙癢，用「**滋陰潤肌湯**」。

【**處方**】生地 30 克，生首烏 15 克，當歸 15 克，白芍 15 克，黃精 30 克，丹皮 15 克，桑葉 15 克，荊芥穗 15 克。

水煎，分 2 次，早晚空腹溫服。如大便經常秘結者加決明子 20～30 克。

病例如下：

例 1　劉某，男，38 歲，深圳二建職工，1993 年 3 月求治。

患者全身皮膚瘙癢 8 年，一年四季均癢，唯春夏陰雨季節加重，飲酒，吃辛辣、海鮮、牛肉均可誘發或加重。患者身體健壯，身上及兩臂外側佈滿暗褐色抓痕，開給「祛風清肌湯」，共服 18 劑而癒，追訪 6 個月未見復發。

例 2　趙某，男，55 歲，廣州鐵路職工，1989 年 8 月求治。

患者別無不適，唯經常便秘，患皮膚瘙癢症 5 年，每遇秋末及冬季加重，常常夜間惡癢難耐，屢治無效。見前胸後背留有抓痕，皮膚明顯乾燥，開給「滋陰潤肌湯」加天冬、決明子，共服 20 劑而癒。1992 年 12 月與筆者在華海大廈相遇，自述自從治癒以後從未復發過。

五　毛囊炎

　　毛囊炎即中醫外科之癤癤，發病原因係熱毒內蘊或外受熱邪而發，多發生在炎夏季節。

　　西醫認為，本病是葡萄球菌侵入毛囊而引起的一種化膿性皮膚病。本病好發於毛髮及易受摩擦的部位如頸後、頭皮及上背部。

　　發病初期，毛囊口發紅、痛癢，並很快腫脹變成圓形頂部帶白頭的膿皰，膿皰數目不一，成批出現而互不融合，周圍有紅暈，一般 3～7 天膿出腫消而癒。但往往是此癒彼發，容易感染。

　　生在毛髮少的皮膚上易癒，生在多毛髮處者難癒。瘡形雖小，但卻比較疼痛，今列舉數方均能藥到腫消痛減。

　　1. 生大黃粉 10 克，冰片粉 3 克，75%酒精調成糊狀備用。用前患處以溫開水清洗，拭乾，然後用藥膏敷上，乾即更換，2～3 天即癒。

　　2. 炒地榆研成細粉，食醋調成膏，備用，用法如第一方。

　　3. 生南星研成細粉，冷開水隨用隨調成稀膏。

　　【用法】每日塗藥 5～7 次，一般 2～3 天即消。

　　4. 五倍子曬乾，研極細粉，食醋調成膏即成黑色，以配好後 3～7 日的效果最好，瓶裝勿洩氣。

　　【用法】同第一方。

以上四方全是外用，今再列內服方一首。

【處方】黃芩 15 克，升麻 10 克，野菊花 30 克，地丁 30 克，連翹 15 克。

水煎服，每日 1 劑，連服 3～5 劑，瘡瘤可不再生長。若大便乾結，可加決明子 10～20 克。

六　疔瘡

疔瘡又名疔毒，因其形小根深，堅硬如釘而得名，是一種急性感染性炎症。

中醫認為此症發生多係飲食不節，恣食肥甘，嗜酒過度，毒邪蓄結而成。

《中藏經》云：「由喜怒憂思，衝寒冒熱，恣飲醇酒，多嗜甘肥，毒魚鮓漿，色慾過度所為也。蓄其毒邪，浸漬臟腑，久不瀘散，始變為疔。」

其症多發生於頭面手足，初起之時，四周紅腫，根部堅硬，突起如粟，疼痛麻癢，以跳痛為主。

生於口鼻周圍者，較凶險，切忌擠壓，恐感染變生走黃，即西醫之敗血症。該症宜及早治療使之消散為上。以下幾方可使之消散。

1. **五味消毒飲**：野菊花 50 克，紫花地丁 50 克，蒲公英 50 克，金銀花 50 克，紫背天葵子 15 克。煎濃汁一大碗約 400 毫升，乘溫熱不燙時一氣服下，蓋被發汗則收效快速。

若係天氣較冷，不易出汗，可於服藥後加服阿司匹林 0.5～1 克，以求得汗，或用大蔥白七枝煎湯熱服亦可。五味消毒飲為治療瘡腫毒良方，多收良效。

2. 芙蓉花（如無花用葉或樹皮、樹根均可，鮮品優於乾品，花優於根皮葉），乾品研粉後用陳醋調敷，乾則更

換，若係鮮品加陳醋搗成膏狀，鮮花加醋更少一些，多則難以成膏。

3. 明雄黃 10 克，生白礬 10 克，官粉 10 克，冰片 10 克，共研極細末，冷開水調敷，多敷為妙。

4. **針刺法**：癤瘡生在頸後、面部，用三棱針在大椎穴刺破放血；生在兩足部者，在委中穴刺破放血；口唇及鼻翼兩側者，針合谷，亦可使之消退。

七 癰 疽

　　癰疽是一種急性化膿性炎症。中醫對癰和疽的區別是，癰發在皮內肌肉，疽在深處多發生筋骨之間，《醫宗金鑑・外科心法要訣》有「疽由筋骨陰分發，肉脈陽分發曰癰」之句。

　　西醫認為癰疽是金黃色葡萄球菌感染引起的一種急性化膿性炎症，癰的症狀是局部紅腫熱痛明顯，疽相當於西醫的深部膿腫，局部紅腫不明顯，但有疼痛和壓痛，患處常伴有運動障礙。癰疽如治療不及時，常會化膿潰破。如治療及時一般多能消散。

　　筆者在臨床中遇到癰疽發病時間在二三日內就醫者，消散者要占95%以上。

　　今將常用的幾法介紹於下。

　　1. **仙方活命飲**：當歸 15 克，赤芍 15 克，製乳香 12 克，製沒藥 12 克，陳皮 12 克，白芷 12 克，穿山甲 10 克（打碎），皂角刺 10 克，生甘草 10 克，金銀花 30 克，大貝 20 克（打碎），花粉 15 克，防風 10 克。

　　能飲酒者用 50 度以上白酒煎服，不能飲酒者用水煎服，或在煎時加幾盅白酒，不論酒煎或水煎，煎滾 30 分鐘，藥汁約 300 毫升，分 2 次。癰疽在胸膈以上者飯後 30 分鐘溫服；胸膈以下者飯前 1 個小時溫服。少則 1 劑，多則 3 劑必消。

2. 活絡效靈丹加味：當歸 20 克，丹參 20 克，生乳香 15 克，生沒藥 15 克，炮山甲 15 克。

紅腫熱痛明顯者加連翹 15 克，癰疽深、不紅腫者加鹿角片（打碎）15～30 克。水煎，服法同仙方活命飲。此方係近代醫學家張錫純所擬，療效亦甚顯著，可以說是屢試皆驗。

以上兩方是內服方，今再列舉幾個外用療法，以供選用。

3. 製乳香 15 克，製沒藥 15 克，製血竭 30 克，明雄黃 30 克，冰片 10 克。共研極細，瓶裝。用時用植物油調成膏，敷於患處，一般 1～3 天即消，一帖便癒。

4. 赤小豆，曬乾，研粉，陳醋或雞子清調成膏，敷患處，乾則更換。該方對紅腫熱痛者效果明顯。

5. 凡紅腫瘡毒初起，即以 26 號不鏽鋼針從腫處的四周向腫毒的中心部透刺，而後再從頂部先直刺到底，施行旋轉提插手法，而後提針到頂部皮下，分別向四周再各刺一下，出針，壓穴，隨其出血。此針法對癰疽初起者，往往一次即消，一次不癒者，可於第二天如法再針一次。

上述的癰疽針法，屢試屢驗，既方便，又經濟。不是針灸醫生，或一時不備針灸針，可用長一點的縫衣針帶線（以防針體全部進入皮下）治療。此針法筆者命名為「癰疽腫毒九針消」，簡稱「九針消」。在針刺時要嚴格進行常規消毒，以防感染。今舉兩例如下。

例 1　常某，男，16 歲，1972 年夏季的一個傍晚求

治。筆者家屬當時在農村，同村的常某在其父的幫扶下一拐一拐地去找我治療。自述從昨日早晨起床時發現左腹股溝處一個如杏大的腫塊疼痛，去村衛生所打了兩針、吃了西藥無效。查見左側腹股溝處有個雞蛋大的腫塊，不紅，一觸即痛，左腿只能半伸。

即找長縫衣鋼針一根，針眼穿上稍粗的棉線，用白酒清洗消毒後，飛針急進到腫塊底部，迅即提到頂部皮下，又向腫塊四周急刺四針，不到 10 秒鐘就刺完了 5 針。即此一次腫消痛止而癒。

這種用縫衣針的刺法，要求手法飛快，直進直出，不必刺 9 針，否則患者會忍受不了疼痛。

例 2 劉某，男，30 多歲，農民。1973 年 4 月筆者到友人家去，劉某前去求治。其右側環跳穴內上方有一腫塊，大如鵝蛋在皮下，發現已 3 天，以手按壓叫痛。

余隨身有針灸針及酒精棉球，遂施以九針刺法，每針刺入均旋轉數次，三四分鐘畢，第二天早飯後已縮小如梅子。患者怕痛，已不再針，3 天後腫消無芥蒂。

此針法對腱鞘囊腫和纖維瘤、皮脂腺囊腫等如杏大小的腫塊亦有很好的療效。

八 臁瘡腿

　　臁瘡又名臁瘡腿、爛腿、裙邊瘡，發生於臁骨（即脛骨）內外側，尤以下端內踝上三寸處為好發部位。

　　中醫認為發於外側者屬足三陽經濕熱結聚而成；發於內側者屬足三陰經血分之虛熱夾濕而成。然而此病的發生大多係外傷或蟲咬感染而成。

　　初起時癢痛紅腫，繼而潰破滲液，津津綿綿滲流不斷，肉色紫暗，臭穢惡癢，纏綿難癒。下列數方，不論多麼年深日久之頑臁，多能很快收效。

1. 雄樟散

　　明雄黃、樟腦精，以 9：1 共研細末，瓶裝，備用。

　　滲水者，先以艾煎湯洗淨後再用上藥撒敷患處，每天三五次。每天可用艾湯清洗一次。如已結痂，不必清洗，任其痂自落則癒。

2.「銅雄臁瘡丹」

　　明雄黃、真銅綠，10：5，合研均勻，瓶裝。如塗藥後疼痛，減少銅綠用量或 10：2，先用艾煎湯清洗患處，若患處滲液多，乾撒，每天三五次，水多撒藥可多，水少可少撒藥，如患處滲水很少，用涼開水調藥成稀糊狀，搽患處，可很快止癢收斂結痂。

　　痂要任其自掉，若結痂後仍癢，仍以藥水調塗之，癢便自止。

3. 陳灰散

風化石灰（3 年以上者，過細篩除去渣滓，如無陳者，數月者亦可），樟腦，10：1。合研均勻，瓶裝，備用。

用法如上兩方，但對滲液綿綿而多者效果甚好，只乾撒，每日數次，以厚敷為妙。

以上三方，全係外用，且配方簡單，療效可靠，今舉兩例以茲說明。

例 1 宋某，男，52 歲，農民，1980 年 4 月求治。15 年前的夏季，右下肢內側因蟲子咬傷而感染潰破。10 多年來多方治療實難取效。症見右側內踝上有長約 10 公分、寬 4.5 公分的潰瘍一處，色暗紫，味腥臭，自述惡癢難忍。

家中 5 個孩子，家境十分艱苦。余憐其貧，贈送上第二方藥粉 150 克，交代用法而去。過了 3 個星期，患者親自送來玻璃匾額一塊，感謝之情難以言表。

例 2 申某，男，60 歲，市民，1980 年 9 月求治。患者右踝內側上 3 吋處有 5 公分×4 公分潰瘍一塊。於 10 年前該處生幾個紅色疙瘩，微癢，用手抓搔了幾下反而愈癢，忍不住反覆搔抓以致皮破津流，從此再難癒合，時時流出腥臭污水，多方治療未能收效。給予配製陳灰散 200 克，半月而癒。

九　尋常疣

　　尋常疣又名疣子、刺疣、千日瘡，好發生於手背、指背、頭皮、面部，而以頭皮和面部為多見。

　　初起如粟，漸漸長大如黃豆大，或者更大，突出皮膚，蓬鬆枯槁，狀如花蕊，少則一個單生，多則三五成簇，摩擦擠壓後會滲出血來。

　　筆者遇此症就將簡易特效方法告訴患者，多能很快治癒。茲將方法列述如下。

　　1. 若係單發或數目不多者，不論根之大小，疣體高達 3 毫米以上者，均可用青年婦女黑髮一根，繞著疣體根部纏緊 5～7 圈，紮纏時應感到有輕微的痛感，外用膠布蓋貼防止頭髮鬆開。一般 3～5 日即會連根脫落而癒。

　　2. **白礬地膚子湯**：白礬 30 克，地膚子（淘去泥沙者，乾品）30 克。加水 1000 毫升，熬煮至藥汁 500 毫升。以藥棉蘸藥汁濕敷在疣體上，每次 30 分鐘，一日 2 次。一般 5～7 日可癒。

　　上方出自《本草綱目》地膚子條下，對尋常疣數目多者效果甚好，余屢試均驗。今舉兩例為證。

　　例 1　友人李某，男，50 歲，幹部。從 1984 年秋季開始於右顴骨下緣感覺微癢，用手觸摸有一針頭大的肉性顆粒，半個月後長至黃豆大，高出皮膚 4 毫米，余告以頭

髮纏紮法，5 日而癒。以後面部又三三兩兩地生長出尋常疣來，凡是可用頭髮纏紮住者，均用頭髮纏紮而掉。

從 1984 年到 1989 年每年都要生長幾個尋常疣，均用頭髮纏紮而掉。

到了 1990 年 6 月，尋常疣開始在前額及兩額毛髮處生長，三五成簇，有的幾個根部聯合在一起，右額角上方一個疣子基底部如 1 分硬幣大小，上面發出 4 個頭來，蓬鬆帶刺。細數之下，僅頭部就有大小不等的尋常疣 59 個，前額髮際處 12 個，友人甚為煩惱。

筆者自熬地膚子白礬湯濃汁 1500 毫升，囑其每次倒出適量於小瓷盆內加熱滾一開，待溫時用紗布蘸藥汁邊濕敷邊稍稍摩擦。用藥 3 天，疣體上部開始發焦，10 日後全部脫落，至今未再生長。

例 2　陳某，女，54 歲，深圳市退休幹部。1993 年 5 月，右眼下開始感到微癢，數天後長出一大如黃豆的肉質腫物。

自己用紅花油塗抹幾次，反而紅腫起來，去某醫院外科檢查要做切片化驗，患者不同意，過了幾天來我處求治。見右眼下方一個黃豆大腫物，堅硬，表面不光滑，用手觸摸有刺澀感，即開給上方，半個月而消。

十　頭　癬

頭癬，俗稱癩頭瘡、癩痢頭、白禿瘡，好發於青少年，尤其是偏僻的農村，發病率更高。西醫認為本病是真菌侵犯頭髮根部引起的一種頭皮部的傳染病。

中醫認為係胃經積熱，風邪襲於皮膚聚結不散，或由接觸傳染而發。初起時頭皮上有灰色斑點，小如桃花片，大如錢幣，逐漸蔓延成片，致使毛髮乾枯折斷或脫落，病程較長，纏綿難癒，頭皮甚癢，陰雨天尤甚。筆者治療此症，用外治法，每每應手而癒。

【處方】苦楝子 50 克（苦楝子比川楝子小，比川楝子毒，而外用治瘡癬濕疹效果比川楝子為佳，藥房售的是川楝子即金鈴子，亦可用），蘆薈 25 克，潮腦 10 克，75%酒精 1000 毫升。

先把苦楝子打成碎塊，然後 3 味一起放入酒精中浸泡 5～7 日即可使用。用前過濾去渣。時久者療效不如新泡者，3 個月以後藥效會減低。

【用法】先將患處用淡鹽開水溫洗乾淨，再用棉籤蘸藥塗搽患處，每日 2～4 次，一般 5～10 日可癒。

治療期間忌食雞鴨鵝及牛羊魚類。筆者用此方治療 30 多例，全部治癒。治癒時間，快者 5 日，慢者 30 日。

十一　帶狀皰疹

本病是帶狀皰疹病毒引起的常見急性皮膚病，多發生在胸脅及腹部的一側，呈帶狀，故名。症見皮膚嫩紅，帶有米粒樣的水皰，癢而痛，痛如火灼。

中醫稱之為丹毒，有纏腰火丹、蛇丹瘡、蜘蛛瘡之稱，由心肝經熱邪，鬱於皮膚而成。

治療應以清肝熱、瀉心火、涼血解毒為法。茲列內外治法如下。

（一）外治法

1. 加味拔毒散

明雄黃 50 克，枯礬 50 克，青黛 50 克，冰片 15 克。共研極細瓶貯。麻油調成稀糊，塗於患處，日 3～5 次，2～3 日即癒。

2. 鮮馬齒莧，搗糊，厚敷患處，療效亦佳。

（二）內服藥

1.「清肝解毒湯」

【功能】清肝瀉火，解毒消炎。

【處方】柴胡 10 克，黃芩 15 克，丹皮 15 克，膽草 10 克，梔子 12 克（打碎），赤芍 10 克，生地 20 克，青蒿 20 克（後下），薄荷 10 克（後下），生甘草 5 克。

水煎服。忌食辛辣、牛羊肉、酒類。

2.「板藍二丁湯」

【功能】涼血解毒，止痛消腫。

【處方】板藍根 50 克，紫花地丁 30 克，蒲公英 30
克，連翹 12 克，二花 15 克，薄荷 10 克（後下）。

水煎服。

上述兩方 2～3 劑可癒。

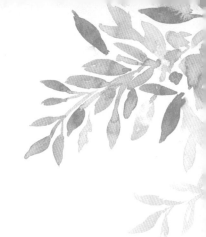

第五篇 ——

腫瘤篇

腫瘤係千古難療之疾，嚴重地危害著人類的健康。腫瘤的種類繁多，但就其性質而分，只有良性、惡性兩大類。

良性者，發病緩慢，症狀較輕，不轉移，危害人體健康較惡性為慢，有的並無危害。

惡性者，發病不論快或慢，但發展快，轉移快，危害人體健康快，症狀嚴重。

對於惡性腫瘤，現在的治療方法和治療條件，雖遠遠勝於過去，但最終的死亡率仍是很高的。

對於腫瘤，廣大的醫務工作者，無不在努力探索研究，中醫西醫都做出了前所未有的成就和貢獻。

筆者堅信，「世之萬物，有所生就必有所克」的道理。從 20 世紀 70 年代開始，筆者對部分腫瘤病症進行過研究、觀察和治療，雖沒有什麼成套的系統的理論可述，卻有不少的治癒之病例可以介紹。

茲將在臨床中收效快、療效顯著的病例介紹如下。

一　尤文氏骨瘤

例　李某，男，13 歲，其父係安徽省臨泉縣藥材公司幹部。右前臂腫脹、骨骼變粗、痠痛 6 個月。幾家大醫院均診斷為「右橈骨尤文氏瘤」，建議截肢，家長不同

意，於 1977 年 10 月求治。

患者是兒童，心理壓力尚不嚴重，尚未轉移，遂開給
「**消腫定痛膏**」厚厚敷貼，內服自擬效驗方「化瘤散」和
中藥仙方活命飲加減方。

化瘤散：製木鱉子、全蜈蚣、淨全蟲、炮山甲、金錢
白花蛇、血竭。研粉，瓶貯。每次 2～3 克，每日 3 次，
飯後溫開水送服。

仙方活命飲加減：赤芍、當歸、金銀花、浙貝母、白
芷、皂角刺、生黃耆、製乳香、製沒藥、生甘草、紫丹
參。水煎服。

以上 3 方並用，除中藥湯劑稍有增減外，餘方未變。
1 個月後，腫脹痠痛均有明顯好轉，4 個月後痠痛消失，
腫脹與左健側相比，相差甚小，如不注意觀察，已難辨其
相異。囑中藥每週服 3～4 劑，化瘤散減量 1/3，消腫定
痛膏堅持斷斷續續敷貼。

1978 年 8 月 3 日，去南京鼓樓醫院複查，X 光骨片
報告：「複查前片，與目前片對比，病灶有明顯治癒現
象，骨蝕反應全部消失，骨破壞已修復。從 1978 年 8 月
3 日片觀察臨床治癒無復發現象。」囑其堅持服藥 3 年，
以求鞏固。但只堅持數月，2 年後頭部腫塊突起，隨後不
久而病故。

二　巨型腹部腫瘤

　　例 1　梁某，女，56 歲，安徽界首市王集鄉王胡頭村人，1978 年 9 月 26 日求治。

　　1978 年春節過後，發現胃脘部一個腫塊，因不痛不癢，未引起重視。到 7 月，腫塊增大如拳頭，並有隱痛。經市、縣醫院治療無效，轉阜陽地區醫院，檢查腹腔腫塊數個，壓痛，質硬，診為腹腔惡性腫瘤。院方認為已無法治療，勸其回家。

　　患者面色憔悴，十分消瘦，痛苦萬狀。自言腹中如火，跳痛難當，五六日來，飲食俱廢，思飲冷水，而稍呷數口，立時全部嘔吐出來。以手按其腹部，整個腹部被一個高低不平的腫塊覆蓋，腫塊基本上呈圓形，直徑 21 公分，腫瘤真不小。

　　筆者暗思，飲食俱廢，服藥無法，至此險惡境界，神仙難為，唯待天終。且臨床以來，從未見過如此之巨大腫塊，治療實屬茫然。只得好言相慰，勸其子女拉回，另求高明。其子女見推辭不治，立即百般請求，用藥後就是立死，絕無怨言，願盡最後的心意。隨後筆者給消腫定痛膏 500 克，厚厚貼敷而去。

　　9 月 30 日上午 8 點，其子楊某高興而來，說腫瘤已有阻止之勢，患者心中已不再有火熱感，且可以喝點稀麵湯。用藥後不滿 5 日竟能收到如此奇效，深感消腫定痛膏

功效之奇異，更加堅定了我對它做深入細緻研究的信念。隨給「消積化癥散」一包，交代服法、用量。

10 月 7 日，患者在子女親戚等七八人的陪同下坐架子車而來，見筆者後笑逐顏開，下車後不用攙扶，自述腫塊縮小許多，已知飢餓，並很想吃有味的食物，每餐可吃兩小碗稀麵條或雞蛋湯。

查腹部已軟，腫塊已縮小了 2/3，壓痛輕微。又給厚貼消腫定痛膏而去。因患者離筆者近 20 公里，囑其在家注意休息治療，需要換藥或改處方，筆者親自前往。

10 月 10 日，楊某前來，說 7 日上午患者住在其妹家，中午吃了大半碗公雞肉，下午就感到腹痛，第二天回到家後，就拉肚子，並有點發熱。筆者隨和楊某騎車至其家，見患者便的全是紅白黏膿，知其感染痢疾。

從此以後，諸藥乏效，腫塊雖未增長，但飲食日漸減少，於 1978 年 11 月 14 日病故。

事後想來，如患者安臥在家，不吃難以消化和不潔淨食物，是不會感染痢疾的，尚有治癒之機。

消積化癥散：主治腹腔內的腫瘤腫塊，藥用全蜈蚣、炙鱉甲、製木鱉子、製殭蠶、雞內金（黃色、質厚、塊大、烘酥）、血竭、水蛭。研粉，瓶貯。每次 2～3 克，每日 2～3 次，溫開水送服。忌食辛辣、肥膩及難以消化的食物。

例 2 趙某，女，62 歲，安徽臨泉縣老集鄉趙大莊人，1981 年 3 月 24 日求治。

1980 年冬，上腹部感到不時隱隱作痛，逐漸加重，繼之發現一個如雞子黃大小的扁圓腫塊。1981 年 2 月經縣醫院鋇透，檢查報告為：胃底塊影 10cm×12cm。診為胃癌。住院治療後，症情有增無減，漸至飲食難進，醫生和家屬均認為治療無望，出院待終。

　　患者的女婿李某是臨泉縣化肥廠會計，在化肥廠劉書記的陪同下，拉患者來求筆者治療。

　　患者面色青暗，痛苦難名，呻吟不止。胃脘部腫塊堅硬如石，推之不動。其夫代述，半個月來，茶水難進，飲入即嘔，靠輸液維持。病入膏肓，十分棘手，實不想接治，唯恐徒勞。

　　劉書記係筆者友人，力勸治療，其家人亦一再表示，「死馬當作活馬醫」，效與不效決不抱怨。遂給消腫定痛膏 500 克，當即敷貼。

　　又開中藥如下：炙黃耆 30 克，黨參 30 克，焦白朮 15 克，雲苓 20 克，廣木香 10 克，砂仁 10 克，三棱 10 克，莪朮 10 克，薑半夏 12 克，炙甘草 10 克，高良薑 10 克，大棗 10 個，生薑 5 片。1 劑。水煎濃汁，代茶頻飲，以慢慢滲下為宜。

　　上劑藥嘔出 2/3，但總算是尚有部分藥物入腹。遵上方又開給 2 劑。4 日過後，服藥雖仍有嘔出但卻逐漸減少，疼痛開始減輕，並可以喝點稀粥。前方又開給 2 劑。

　　4 月 3 日，患者坐架子車來診，疼痛大減，腫塊縮小變軟。給消腫定痛膏 500 克，又開補氣化瘀之方。

　　【處方】炙黃耆 30 克，遼人參 12 克，焦白朮 15

克，三棱 10 克，莪朮 10 克，陳皮 10 克，薑半夏 12 克，砂仁 12 克，炙甘草 10 克，大棗 10 個，生薑如拇指大 2 塊打碎。

水煎濃汁，服法同上。

消積化瘀散，每次 2 克，放入稀湯內不讓患者知道，每日 2 次，並囑家屬可隨意增加一點。

4 月 12 日，三診。腫塊縮約 1/3，疼痛輕微，飲食增加，大便三五日一次，白天和夜間都能有較長時間入睡。

效不更法，共治療 4 個多月，服中藥 86 劑，消積化瘀散 1000 克，貼消腫定痛膏 7 次，腫塊完全消失，飲食、二便均正常。

1981 年 9 月，劉書記陪其家人送來匾額一塊，上寫「妙手驅病魔，奄息成新人」。「奄息成新人」意即奄奄一息，又活了過來之意。

1987 年 6 月，其夫陪同親戚前來治病，說其妻上次大病後，身體十分健康，並在大路邊上開個小賣店，日夜操守，並不覺勞苦。

三　賁門腫瘤

例 1　陳某，男，46 歲，農民，安徽六安市徐集鎮東方紅村人。當時筆者在合肥開門診。1985 年 10 月 21 日，由其弟陪同求治。

患者進行性吞嚥困難 6 個月，經多家醫院檢查均診為賁門癌。症見面色枯黃，重度貧血貌，心慌氣短，行動無力。腹中覺飢而不能吃，每餐只能喝點稀粥；若食米飯，咽至胃口，即阻塞難下。胃脘部時隱隱作痛，大便乾結如栗，脈沉細五至，舌淡苔薄。治法如下：

（1）消腫定痛膏外貼於賁門部。

（2）處以補脾理氣、消食化瘀之方。

【處方】黨參 40 克，生白朮 15 克，雲苓 15 克，廣木香 10 克，砂仁 15 克，陳皮 15 克，焦山楂 20 克，草果 10 克，莪朮 10 克，生白芍 30 克，生甘草 20 克，赭石粉 40 克，大棗 10 個，生薑 5 片。

水煎服 6 劑。因當時天氣涼爽，正是貼膏藥的大好時光，一般連續敷貼 7 晝夜不會發生過敏。患者走時約定 10 月 28 日上午來診。之所以和陳某約定來診的時間，是因為當時在旁的有《合肥晚報》記者潘先生和新華社安徽分社記者宣女士，這兩位記者對筆者治療骨質增生症和腫瘤想瞭解觀察，我想在 10 月 28 日上午，患者來時請他們也來，透過現場來瞭解腫瘤治療及療效情況。

10 月 28 日上午 10 點，二位記者來到診室，不一會，患者同其弟弟來到。患者坐下，首先稱謝，疼痛明顯減輕，飯量增加，進食較一個星期前順暢多了，大便不再乾結，身體狀況有了明顯的好轉。兩位記者鼓勵陳某要堅持治療。效不更法，前法繼用，生白芍減去 15 克，生甘草減去 10 克。

　　上方中藥加減治療了 3 個月，用膏藥 7 次，患者基本上恢復了健康，贈錦旗一面以表示感謝。1986 年春節前筆者收到患者的來信，信中說他身體健康，飲食正常無阻。1987 年元月 17 日又來信，說身體健康如常。作為一個醫生，當他聽到一個被他救活的病人向他稱謝時，心中是十分欣慰的。

　　例 2　姜某，男，52 歲，六安市大嶺鄉全勝村人，農民，是上例陳某之表兄，1985 年 12 月 10 日求治。

　　主訴：胃部隱隱疼痛，食後加重，進食不順利，伴有噁心嘔吐 3 個多月。經省某醫院鋇透檢查（1985 年 10 月 26 日，片號：2488 號）報告：「胃底前後見大片菜花樣腫物，糜爛，壞死，組織脆，易出血，前層見一隆起性病灶，壞死，為癌腫浸潤所致。」診為「胃底賁門癌」。因已不能手術，回家待終。在當地治療無效，經上例陳某介紹前來求筆者治療。

　　患者面色萎黃，貧血較重，行動困難，痛苦面容，乾飯一口也難下嚥，每餐只能喝一小碗稀粥稀湯之類，心窩部時時隱痛，食後疼痛加劇，如遇梗阻即嘔出所吃食物及白沫狀黏液，大便乾結如栗，五七日一次。列治法如下：

（1）消腫定痛膏貼於胃脘部。

（2）處以益氣健胃、化痰生肌之方。

【處方】炙黃耆 50 克，黨參 30 克，炒白朮 15 克，白豆蔻 12 克，薑半夏 12 克，土茯苓 30 克，金銀花 40 克，麥芽 30 克，砂仁 12 克，生白芍 30 克，生甘草 25 克，大棗 10 個，生薑 15 克。

每日 1 劑，煎成濃汁，不計次數，溫溫呷服。

（3）白及 100 克，烏梅肉 100 克，炮山甲 50 克，全蜈蚣 50 克。共研極細，瓶貯。早、中、晚飯後 10～20 分鐘，取粉 7 克，溫水攪稀，呷服。

12 月 28 日二診。疼痛減輕，食量增加，每餐可吃兩碗稀湯，一小碗乾飯，大便正常。效不更方，前方繼進。

1986 年元月 28 日三診。上方用至 1 個月，效果甚為理想，食量大大增加，每天中、晚餐可吃大米飯 250 克左右，並配以豬肉、鵝肉、魚類等食物。來門診部前，在合肥吃了兩個油炸獅子頭。胃部有時仍有隱痛，吃飯時只要注意細嚼慢嚥，雖偶爾出現梗阻，但不再嘔吐。

筆者十分高興，一方面勸其注意飲食，千萬不可吃油炸食物及難以消化的鴨鵝等肉類，一方面要堅持服藥。

當時筆者受聘在合肥安徽省軍區幹休二所，因春節逼近，決定元月 30 日停診，便詳細交代患者堅持服 1～2 年的藥物。患者因筆者要離開合肥回家心中很是難過。春節過後，患者亦未再來二所。

1986 年 5 月，患者來信說一切甚好，因家中經濟十分困難而不再服藥，可以參加輕微的勞動。

四 食管腫瘤

　　例 1　宋某，男，47 歲，安徽臨泉縣宋集鄉李莊村人，1981 年 11 月 20 日求治。

　　進行性吞嚥困難半年，漸至只能喝點稀湯稀粥之類。麵條、饅頭等稍乾一點的食物，即使細嚼慢嚥亦很困難。稍有吞嚥不適，就要全部嘔吐出來，吐出黏液較多，胸骨隱痛，大便乾結，7～10 日一次，如乾栗羊糞。到幾個醫院鋇透，均診為食管癌。症見面色萎黃，神情呆滯，飢餓難耐，全身軟癱。病症已如《醫宗金鑑》所述「胸痛便硬如羊糞，吐沫嘔血命難生」的危險境地，怕是難以為功了。其弟代述，家中三四個孩子，經濟已十分艱難。

　　在此之前，筆者已接治過十幾例食管腫瘤，症狀雖多能得到控制與緩解，但多數在半年內惡化而死，只有兩例療效滿意，並能參加勞動。

　　醫者以救人為務，只要有一息尚存前來求治，亦當盡力救之。該例已屬死症，隨據證疏方如下。

　　（1）消腫定痛膏外貼。

　　（2）內服中藥。

　　【處方】赭石 40 克（打碎，先煎），黨參 40 克，生半夏 12 克，生南星 12 克，旋覆花 30 克，全蜈蚣 5 克（打碎），陳皮 12 克，雲苓 20 克，廣木香 15 克，莪朮 15 克，炙甘草 15 克，製附片 15 克，海南沉 12 克（劈成

碎塊，另煎對服），大棗 10 個，生薑 20 克（切碎片）。

水煎濃汁，分多次溫呷。另生南星、生半夏為劇毒之品，應先與等量之生薑同煎 60 分鐘以上，方能服用，要向患者家屬作詳細交代。後面另有論述。

上藥服 7 劑後，於 12 月 2 日，患者與其弟同來，說飲食較順利，食量增加許多，嘔吐明顯減輕，疼痛好轉。效不更方，藥量同上。

12 月 15 日三診。病情大大緩解，可吃麵條軟餅，大便 3～5 日 1 次，成條狀，自己可以慢步行走。又遵上方量給藥。患者流淚說，家中實在無錢了，宅子上尚有幾棵不大的椿樹，就是全賣了，也變賣不了多少錢來。聽了十分同情，勸慰他不要難過，身體要緊，沒錢暫不付款。

1982 年 2 月 7 日，正月十四，患者帶兒子來給筆者拜年，上午同桌吃飯，進食雖慢於正常人，但始終未有哽噎出現。飯後筆者讓帶藥，患者堅決拒絕，說過了正月十五，再想法借錢前來治病。1982 年 7 月，其子前來，說家中實在無錢治病，借錢不著，父親氣惱，於 6 月底病故，臨終一再叮囑其子，他死之後，一定要告知筆者。

例 2 周某，68 歲，女，安徽臨泉縣城內李小樓人，1982 年 8 月求治。自訴：2 個月前因生氣，後即感咽部如物黏住，吐之不出，咽之不下。求醫治療，認為是梅核氣，服藥無效，症狀有增無減，漸至感到食物下咽不順，需飲水或稀湯助餐，如用力下咽，有時有隱痛感。因和縣醫院透視科醫生為鄰，即鋇透，報告：食管上段管壁

僵硬，蠕動力弱，黏膜有模糊紊亂現象。為之鋇透的杜醫生向其夫建議求筆者為之治療。

患者一般情況尚可，自感近來較睏乏，飲食以軟質為主，大便偏乾，2～3 日 1 次。即便是食管腫瘤，亦係初期，當及早圖治，以求速效早癒。遂擬三法如下：

（1）消腫定痛膏從咽部貼至食管中段上方。

（2）「**開道丹**」：功能消痰化瘀、軟堅散結。係由烏梅肉、威靈仙、硇砂、硼砂、冰糖、冰片、麝香、玄明粉等味製成。製丸如小糖，瓶貯，放口中含化，對食管腫瘤有較好的治療作用。

（3）擬補氣化瘀，養陰降氣，健胃消食劑。

【**處方**】太子參 30 克，白朮 15 克，赭石粉 30 克（包煎），生白芍 30 克，莪朮 10 克，生山楂 15 克，旋覆花 20 克（包煎），生半夏 10 克，陳皮 12 克，大棗 10 個，生甘草 20 克，生薑 10 克（打碎）。

水煎，煎滾需 1 個小時，得濃汁 200～250 毫升。分多次呷服。

以上 3 方，除中藥湯劑有所增減外，其餘方未變。治療 3 個月後，自覺一切已經正常，囑其堅持治療 3 個月，以絕後患。過了 1983 年春節，再請杜醫生為之鋇透，報告正常。該患者活到 76 歲，患其他病而死。

例 3 王某，58 歲，河南汝南縣人，農民。1985 年元月 30 日，由其弟襄樊第二汽車製造廠供銷科幹部代為求治。筆者當時在湖北襄樊鐵路文化宮開設門診。

其弟介紹，父母早故，哥哥為了讓其上學，一生未娶。其弟大學畢業後，與哥哥分開，哥哥一人在家，一年前吃較硬的食物，被塞在食管中段，急飲水數口才得咽下。以後經常發現阻塞，胸骨後且有隱痛，常在食物阻塞後嘔黏液。1984 年 8 月到襄樊和武漢等幾個醫院檢查，均診為食管中段癌。住襄樊治療數月，病情有增無減，20 多天以來已飲食難進，靠輸液維持。3 日前用汽車拉回老家，目前正準備後事。言之痛切，聲淚俱下，願盡最後一點心願。診室眾人，無不為之痛惜。當時天降大雪，筆者離家千里，春節逼近，已購好 2 月 4 日的車票，且決定春節後不再來襄樊，即告知其弟，病人不在，已臨絕境，無法接治。其弟說，昨天剛聽人介紹，今天就來了，自知無希望，唯盡心而已。隨擬 3 方如下：

（1）消腫定痛膏 3 個療程，詳細寫明用法及注意事項。

（2）開道丹 100 粒。口中含化，每日 3 粒。如服完，可用烏梅泡軟，蘸硼砂粉放口中含化咽汁，以代開道丹。

（3）旋覆代赭湯加味。

【處方】赭石粉（包煎）40 克，紅參 15 克，旋覆花 50 克，生半夏 15 克（另包），全蝎蚣 5 大條（打末），三棱 10 克，莪朮 10 克，生甘草 15 克，陳皮 15 克，製附子 15 克，大棗 10 個，生薑 15 克。

另以海南沉 12 克劈碎煎湯兌服。

赭石粉、生半夏、生薑先煎 60 分鐘後再與他藥共煎

成濃汁，兌入沉香汁，混合均勻，隨意溫呷。

筆者亦是盡為醫者之心意，此案早已丟之腦後。不意到 1987 年秋，有一現役軍人楊某從汝南專程趕到筆者家中給其舅父取藥，其舅父與王某是鄰村居住，王某現在能參加勞動。楊某到襄樊「二汽」詢知筆者地址後趕來求醫。至於患者用藥多長時間，是否徹底痊癒，均不得而知。但既是楊某聽王某介紹而來，用藥定然是獲效了。

噎膈乃千古之難症，罹患者倖存者甚少，歷代醫家都在努力探索其發病機理及治療方法。中醫學對該病早有記述，《諸病源候論》中說：「憂恚則氣結，氣結則不宣流，使噎。噎者，噎塞不通也。」又說：「噎膈者，飢欲得食，但噎塞迎逆於咽喉胸膈之間，在胃之上口，未曾入胃，即帶痰涎而出。」「其槁在上，近咽之下，水飲可行，食物難入，名曰噎。」

《醫宗金鑑》認為噎膈翻胃乃係胃、小腸、大腸三個臟器之津液乾枯所致，「三陽熱結，謂胃、小腸、大腸三府熱結不散，灼傷津液也。胃之上口為賁門，小腸之上口為幽門，大腸之下口為魄門。三府津液既傷，三門自然乾枯，而水穀出入之道不得流通矣。賁門乾枯，則納入水穀之道路狹隘，故食不能下，為噎塞也。幽門乾枯，則放出腐化之道路狹隘，故食入反出為翻胃也。二證留連日久，則大腸傳道之路狹隘，故魄門自應燥澀難行也。胸痛如刺，胃脘傷也。便如羊糞，津液枯也。吐沫嘔血，血液不行，皆死證也。」中醫學的這些論述，對我們研究食管腫瘤的病理及治療方法提供了寶貴的資料。

食管腫瘤的發病原因及機理甚為複雜，中醫學認為總不外乎七情六慾過激和飲食失宜之過。筆者在長期的臨床工作中發現，凡罹此病者，大多有氣惱悲傷之經歷，人在氣惱悲傷之後，食管多呈僵硬狀態，在進食時就難以下吞，即「憂恚則氣結，氣結則不宜流」。在這種精神狀態下，人體氣血失去平衡，即失去正常的運行機制，而原存於人身的致病因子，即現代醫學所說的癌細胞就會乘機氾濫而發病。

　　筆者家屬在農村時，有個當地幹部常某，年 50 多歲，以往身體很好，從未見他生過病。1976 年毛主席逝世時，連哭數日。追悼會後，吃飯時一口饃阻塞於食管，眾人前胸拍，後背捶，又連忙喝水，最後才算嚥下。從此之後，在吃饃時，常出現阻塞感，逐漸加劇，到醫院去鋇透檢查診為食道癌。筆者曾多次去探視，他本人怎麼也不承認是什麼食道癌，也不服藥，最後去世。

　　中醫認為氣惱傷肝，肝氣失去條達順暢之性，胃氣就當降不降轉而上逆，致使食管僵硬而發展為食道癌。氣不順暢，升降失宜，致使津液滯留而為痰，痰久不去更使氣血瘀阻，瘀血漸成，瘀血漸積而腫塊成矣。食管癌實際上就是氣、痰、血三者的惡性互結之果。氣鬱氣滯階段，係病之初期，治療應以順氣開鬱為主；氣滯痰凝係病之中期，治療應以補氣降逆、化痰開結為法；發展到瘀血積腫的後期，飲食難下，氣血敗毀，治療應以峻補氣血，軟堅消瘀為法。但是，食管癌患者的年齡，大多在 45 歲以上。人年過 40，氣血就會逐漸虧虛。頭髮開始白，眼睛

開始花，動作開始遲緩，反應開始遲鈍等等，就是向著氣血虧虛的方向發展的主要表現。氣為陽，血為陰，氣血虧虛發展到一起程度即是陰陽虧虛。所以在治療處方用藥時，不論是開鬱、消痰，抑或是軟堅化瘀，總應參以補氣補血之品，才能收到較好的臨床效果。至於孰主孰次，孰輕孰重，就要在臨床時辨證化裁了。

筆者在治療食管腫瘤或胃脘部腫瘤時，處方用藥多以「旋覆代赭湯」和「香砂六君子湯」加減應用。消腫定痛膏、消積化瘀散、開道丹等藥，亦是必不可少者，特別是消腫定痛膏，像作戰中的一支先鋒，起到奪關斬將的作用。現僅就內服中藥的應用機理，談點個人看法。

旋覆代赭湯出自《傷寒論》，功能益氣和胃，降逆化痰。主治胃氣虛弱，痰濁內阻，脘腹痞悶，噯氣頻頻，反胃嘔吐等胃虛見證者。後世醫家用來治療噎膈翻胃。香砂六君子湯功能健脾益氣，理氣化滯，主要用於治療脾胃氣弱，運化無力，脘腹脹滿，飲食減少，噯氣嘔逆等症。食管腫瘤和胃脘部腫瘤的症狀多在兩方的適應範圍之內。

筆者常將兩方化裁合用，收效甚為理想。兩方合用，以人參為君。人參味苦甘，性溫，主要功能為大補元氣。《名醫別錄》謂其「通血脈，破堅積」。《藥性論》謂其「主五勞七傷，虛損瘦弱，吐逆食不下」。《本草綱目》謂其主「反胃吐食」。上述人參的適應證，主要是元氣虛弱所致，人體元氣一充實旺盛，上述諸症自除。又有朮、草、棗補脾益胃諸品為助，更加增強補氣的功效。旋覆花味辛苦鹹，功能下氣、軟堅、消痰。《名醫別錄》謂其主

「消胸上痰結，唾如膠漆」；《醫學入門》謂可「止嘔噦」；《滇南本草》謂可治「乳岩」，乳岩即今之乳腺癌。但花質輕柔，其力薄弱，必須重用方能為功，有赭石、半夏、陳皮、南星或沉香相助，降化之力更宏。其他如木香、砂仁、莪朮等類相互為用，致使元氣充實，氣血旺盛，飲食增加，病邪祛除。

在臨證中筆者體驗到，生半夏、生南星雖屬有毒之品，而化痰、降逆、散結之力卻遠勝於製品。在煎煮時只要配以等量之生薑，再用猛火煎沸 60 分鐘以上，毒性即可消除。

在治療食管腫瘤、胃脘部腫瘤，如遇到年老病久而又逢寒冷天氣時，常加製附子於方中。久病之人，腎陽不足，再加之天寒地凍，火不足則會更甚。附子係辛溫純陽之物，功補命門之火，命門之火旺盛，脾胃的功能就會強健。只要患者感到畏冷思熱，不論大便是乾結或是溏洩，均可酌情加入。大便乾結並非是真正的熱結，而是因為飲食量少，胃腸的壓力太弱，食物殘渣在腸內滯留過久而致。溏洩者加附子要足量。《本草綱目》謂附子有治「反胃噎膈」之功，就是這個道理。

臨證中，如遇大便乾結如栗者，切不可使用導瀉藥。因本就津液缺乏的胃腸，導瀉後就會失去更多的水分和津液。筆者遇有此等症狀，常在方劑中加入生白芍 30～40克，生甘草 20～30 克，少則 1 劑，多則 3～5 劑，大便即可變成軟條狀。大便順暢後，兩味用量要減少 1/3 或2/3，否則會有便溏之虞。

上列劑量的生白芍、生甘草合用，對多種原因引起的大便乾結都有甚好療效。曾治療多例長期便秘的患者，都取得了理想的效果。但單用這兩味藥，而且甘草用量超過30克，會引起浮腫，故臨床時應予注意不可用得過久。

由此，筆者推測這兩味藥之所以能夠滋陰通便的機理，可能因白芍味酸性寒，功能養血、斂陰、收汗。斂陰收汗，就是能抑制汗腺，使汗腺的開張力度減弱，從而減少了人體水液的外洩量，大腸內的水液就會相應地增多。而甘草味甘，性平，具有可表可裡的雙向調節作用。

現代實驗證明，甘草所含的甘草甜素和甘草次酸，能夠引起水、鈉在機體內的瀦留，認為甘草有糖皮質激素樣的作用，即在機體內達到一定的量就會浮腫。就因為甘草有這種作用，和具有斂陰收汗的白芍合用，就起到了滋陰通便的良好效果。

開道丹是個效驗方，主藥是烏梅、硼砂及威靈仙膏。烏梅味酸，具有生津和收斂的功能，能刺激唾液腺的分泌，即生津。《本草綱目》謂烏梅可治「反胃噎膈」，《本草求真》謂烏梅有「去死肌，除惡肉」之功。

筆者常用烏梅治療惡瘡　肉及久不斂口之瘡，效果甚佳。硼砂具有消積、防腐、化痰之功。《本草綱目》謂「除噎膈反胃，積塊結瘀，骨鯁惡瘡」。如無其他諸味，只用泡軟之烏梅蘸硼砂粉放口中含咽其汁亦有效果，或用三倍量之威靈仙與烏梅共煮，煎至水盡，烏梅大軟時，住火，瓶貯烏梅，臨用時取一枚烏梅蘸硼砂粉含咽其汁，效果更佳。此法較為簡便，可以交給患者家屬自製。

造化丹擬於 1984 年 9 月，治療兩例慢性白血病，療效甚為理想，茲將配製方法及所治病例詳述於下。

【**處方**】幼胎（2.5～4 個月以內的刮宮胎兒），血鹿茸，龜板膠，生地膏。

【**功能**】生精益髓，滋陰補陽，補氣化血。

【**加工方法**】幼胎，洗淨，晾去生水。血鹿茸，取中藥店加工好的上等鹿茸。真龜板膠，如無，自熬亦可，或以炙龜板粉代之。生地膏，取大個生地，洗淨，切段，放陶罐內加水煎煮兩次，將兩次藥汁混合，澄清去渣，慢火熬成稠膏如煉蜜狀。

晾去生水的幼胎，如 100 克，配 25 克山藥粉，將幼胎切成碎塊，擺在山藥粉上，烘箱內烘酥。

幼胎山藥粉 230 克，鹿茸粉 60 克，龜板膠 150 克（烊化成膏），生地膏適量。先將幼胎山藥粉、鹿茸混勻，加入龜板膠，再加適量生地膏，反覆攪拌搓和。如太軟不能作丸，適當加溫，令水分蒸發，至可作丸，曬乾，瓶貯，勿受潮。

服法用量，上藥為 30 日之量，每日早、晚溫開水各送服 1 次。

白血病係骨髓之造血功能障礙所致，是造血系統的惡性腫瘤，多發生於兒童和青壯年。其特點是白細胞及幼稚

細胞在骨髓或其他造血組織中呈異常增生，增生的幼稚白細胞浸潤各種組織，產生不同的症狀。主要表現為感染，發熱，出血，貧血。

慢性白血病早期可出現低熱、乏力等一般症狀，到後期則出現高熱、惡性貧血、出血等症狀。

白血病的病因病機十分複雜，中醫學認為是腎之陰陽失衡所致。腎為先天，生精化髓，為人體生命的動力。精是神的物質基礎，精充而神氣旺盛，臟腑機能協調；精竭髓枯，神氣渙散而氣機衰敗。《內經》云：「得神者昌，失神者亡。」

白血病應該說精先病而不生血所致，是「腎之精液」不能「入心化赤而為血」的結果。

因此，治療本病首先應當從使腎能生精化髓著手。然世之萬物，能夠生精化髓應首推未成形之幼胎。清代張隱庵謂：「精以養胎」。幼胎乃精髓之元元也。以精髓之元元，而補人之精，實有以骨髓生骨髓之蘊意。

鹿茸味甘鹹性溫，入腎肝經，功能生精補髓，養血益陽，強筋健骨。現代藥理實驗證實，本品能促進生長發育，能增加紅細胞、血色素、網織紅細胞。與幼胎相合為用，更加增強了生精益髓、化血化氣之功效。

龜板膠，味甘鹹性平，入於腎肝，功能滋陰潛陽，補腎健骨，補血止血。

三味血肉有情之品為伍，又有滋陰、補血、涼血之地黃膏相佐，實為生精益髓、補氣補血之珍品，凡因精血虧損之諸種見症，用之均有佳效。縱觀白血病之感染、發

熱、貧血、出血等等症狀，均係精髓虧損所致。服此品可使精足髓旺，氣血充盈，病體自會康復。

茲舉所治兩例病案如下。

例 1　張某，女，40 歲，工程師，患白血病 2 年半，經常靠輸血維持，1984 年 9 月求治。患者剛輸血 10 天，平時牙齦出血，低熱，全身酸困，月經甚少，有時兩三個月只見點滴，頭昏頭痛，輸血後可減輕。

筆者教其加工方法。服半個月後，自感精神明顯好轉；服 2 個月，齒齦出血現象基本消失；到 1985 年元月，面色紅潤，行動有力，好似無病之人。

1985 年 2 月 4 日筆者離襄樊返里時，送筆者至車站，筆者一再囑咐堅持服下去，直至痊癒。

1987 年襄樊一朱小姐來函，提及張某身體尚好，於1986 年 6 月調雲南工作。

例 2　李某，女，28 歲，某派出所幹部。1991 年筆者從廣州返回蚌埠過春節，與其父相遇，敘及其女被診為白血病已半年多，但未告知患者本人。亦曾到南京、上海等地醫院治療，效果不甚理想。

不由得想起 1984 年在襄樊治療張某白血病之事，於是積極備藥，只找到胎盤 1 公斤多（係烘乾之品），龜板膠以龜板代之，共配製成丸藥 3 公斤多。

患者服一個月後，其父講效果不錯，氣色好多了，飲食增加，行走較服藥前有勁。患者服藥時也沒按量按時

吃，只是不拘時用手抓著服。

1993 年 12 月，筆者從深圳回至蚌埠，又與其父相遇，得知患者早已上班，上班前作過檢查，一切正常。

由此例來看，龜板可代龜板膠。

造化丹對多種原因引起的貧血及氣血衰敗之證，均可服用。

【附】有山西的張姓學生 2016 年發來短信，用造化丹治癒了一例白血病，追訪 3 年身體健康。

【附註】刮宮幼胎實難尋找，用母子健康的頭胎男孩之胞衣（紫河車），龜板膠一定要用真品才能保證療效。

六　卵巢腫瘤

例　王某，65 歲，安徽臨泉縣周橋人，1989 年發現少腹右側一個如杏子大的腫塊，到 1991 年 7 月，腫塊增至拳頭大，堅硬、疼痛，並伴有尿急、尿頻、腰痛，陰道內不時流出暗紅色血液。

當時筆者住在蚌埠，患者是筆者的親戚，其子女邀我陪同到蚌埠附院婦科檢查，確診為右卵巢惡性腫瘤，建議立即手術。

患者及子女因經濟困難，一再要求筆者為之治療。因筆者過去沒有接治過卵巢癌，怕貽誤病情，推之再三而辭不脫，才給開方。

丸藥方：生水蛭、雞內金、全蜈蚣、炙鱉甲、炮山甲。共研細粉，麥麵糊為丸，每次 5～7 克，每日 2～3 次。

中藥湯劑：白花蛇舌草 100 克，半枝蓮 100 克，鮮茅根 100 克，鮮公英 100 克，鮮紫花地丁 100 克，土牛膝 50 克。

水煎濃汁，以之代茶，每日 1 劑。

疏方之後，一再告誡其子女，萬萬不可大意，服上方一個月若無顯效，一定要手術治療，或另請他人醫治。

筆者於當年 8 月去了廣州，到第二年夏天回到家鄉臨泉縣，見到患者的姐姐，說全好了。

聽後十分高興，即親赴其家探視。患者自述，服上方20 來天，流血漸少，其他症狀亦逐漸減輕。半年以後，就沒什麼不好的感覺，去醫院作超音波，腫塊消失。

　　患者為農村人，一生勞苦，精於計算，信醫不移。方中藥物大多為自找，且吃藥心定，未用其他療法而治癒。

甲狀腺腫瘤

　　甲狀腺腫瘤屬於中醫的瘰瘤範疇。中醫把瘰分為五種：筋瘰、氣瘰、血瘰、肉瘰、石瘰。石瘰即甲狀腺癌。其發病原因係水土失宜，憂思鬱怒，肝氣不舒，脾失健運，致頸部氣滯痰凝而成。

　　西醫對此病多採用手術治療，筆者多年的臨床驗證，採用內服外敷之療法，可使絕大多數患者免於手術之苦。茲將內外用藥開列如下。

1. 內服藥，自擬「甲瘤湯」

　　夏枯草 30 克，玄參 30 克，川貝母 20 克，生牡蠣 30 克，海藻 30 克，三棱 10 克，莪朮 10 克，黃藥子 15 克，生黃耆 30 克，丹參 15 克，射干 10 克，生甘草 10 克。

　　月經量多減三棱、莪朮之量；飲食不香，加山楂、砂仁、內金、麥芽；氣血虧虛者加黨參、當歸、熟地。

2. 自擬「消瘰膏」

　　夏枯草 1000 克，生牡蠣 1000 克，黃藥子 500 克，生黃耆 1000 克，海藻 1000 克，鍛瓦楞子 500 克，海浮石 500 克，連翹 500 克。

　　上藥加水適量，煎煮 2 次，第一煎 60 分鐘，第二煎 45 分鐘。2 次藥液混合，去沉澱物，藥汁入於砂鍋內，先大火，待藥汁稠黏時，小火慢慢收膏約 3 公斤，即每克含生藥 2 克，傾入容器內，蓋緊備用。

每次取 10 克，開水沖化，飯後 1 小時服，日服 2
次。此膏熬稠亦可外貼。

3.外用藥

敷瘤膏、鍛自然銅、川貝粉、生南星、生半夏、血
竭、真阿魏、冰片、生山藥、蓖麻仁、黃藥子、海藻。

【加工方法】

（1）先將黃藥子、海藻（去淨雜質）等分，加入兩
倍量的白酒，浸泡 7 日，每日搖動數次，壓榨去渣，瓶
貯。

（2）阿魏、冰片，5：1，加上黃藥子、海藻酒適量
成稠膏，密封。

（3）生山藥（去皮）、蓖麻仁，4：1，搗成膏。

（4）其餘 5 味等量共研成粉，備用。

【用法】取藥粉適量，加入（1）（2）（3）藥各適
量，攪拌成膏，貼於患處，3～5 日更換。

今舉數例如下：

例 1 劉某，女，34 歲，湖北襄樊針織廠職工，
1984 年 9 月 15 日求治。

患者頸部發現一個腫塊 2 年餘，如雞子大小，隨吞嚥
上下活動，別無不適，西醫診為甲狀腺囊腫。因患者不願
手術，求治於筆者。

患者離異，有老母和一女，經濟十分困難。開給甲瘤
湯，外用藥未用。服 10 劑後腫塊縮小 1/3，服至 30 餘
劑，腫塊消失殆盡，停服中藥。筆者贈消腫定痛膏如核桃

大一塊，囑分 2 次貼用，貼 10 日消盡。

例 2 黃某，女，19 歲，高中三年級學生，父母均在襄樊火車站工作，1984 年 10 月 14 日求治。

2 個星期前，一個同學偶爾發現其頸部一個扁圓形腫塊，當時就哭了起來。第二天去醫院檢查診為甲狀腺腺瘤，建議手術，患者懼怕，求筆者治療。

開給甲瘤湯囑每週 6 劑，另給散瘤膏 3 次之量。過了 20 多日，其父和筆者友王某前來感謝。其父說，因女兒怕服中藥，只服了 5 劑，膏藥貼了 1 次後，腫塊縮小一半，共貼 3 次而癒。

例 3 呂某，女，25 歲，襄樊火車站列車員，1984 年 10 月求治。

患者甲狀腺腫大 2 年，如半個雞子大小，隨吞嚥上下活動，因在列車上工作流動量大，服中藥無法堅持，外用散瘤膏又因氣味太濃而不能使用。即給消瘻膏 500 克，每日 2 次，囑 15～20 日服完。過了 20 多日，患者來診，腫塊縮小大半，隨又給消瘻膏 500 克，服後痊癒。

八　胰腺癌手術後轉移

　　例　龔某，男，59 歲，河南新蔡縣人，在深圳寶安區開一工廠工作，2005 年 11 月求治（當時筆者在東莞市應診）。

　　患者因胰腺癌於 2004 年 12 月在廣州某醫院手術並化療，2005 年 8 月檢查轉移至肝部，患者不願住院看到同難者，精神壓力太大，便與當地一家西醫院協商在家治療。

　　當時患者已飲食不香，身體消瘦，面目青黃，雙眼無神，雙足浮腫，大便七日未見，聲音低微，自述全身疼痛，生不如死。視後退出，告知其妻子及子女，已是必死無疑之症，實無能為力了。家人一齊告求，只要求在春節能給其過個六十大壽就心滿意足了。

　　筆者遇此種情況已有多次，雖然明知無能為力，但作為醫生，面對即將死亡的病人，面對家屬的強烈懇求，實難推脫。於是說道：「很難收效！」其妻見筆者搖頭作難，隨道：「我們已請了好幾個醫生了，咱們是老鄉（筆者老家是安徽臨泉縣，離患者家只有十幾公里路），我們只是盡心盡力，明天就死，這也是命，您沒有任何責任，我們也沒有任何怨言！」

　　考慮之後開給：紅參、焦白朮、雲苓、鱉甲、龜板、三棱、莪朮、生麥芽、雞內金、金銀花、半枝蓮、炙甘

草，薑棗引。2 劑，煎取濃汁隨意飲服。艾條 10 支，囑灸肚臍、兩天樞、中脘、湧泉、陷谷、解谿，交代施灸方法，讓家屬如法施灸。

走時告知其家屬，電話聯繫。不意 3 天之後接到其妻電話，患者經按方按法治療，總體覺得舒服一點，隨告知如法治療下去，隨又給兩帖特製大號消腫定痛膏，貼最痛處。

上方治療半個月，來電敍飲食有所增加，足部浮腫消失許多，患者可起床稍微活動。雖如此，筆者知道也是揚湯止沸，生點效也是中藥、灸法的一點微力罷了。

2006 年 5 月，筆者在北京接到其女兒電話，其父於 10 天前，吐血便血，入院搶救不到半天而故！

茲將上述治療方式方法在危在旦夕的病人身上還能得以延續時日之理，做一回顧。

凡遇此等病患，筆者的觀點是，一定要重用補脾胃之氣的藥物，使脾胃的消化力增強，上述人參之量從 15 克遞增到 30 克，其他補氣健脾之藥如白朮、雲苓、炙甘草等也要逐步增量；三棱、莪朮、炮甲等不僅可以化瘀止痛，而且可以增強消化吸收，歷來是治療癌症的首選之品。

灸天樞、中脘、肚臍，可以補元氣，益陰血，去脹消腹水；解谿、陷谷、湧泉對癌症晚期腹水及足面浮腫療效可靠。正確與否，請同道驗證。

九　肺　癌

例 1　陳某之妻，阿秀，52 歲，浙江溫州市人，2011 年 11 月底求治。

筆者當時正在海口市，接溫州朋友的電話，說其女兒婆婆肺癌晚期，在家待逝，日夜疼痛，懇請務必前來。第二天下午乘機前往，到患者家已是 18 點多，患者全家均在等待筆者。稍事休息，即開始問病。

其夫及兒子、兒媳代敘（患者係文盲，不知病情）：1 年多前檢查發現肺癌，到北京某三甲醫院進一步確診，無法手術隨即開始化療，從此多次往返北京，前幾天醫生告知已全身轉移，身體已出現惡病質，無法再行化療，現只好在家等死了。隨後請患者至前，燈光下見其頭皮光光，身體消瘦，神疲乏力，自敘日夜疼痛，夜間更劇，吃止痛藥沒效果，什麼也不想吃。

據以往經驗隨對其右外關針了一針，讓其帶針站起，活動了幾下，她面帶微笑說：「神了，哎呀，怎麼一點也不疼了！」在場之人無不覺得奇怪。筆者隨安慰道：「放心吧，好好吃點飯吧，今夜不會痛的！」其夫說：「太好了，不疼就能睡好覺，能睡好就能吃飯！」當晚患者吃了一些飯，筆者也回賓館休息。

第二天早晨筆者到患者家吃早餐，患者面帶笑容說：「睡了一夜好覺！」

早餐後，又給其針了一下，以防止疼痛。隨把中藥處方報給蚌埠顯臣中醫門診（該門診是筆者女兒張寒秋所辦，藥物的加工炮製以及質量，筆者要求特別嚴格）。3天後煎好的中藥及特製消腫定痛膏寄到。中藥每天3袋，並把兩帖膏藥貼於前胸後背部，但每天仍要針一兩次。大約一個星期，患者基本上沒有疼痛，吃飯也多了。

　　一天早餐後其夫陳先生及兒子、兒媳婦把筆者請到辦公室，既高興又誠懇地說：「張老，請您留下來在這兒過春節，西醫不治了，我們也知道治不好，今年能過個春節，她再走，我們就滿意了！」

　　我在其處住了10天之後，患者的情況大有好轉，基本上沒有痛，飲食增加了，精神也好了一些。每天上午，由她的親家母林女士陪同，我們三人可以去當地的小公園散步，她們兩個有說有笑，有時還跳上幾步舞。一天患者單獨對我說：「張老，我也知道這是靠你的中藥、扎針、膏藥在支撐著，陪他們過了年我就……」我極力安慰，好言開導，鼓勵好好吃藥。

　　2011年12月18日，陳先生及其子女和我協商，說什麼以前家裡很窮，現在剛好起來就得了絕症，請筆者陪患者等人去香港玩一趟。筆者當即陳述利害，建議不可遠行。機票已訂，筆者再難推辭。12月20日，一行十幾人坐飛機去海南三亞一玩。在三亞玩了4天，一行十幾人圍著患者，她很開心，在玩時還和林女士爬到一棵小樹上，與大家說笑，此時此景，一點也不像個病危之人。

　　12月25日上午，筆者告別其全家人等，乘機離開了

三亞。

　　春節後與患者的女兒經常聯繫，仍與其處方用藥。直到 2012 年 6 月的一天，其女兒電話告知筆者，母親已去世半月了。

　　體會與感言：經過上述事例，筆者有一種既沉重又沉痛的感觸，今講出來，以期有益於同行同道，有益於患者的家屬親友，有益於患者本人，有益於社會。當今之時，西醫診斷技術發達，癌症的診斷在市一級西醫院基本上即可確診。大凡一旦西醫診斷得了癌症，家人親朋以及相關相識的鄰居們，甚至為其治療的醫生們，多認為死者眾眾，生者少少，患者就像一個被判處死刑等待執行的死囚一樣，心理上、精神上、身體上當即便會承受著種種難以名狀的壓力和痛苦。當住在腫瘤醫院治療時，必會看到一個個痛苦難名最後又痛苦死去的「同行」們，更是心情壓抑、苦悶、煩惱、煩躁，惶惶不可終日者多。腫瘤醫院給人一種恐懼感，是一痛苦互相渲染、煩惱互相傳遞、死亡互相告知的惡劣環境。別說是患者本人，就是健康的人走進去，面對一個個的患者，也難以爽朗樂觀起來。

　　當西醫的一切治療手段用盡，再也不能有效時，就告知家屬「沒辦法了……」家屬及患者本人便會以「絕望」來對人對事了，即盡到了心意，命該如此啊！

　　近年以來，筆者接觸到不少罹患癌症之後如上述病例的患者及其家屬親人們，心情之大況，莫不如此！中國人對春節很重視，把春節看成是團聚、歡慶、祥和、開始的日子，從臘月二十三到正月十五這段時間內以喜樂、歡快

為上，為好，懼怕「傷事、不幸事」，所以當家有垂危病人時，希望過了春節再「走」也是十分正常之事，再一個仙逝者也又長了一歲。

到此讀者一定會問：「老先生，你東拉西扯，是什麼意思？還是說一下你的治療方式方法吧！」什麼意思，請您自己去細嚼細品吧！

筆者凡遇肺癌，在手術或化療後的危重病人，讓其延長壽命，多選用以下藥物進行組方：優質紅參、白朮、雲苓、天花粉、連翹、金銀花、蒲公英、紫地丁、白花蛇舌草、三七參、桔梗、蘆根、苡仁、北沙參、生黃耆、冬瓜子、三棱、莪朮、陳皮、半夏、全蜈蚣、炮山甲、白及、川貝、半枝蓮、甘草等，先竣補氣血，佐以健脾、化瘀、消痰、止痛，從上述藥中每次選取 10～12 味，但每劑藥的總重量多在五六百克以上，前賢們「重劑方能起沉痾」的教導對筆者甚有影響力！此法可以說是屢用多效之法！

例 2　王某，男，65 歲，襄樊市區農民，在襄樊火車站與其妻開一菸酒小店，1984 年 6 月求治（當時筆者在襄樊開一腫瘤門診，住在鐵路文化宮）。患者吸菸、嗜酒，於 1984 年春節後開始乾咳，吃藥無效，一個月後發現痰中帶有血絲，胸悶，胸痛，氣短乏力，飲食不香，體重減輕兩三公斤，大便偏乾，三五日一行，醫院診為肺癌，一個星期前其子陪同到武漢某醫院進一步檢查，仍確診為肺癌。患者信中醫，力求吃中藥醫治。

刻下患者消瘦，面色黃暗，神疲乏力，胸悶氣短，前

胸右側隱痛綿綿，說話聲音稍沙啞，脈沉數，舌紅無苔。證屬肺部陰陽虧損，氣血虛弱，處以調補陰陽、補氣養血、生津化痰之方：北沙參、生山藥、太子參、雲苓、白及、川貝、天花粉、天冬、白花蛇舌草、三七參、金銀花、桔梗、甘草。10 劑。

另給消腫定痛三帖，貼於雙肺俞、右乳內側，溫灸雙肺穴（灸後貼膏藥）、雙尺澤、足三里、肚臍、中脘，每穴灸 15 分鐘，日 2 次，交代施灸方法而去。

上方服完，自感咳嗽有所減輕，痰白黏，時有血絲，大便兩日一行。二診時效不更方，上方繼服，灸法不變。其中金銀花用到 100 克，生甘草用到 30 克，總方劑量達 600 克，另加阿膠每天 20 克配冰糖燉服。再給三帖消腫定痛膏，用如上法。

上法用一個多月，諸症均減，向好的方面轉化，胸痛消失，乾咳減輕，聲音轉清亮，但仍不如病前。以後繼用上方上法，堅持治療，到 1984 年臘月，筆者要返鄉過春節，一天晚上患者一家請吃飯為筆者餞行，當時精神尚可。囑按上方上法治療下去，有事可寫信給我。

當時通信只靠書信，私人家中誰也沒有電話。1985年春節後，筆者到省城合肥開門診了，與患者中斷聯繫。不意 1987 年底，王某的鄰居一行兄弟兩人從襄樊專程來到筆者家中，說其父右脅下發現一腫塊如雞蛋大小，特意來買消腫定痛膏的。閒敘中得知，是王某告知筆者家庭住址的。王某身體尚好，仍和其妻在火車站開茲酒店，店比以前大多了，並說當地把消腫定痛膏都傳神了。

例 3　王某，男，47 歲，安徽蚌埠市某企業經理，2013 年 6 月 3 日求治。患者於 2 個月前因感冒咳嗽，吃了一些中藥及中成藥，吊過水，感冒已癒，但時而乾咳，痰少而白痰，有時痰中帶有少量紅絲，自感胸悶，氣短，飲食尚可。6 月 2 日到醫院治療，拍片見兩肺部呈迷漫狀斑點，又經核磁確診為腺癌並轉移。幾個醫生均為患者之同學，並告知家屬作好思想準備，像此病情恐怕三兩個月就不好了。

6 月 4 日又入住到上海肺科醫院，經多方檢查，肺癌並轉移確立，6 月 14 日，從上海返回蚌埠，才開始吃「特羅凱」，每日 1 粒，100 毫克。

患者是 6 月 3 日下午就診於筆者的，因醫生告其病情後，心情立即壓抑，精神困頓。筆者見上述症狀明顯突現，先行安慰，並告知先去上海，6 月 5 日定把中藥送往上海，先行治療著。6 月 5 日筆者親自把煎好的 30 袋中藥送到上海。見患者咳嗽加重，特別是在吃飯時更是頻頻乾咳，說話無力，聲音欠韻，胸悶氣短，腰部痠痛，飲食量少。隨告知中藥每日 3 袋，早、中、晚飯後 90 分鐘各溫服一袋。服 6 袋後，咳嗽有所減輕。7 月 7 日筆者離開上海。6 月 13 日，檢查報告出來了，醫生只讓吃「特羅凱」，每天 1 粒，100 毫克。6 月 14 日患者回到蚌埠，見其諸種狀況向著好的方向轉化，知藥已對證。

7 月 9 日到上海肺科醫院複查，醫生看了前後 2 次的檢查結果，發現原來轉移的病變部分已消失了 70%以上。囑仍照前法，每天吃一粒「特羅凱」。

該例所用中藥如下：生黃耆、北沙參、雲苓、葦根、天花粉、冬瓜子、連翹、金銀花、白花蛇舌草、羚羊角尖（細粉另沖服）、真牛黃（研粉另服）、桔梗、生甘草，10劑，每劑總重量達700克，每劑3袋。

該例目前身體狀況似無病之人，2013年12月中旬在蚌埠附院進行一次全檢，核磁共振提示，原轉移至胸肋骨等骨處的病灶全部消失。

現在筆者很難斷定如此奇效，是中藥？是「特羅凱」？應當說兩者相互吧！該患者經過中藥治療後，2014年像無病一樣，自己出國旅遊2次，且經常自己開車到離家幾百里的地方去旅遊，去吃喝。2015年春節仍像無病一樣陪親友玩麻將熬到深夜。到2015年3月才開始感到不適，但不怎麼咳嗽，2015年3月8日入住醫院，3月19日去世，但卻從未發生過胸痛。該患者不注意養生、自愛：如照醫生的囑咐和多次的勸告，可能會很好地存活下去！

筆者曾多次強調與呼喚，中西醫一定要結合起來，一定要強有力地結合起來！特別是在疑難重症的治療上，更加應該也更加應當去結合！中醫說西醫不行者，是狂妄，是無知，是井底之蛙；西醫說中醫中藥無用者，同樣是狂妄，是無知，更是數典忘祖！

不論是中醫，或是西醫，凡是有此之意者，即是「以丈量人人必短，以尺量己己必長」的抑人揚己的邏輯！

兩例自癒的肝癌病人

世間怪事貌稀奇，怪事必然藏奧秘，誰能解開怪之由，必從怪中得仙跡！

說起來實在是有點奇怪，有著癌症之王的肝癌患者卻因自殺反而因「殺」而癒。因這兩例均是筆者親眼看見的真人真事，故記錄下來，供同仁同道去欣賞，去體味，去悟其奧之所以！

例1 王某，男，40歲，臨泉縣某局會計。原為肝炎患者，進而發展至肝癌，1968年去上海某大醫院檢查診為肝癌後期，無法手術治療，回到單位休養。王某收到從福建某地寄來一檔案袋的「山芝麻」，寄者附言其藥可治肝病，但有毒，吃多了會大瀉語……當時王某已嚴重腹水，痛苦自不必多言，想自殺了事。一天將其妻支去城西中學找人，來回要兩個多小時。妻子走後，王某遂把一檔案袋的「山芝麻」全部倒入鍋中，煎好後約有幾碗，便咬牙狠命一氣喝了下去。待其妻回來後發現患者昏倒在地，滿屋子都是瀉出的糞汁惡水，王某已昏迷不醒，奄奄一息，肚子全癟下去了。王某被拉進縣醫院，給予維持治療。經此一瀉，不僅未能死掉，反而晴天霹靂，雲開霧散，因禍而得福，從此痊癒！

1978年我又與王某相遇，詳細地詢問了當時的情景。王先生紅光滿面，愛說愛笑，並一再說：當時就是想

不能再拖累家人了，痛苦難熬，度日如年，乾脆一死了之，就把福建親戚的兒子寄回的一檔案袋子的「山芝麻」大約半斤之多，一下子熬了，喝了好幾碗，目的就是要死。喝後不久，整個肚子「咕嚕咕嚕」地響，真如翻江倒海，又響又疼，開始瀉肚子，來不及上廁所就嘩嘩地拉出來了，就背靠著床，坐在地上，惡水順著屁股向外淌，後來就不知道了，醒來後就躺在醫院了。

在醫院住了 10 天，因一些事情就回家了。以後根本沒再吃藥，開始漸漸能吃飯，慢慢地就好了。

例 2 趙榮軍，男，40 歲，臨泉縣白廟人，村幹部。1980 年春因肝癌住進臨泉縣醫院，一天到筆者腫瘤診所問診。患者當時面黃體瘦，走路挺腹，已嚴重腹水，筆者好言勸慰並告之自己無能治療。過了不幾天患者又到筆者診所說：「出院了，醫生說在家休養治療，看來我要完了……」

1991 年夏季的一個上午，9 點左右，我正在臨泉家中，見一個 50 來歲身強體壯的農民樣男子走進院中，說幫親戚買消腫定痛膏。筆者剛站起身，來人向我大笑說：「張醫生，你不認識我？」筆者抱歉地回說：「真對不起，見的人太多了，想不起來了。」「我是白廟的趙榮軍呀！你忘了，肝癌！」筆者頓感驚奇：「趙榮軍，看來你是好了，怎麼治的？」他喝了幾口水，坐在筆者對面開始高談闊論起來。

「出院時醫生說，回家休養，揀好的吃，但不要吃

肉，說不好消化。農民休什麼養，還不是明明告訴我回家等死！離收麥還有一個月，要死就死在收麥前。於是我自己選好埋的地點，把送老的衣服也做好了。想想，醫生說別吃肉，肉難消化，難消化是不是吃了會早死？叫兒子到白廟食品站買了一斤瘦豬肉。把這一斤煮熟，咬著牙邊喝湯邊吃肉，硬吃了一半多，再也吃不下了。上午吃的，過了一會只覺得發撐，到下午可不得了了，開始肚子發響，響了就痛，痛得直咬牙，也不敢哼叫，怕家裡人害怕。肚子像刀剮一樣，開始拉了起來，拉的全是烏黑烏黑的東西，又臊又臭，拉呀拉呀，拉個不止，也記不住拉了多少遍，我也動不了了，老婆和孩子嚇得直哭，說要送白廟醫院，我說，胡說八道，縣醫院連一點辦法都沒有，去甚公社醫院！我的脾氣誰都怕。昏昏沉沉到了半夜，肚子不怎麼難受了，難道是歪打正著！說不定這樣蠻幹還可以治我的病，唉，管他去，死就死，越快越好！過幾天又吃，一次疼得比一次輕，還是拉骯髒的東西，就這樣吃了 3 次，後來就好了！」筆者像聽聊齋故事一樣問道：「以後沒再治療？」趙榮軍斬釘截鐵地說：「張醫生，別說你不相信，鬼也不相信是吃肉治的；反正就是這樣治的。不相信你到我們莊，我們大隊去問問。聽說你到廣州去了，我到你家來了好幾次了，都是幫別人買膏藥，今天真走運，總算見到你了！」

　　這兩例肝癌就是自己瞎搗鼓治好的！親愛的讀者，您能找出其中的奧秘之所在嗎？

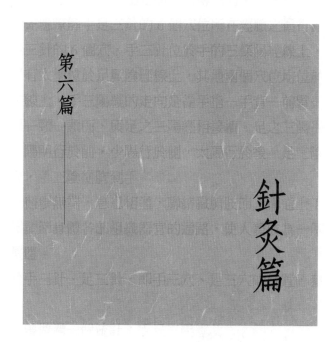

第六篇

針灸篇

所列針灸雜症病案，主要是筆者在臨證中治療過而且效果較顯著的病例。因很多所列病案有的是還可以查找到的病歷記錄，有些 20 世紀 50 年代至 90 年代經過的病例是憑回憶寫出來的，只能將當時的治療方式方法寫出來，處方用藥只是有方藥，而無用量。只要讀者稍加思索，細心品悟，定會得其要領，且能臨證應用。

一　遺尿症

　　遺尿症小兒為多。如在 2 歲之內偶爾尿床 1～2 次，算不得遺尿症。筆者所說的是指經常夜間尿床，而小兒遺尿症目前也很常見，嚴重者不論春夏秋冬夜夜遺尿，有的到七八歲甚至十幾歲亦然。得了遺尿症的已經懂事的兒童精神上有很大的壓力，有的父母又罵又打，但卻無濟於事。今將有效之法舉例如下。

（一）針灸法

　　取第五趾根部橫紋之中點，用 0.4×50mm 針，常規消毒。男先取左足，女先取右足。從足小趾橫紋外側沿筋膜基底與骨交界處進針到中點左右旋轉，患者會感到劇烈脹痛，留針 5～10 分鐘，多可一次收效。如不癒，第二天睡前取另一足。

這種方法比較疼但效果很好。適宜於年齡較大的兒童。（此針法是筆者 1961 年在安徽蒙城新生農場勞教時一個勞改醫生張某所傳，經治多人效果很好）。

（二）藥餅灸

丁香、益智仁、桑螵蛸、八角茴香各等量，用生薑汁和成面塊，做一棋子大小的藥餅於睡前放在肚臍上，先用艾條灸 10 分鐘，後膠布固定，第二天起床去掉，連用 3～5 次多可生效，直至痊癒。

（三）遺尿散

益智仁、桑螵蛸、小茴香各等份，先分別用鹽水拌炒，烘乾，共為細粉，備用。3～5 歲，每次 3～5 克，於睡前服下。年齡大者可適當加量。

舉幾例服中藥湯劑和針灸治癒的案例。

例 1 劉某，女，16 歲，一年四季夜夜尿床，十分苦惱，其父母曾經常打罵，致其精神壓力很大，2009 年求治。其母講 15 歲時月經來潮，飲食、二便均無異常，婦科檢查不出原因。只要睡著到凌晨一兩點鐘左右就會遺尿，有時有夢，有時無夢，母親曾經多次於夜間強行一個小時叫醒一次，但醒來無尿可尿，仍然止不住於睡後遺尿。此證應屬腎陽虧虛，無力統陰，夜間陰氣盛時膀胱更加約束無力而致小便自遺。

【處方】山藥、補骨脂、益智仁、杜仲、桑螵蛸、小

茴香均用鹽水炒，生黃耆，炙甘草。共服 6 劑而癒，隨訪 3 年正常。

例 2 杜某，26 歲，身高 176 公分，外表精明，高中畢業，天津市人，某單位工人，從小到大尿床不止，沒有談過女朋友，十分悲觀。

1965 年夏，筆者受天津百花出版社之邀住在作者樓修改書稿，門崗杜大爺的頭痛被筆者針 2 次而癒。經杜大爺介紹為杜某治療。針其雙足第五趾，入針後雙手旋針，杜某咬牙不叫，渾身出汗，留針 30 分鐘，中間行針數次。不意當夜沒再遺尿，過了一週，夜間又有遺尿，但遺出一點而醒，後又針了 5 次，到 10 月初筆者離開時未再遺尿。

例 3 李某之女，12 歲，北京人，尿床症，多方治療無效。2012 年電話問筆者治法，因其喜愛中醫，隨告之此針法，針 3 次而癒。

二　手臂紅腫疼痛

例　1985 年夏，筆者在合肥淮河西路開腫瘤門診。一天下午 2 點許，一位年齡 70 歲的老人在他人攙扶下來到門診。當時我並不知道其身分地位，但讓人一看就知道不是普通人士。

老人十分客氣地問筆者：「聽說你專治腫瘤瘡毒，骨質增生，我這胳膊你能治嗎？」

我一看整個左臂紅腫到手指，問道：「怎麼得的，多長時間了？」

老人道：「可能是什麼蟲子叮了一下，開始癢，後來就腫起來，半個月了，打針吊水，但效果不怎麼好，你看怎麼治？」

於是中渚穴的歌訣立刻在腦中閃出：「中渚主治肢木麻，戰振蜷攣力不加，肘臂連肩紅腫痛，手臂癰毒治不發。」問道：「我扎針，再放幾點血，可能有效。您怕疼麼？」

老人笑道：「打過仗的人什麼都不怕，該怎麼扎就試試吧。」

常規消毒後，取 0.45×50mm 環球牌針，從液門進針透過中渚直達腕骨，飛針進退，約 30 秒出針，隨針出血少許。出針後老人笑了：「好，好，有效，整個臂都感到有些輕鬆。」隨又開「**仙方活命飲**」讓老人服用。

第二天上午 9 點多，老人又到門診，我一看腫消過半。又針了兩針。3 天後老人又來，說基本好了。這時才知道老人是高級法院退休院長張瑞先生。老人曾多次邀我去他家做客。1987 年老人又介紹筆者給其老戰友安徽省原政協主席張凱帆先生治療肩周炎。

　　張老右肩疼痛活動受限，已棄筆半年有餘。一天下午，張院長陪我到張主席辦公室，當時有四五位市級領導請張主席寫字，張主席以右手臂疼痛而推辭。待他走後，我讓張主席活動一下右臂，明顯受限。

　　隨針其右手之間谷、中渚，不到 1 分鐘，疼痛頓失。張老搖動右臂，高興地說：「神了，神了，……以前扎了好多針，又是推拿又是拔罐，怎麼沒這種效果呢。」老人家即興，揮筆疾書「杏林春雨」四字相贈，此墨寶現仍珍存在小女兒張寒秋創辦的「蚌埠顯臣中醫骨科門診部」。

三 # 右手指麻木案

　　例　吳先生，《人民日報》海外版領導者，右手拇食中指麻木，以拇食指為劇，握筆寫字常不自主落下，也曾在北京治療，但收效甚微。

　　1996 年夏專程去合肥住在清風苑賓館請筆者治療。每天針間谷穴 1 次，每次僅幾十秒鐘，共針 10 次而癒。

　　2004 年筆者在北京創辦「張顯臣中醫藥研究所」（現在網上仍可查到）時，吳先生任經濟日報社社長，請筆者吃飯時，帶去一幅「功同良相」的墨寶相贈。

四 # 足腕部扭傷後遺症

例 1　陳女士，50 多歲，蚌埠市人，右足腕部因 10 年前扭傷治癒之後，每逢天氣變涼或夏季潮濕天行走就隱隱疼痛，1988 年秋，筆者在 123 醫院坐診時求治，筆者取 0.45×50mm 針刺入右側解谿穴，入針向兩側踝骨之下分而刺之，當即痛減，只一次而癒。

例 2　林女士，40 多歲，香港人，於 6 年前左足扭傷，紅腫疼消失後，留下左足腕部隱痛，行走 500 公尺就會越走越痛而且發脹發熱。

1989 年春，筆者在廣州海軍 421 醫院坐診時求治，針法同上例，3 次而癒。

五　左手五指疼案

例　楊某，55 歲，北京人，京胡琴師，左手五指手腹疼痛，拿任何東西均會引起劇烈的刺痛，半年以內不能拉弦。西醫診為手指末梢神經炎或微循環障礙。多方治療乏效。

2004 年夏求治。五指腹外觀微現青紫，自感發涼，用筆一觸其左食指尖處即叫疼。

筆者從未見過此症，細思通則不痛，痛則不通，且有畏涼感，應屬手指因寒而起，寒凝氣滯。隨取間谷穴，進針後把針提至皮下，而後飛速分別刺向五指之指根，使針感傳至各指腹。出針後再觸其指尖疼痛頓減。

隨又開中藥 1 劑：荊芥穗、桂枝、乾薑、川芎、紅花，煮水浸泡左手，日 2 次，每次 20～30 分鐘，日針 1 次。5 次而癒。筆者今生只遇見 1 例這樣的病症，介紹出來供讀者參考。

中指麻木案

　　例　王某，女，38 歲，右手中食指麻木不仁一年半。

　　1975 年秋曾到上海某醫院神經科檢查診為中指末梢神經炎，求為治療。從食、中指根部橫紋中點進針沿骨膜上平刺至指腹上部，整個手指均有劇烈的脹痛感後出針，隔日針 1 次，5 次而癒。

七　顳頜關節炎

　　顳頜關節炎應屬於中醫的頜腫口噤。主要症狀表現為張口受限，咀嚼時顳頜疼痛等症狀。筆者用針灸治療此症多例且均治癒，茲舉例如下。

　　例 1　李某，62 歲，臨泉縣李老莊集鎮人，在集上做小生意，只能半開口，咀嚼時兩腮部脹痛，2 個多月。當時筆者因右派受處分在李營小學任教。

　　1959 年秋筆者去李老莊趕集，與其相遇。因李某之女是筆者的學生。那時學生年齡偏大，五六年級的學生，一般都在 15 歲以上，十七八歲的占半數以上，我是數學老師，年齡大的學生對我非常同情，暗地裡對我都很好，閒話時得知其有此病痛，於是取雙俠谿直刺入足臨谿之下，入針後叫其張口咀嚼，疼痛頓減，留針約 10 分鐘出針。共針 6 次而癒。

　　例 2　王某，55 歲，臨泉縣城關鎮幹部，患顳頜關節炎半年餘，張口受限，咀嚼兩腮部脹痛，1979 年春求治。取雙俠谿快速進針至足臨泣之下，當即口開比原來張口大一倍，共針 10 次而癒。

　　例 3　2011 年 5 月筆者應國家中醫藥外治分會王天

明之邀參加在南京召開的中醫中藥發展研討會，與會的廣西某中醫藥大學教授王先生患顧頷關節痛，口只能半張，過張兩側顧頷部即疼痛，影響咀嚼一年餘。

取俠谿穴，入針沿足少陽膽經向上透刺至足臨泣，快速提插 3 次，口當即張開如常。

筆者為什麼會取此穴呢，原來是受了《醫宗金鑑·刺灸心法要訣》俠谿有「頷腫口噤疾堪除」與《針灸聚英·百症賦》「陽谷、俠谿，頷腫口噤並治」的啟示，驗之臨床確有良效。

八　面肌痙攣症

例　胡某，男，60 歲，北京人。面部右側眼下至顴骨內側肌肉不自主地抽動年多，心煩意亂。

西醫查不出病因，經過針灸、火針及多種方法治療，有的只一時有效，於 2015 年夏求治。

患者身體其他狀況尚可。隨取迎香穴進針後向上透針至內睛明，連透 3 次，又沿顴骨內緣直刺至承泣穴，同樣的連透 3 次，留針 20 分鐘，當即抽動停止。讓患者坐下休息 1 小時作為觀察，未見抽動。隨開正面湯 3 劑。

第二天上午患者高興而來，說減輕了很多。隨又如上法針之，共針 7 次，服中藥 5 劑而癒。

正面湯處方見本書「面神經痙攣」篇。

九　口眼歪斜

　　口眼歪斜又稱口歪眼斜，西醫名為面神經麻痹。發病原因，一是睡覺時門窗寒涼之風吹到面部所致，一是血壓偏高致使腦部充血而引起，病因不同而治療方法亦異。

　　茲分別述之。

　　例 1　褚先生，某海軍基地司令員，後轉業到東莞市，因面神經麻痹而多方治療無效。2004 年夏，經過其部下、轉業到東莞市南城區副局長王先生介紹，筆者從北京專程至東莞市為之治療。

　　筆者在其患側施行透針手法，日 1 次，共 5 次而基本痊癒。因筆者北京有事必須急走，隨開給「**牽正散**」加生黃耆、蜈蚣、全蟲，每日 1 劑，數劑而徹底痊癒。

　　筆者一生治癒的因受風所致的口歪眼斜症較多。單純用針灸者均採用透針療法。而遠程針灸不便者多以「牽正散」加味治之，少到 3～5 劑，多則 15 劑，療效頗佳。附「牽正散」及加味變通法。

　　「牽正散」出自《楊氏家藏方》，其方由白附子、白殭蠶、全蠍各等分組成，共為細末，每服 3 克，溫酒調下。其功用主治為中風口眼歪斜，半身不遂。

　　而所謂的半身不遂係指受外來之風邪所致，不是肝鬱化火，氣逆上衝，即現在所說的血壓高所致的腦充血、腦

栓塞、腦梗所致的半身不遂伴口歪眼斜。臨床所見因受外邪侵襲面部而引發口眼歪斜，用此方而加味變通確有良效。但對因腦充血所致口眼歪斜隨證而用亦有效果。

筆者用此方時，常隨證加全蜈蚣、明天麻、蟬蛻殼、荊芥穗，病久不癒氣血虧損者可加生黃耆、當歸。如腦充血引起者可加懷牛膝、代赭石、生龍骨、生牡蠣、鉤藤等鎮肝潛陽之味。茲舉例如下。

例 2 周某，男，52 歲，安徽省界首縣公路管理局幹部，1978 年，因夏季夜晚天氣悶熱，用電扇吹風，一夜沒醒。早晨其妻喊起床突然發現嘴向左側歪斜，後多方治療，收效甚微。

患者於 1980 年春到筆者腫瘤診所求治。當時見其左側面部有些腫脹，左眼半睜，嘴角左邊緊，右邊半開。脈沉細無力 4 至，舌質淡紅，無苔，面色灰黃，自感精力不足，因工作繁忙，要求服中藥治療。

隨開給：生黃耆、當歸、焦白朮、砂仁、白附片、白殭蠶（黃酒炒）、蟬蛻、明天麻、荊芥穗（酒炒）、全蠍、全蜈蚣、甘草。日服 1 劑。

第二診，症狀明顯減輕。上方加川芎，仍日服 1 劑。

當年中秋節，其同事來治腰痛，自述只服上方共 20 多劑就全好了。

中風後遺症之口歪眼斜

　　例　鄒某，42 歲，遼寧省錦州某地區黨委書記。2013 年秋，筆者住北京宋家莊，針手三針，再針面部患側，以水溝、迎香、頰車、地倉、太陽為點，進行相交透刺，針一次之後患者自覺有減輕的感覺。於是隔日 1 次，每次下午從錦州開車到宋家莊針治，針後仍開車返回，共針 12 次已基本痊癒。

　　中藥方：生赭石粉、懷牛膝、生龍骨、生牡蠣、鉤藤、生南星（與等量生薑先共煎 60 分鐘後入藥）、殭蠶、全蟲、蜈蚣、白附子等。

　　又給「**面疾嗅金丹**」一瓶以期徹底治癒。2 個月後電話隨訪完全康復。

　　面疾嗅金丹係筆者所製之經驗方，由天然元寸、生南星、生半夏、皂角、白芷、冰片等研成的超細粉末，裝入廣口瓶內，隨時隨地開蓋用鼻吸其藥物之氣。可作為口眼歪斜之輔助療法。

手足三針治即將中風症

　　例 1　張女士，48 歲，東莞市人。2005 年秋筆者應東莞市黃金門診部之聘，住十寶一居，每天上午應診。張女士在其丈夫的陪同下來到門診。當時張女士行走搖擺，說話時吐字不清，兩眼有些發呆，自言頭疼頭昏。一按脈弦緊急數。

　　隨告之曰：這是中風的預兆，隨針雙手之後谿，入針後幾十秒鐘，患者講眼睛亮了，頭清醒了很多，走路穩多了。隨又針百會，以百會為中心，分別向四神聰飛刺。大約 10 分鐘，基本恢復，隨勸其去醫院檢查治療，當天下午即住進醫院，半個月康復出院。

　　例 2　張某，70 歲，身高 170 公分，體重 80 多公斤，東莞市人，素有血壓高病史，吃降壓藥。其外甥女、弟弟等多位親屬均係筆者治癒的患者。

　　2014 年秋，一天晚飯之後 9 點半鐘，張某在其夫人、弟弟等四五人的陪同下到筆者在東莞市人民公園南側一小區之臨時住地就治。張某講下午兩點左右開始感到頭疼頭昏，乾嘔，走路不穩，心中發熱，舌頭發硬。見其面紅目赤，脈弦數 6 至餘，係肝風內動之象。急針雙後谿，入針得氣後，立即說眼睛亮了，頭不暈了，病情大大緩解。隨讓其快去醫院，不可拖延。當晚住進人民醫院。

十二　頭　暈

　　例　劉某，女，65 歲，蚌埠市某中學語文老師，2011 年秋，得知筆者回至蚌埠家中，因其夫與筆者相交甚誼，專程來訪。自敘近半年頭腦總是暈暈乎乎的，兩眼發矇。隨在其右後谿飛速進針，採用手三針之刺法，行針兩三秒鐘，高興地說道：「嘿嘿，神了，頭腦清醒了，眼也不矇了。」

　　2 年後筆者又回到蚌埠，請我吃飯得知一針而癒。

　　【附言】後谿穴是手足三針之主穴，筆者善用此穴治療頭痛頭眩暈、頸椎病、腰椎病、中風後遺症、牙痛腮腫等等小腸經和督脈經的病症。入針即效、拔針而癒者不勝枚舉。

十三　針刺治療麥粒腫和霰粒腫

　　例　麥粒腫多發生於眼瞼邊緣，霰粒腫生於眼瞼內皮，呈扁圓形。

　　1961 年夏季，筆者一天早晨起床後感到左眼上皮內有異物，發脹，視物模糊，怕陽光。午飯後到隊部醫療室找張醫生要眼藥。他讓我坐下，隨即拿根針在我的左足第二趾腹部扎了一針，比較疼痛，他又用指捏揉，出了點血，說道：「好了，用什麼藥？去吧！」於是我回去午睡。上工鈴響，我醒來感到左眼症狀減輕許多，到了下午6 點多，收工時已癒過半，第二天起床再無不適之感。

　　筆者從 1958 年冬開始鑽研針灸，但不知此症之治法。於是乘閒去請教張醫生，他並不保守，說道：「這俗稱叫偷針眼，我也是跟人家學的。不管長在瞼毛或在眼皮內，都是這樣治，不用吃藥。」

　　我牢牢記下。20 世紀六七十年代家在農村，常常遇見此症，沒有三棱針，就用縫衣粗針放血，多數一次而癒，可同側針，也可針對側。兩側同針效果會好得多。

十四　三叉神經痛

　　例　王某，男，60 歲，東莞市人，右側三叉神經痛，吃飯、喝水均加重，已 3 個多月，2014 年春一天下午求治，隨取雙側之後谿穴，入針後令其咬牙咀嚼，疼痛若失，囑每日針一次。

　　第二天下午又來，喝水已不痛，吃飯咀嚼仍有疼痛，但較未針之前減輕許多。又針雙側之後谿，配合雙足臨泣穴，留針 10 分鐘。再咬牙咀嚼仍有些微痠痛。囑隔日針一次。後因外出而未再來。半個月後外出回來，約請筆者晚餐，自述照法醫治而癒。

　　足臨泣對三叉神經痛亦有良效，足少陽膽經循行耳前。《醫宗金鑑・刺灸心法要訣》帶脈臨泣穴主治歌訣有「頭風腫痛連腮項，齒痛耳聾咽腫證」之示。三叉神經正在腮部，故而有效。

左眼下肌肉抽動

例 岳先生，60多歲，住北京經濟開發區，與筆者係對門鄰居，2005年春得知筆者回來而叩門求治。

自述左眼下肌肉抽動已半個月，去醫院查不出病因，在附近一家醫院扎針，每天一次，每次都是十幾針，收效甚微。

見其左眼承泣穴下皮膚時時在動，隨從其患部外周速刺一針，呈一字形連提連進幾次，見皮膚不再抽動，留針約10分鐘出針，後坐下閒聊。不意一次而癒。

十六　腮部抽動

　　例　王先生，55 歲，合肥市人，是筆者之鄰，右腮部肌肉抽搐顫動，2013 年秋天一個上午求治。

　　自述昨天夜裡與幾個朋友在一起飲酒聊天到凌晨 2 點多才回。第二天起床後只覺得右腮部跳動，心中很煩，生怕是得了什麼其他重病。

　　鑑於 2005 年春在北京治療岳先生之左眼下皮膚抽動之例，隨在右側肌膚跳動處針之，針法從跳動之外周進針，採取透針手法，不意抽動立止，留針 5 分鐘出針而去。3 天後回覆告知痊癒。

眉棱骨痛

例 1 劉先生，40 歲，臨泉縣師範學校教師，當時筆者在縣文化館工作，兩個單位同在一個大院內，1974 年春一天上午就治。自述右側上眉中疼痛，有時呈跳痛狀，已一週之久。

筆者未見過此症，隨取針從右眼之攢竹穴，平刺留針 10 分鐘而無任何效果。第二天上午又要求針治，仍照前天之法刺之，留針期間疼痛依舊。

突然間「雷頭赤目眉棱痛」閃入記憶，追憶此句乃是「陽蹻申脈穴」中的歌訣，即取針刺入右側申脈穴內，入針後迅速三提三進，劉先生當時說右足踝前至整足跟外側又麻又脹直至小腿外側光明穴，而右側眉棱立刻不再有痛感。一次而癒。

例 2 李老師，男，40 歲，臨泉縣城西中學語文老師，1974 年炎夏的一個下午到筆者處。自敘右側整個眉毛時時抽痛，已半個多月，吃過中西藥，也扎過好幾次針，但收效甚微。

有劉老師之治療經驗。隨照前法針之。針 1 次痛減，共針 2 次而癒。

右胯內外痛

例　王女士，66 歲，合肥市政務區人，2018 年 2 月 27 日求治。

自敘春節之前的一個上午，大雪剛晴到菜市場買菜，手提蔬菜約 5 公斤，當時路面冰水交融，一步沒走好身子滑動了一下，從此右胯內外牽扯性疼痛，右腿舉動十分困難，走路身子明顯向左側傾斜。

隨針其右足之太衝及足臨泣。入針後讓其帶針活動，做腿的各種動作，疼痛緩解過半。囑隔日針 1 次。

3 月 1 日下午又來，言輕鬆多了。又針其右足之太衝、臨泣，從入針到出針僅 5 分鐘，出針後讓其行走，自言已基本不疼了。隔日針 1 次，共針 4 次而癒。

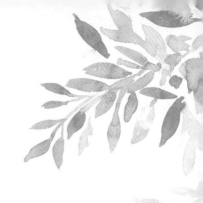

第七篇 —

手三針、足三針篇

筆者研究運用手三針、足三針治療頸肩腰腿和三叉神經痛等疑難痛症近 30 年，其收效之神速，效果之確切，可謂是：入針即效，拔針即癒。從眾多的頸肩腰腿痛、三叉神經痛、頑固性頭痛、牙痛等症的治療觀察中，大多能在 1～2 分鐘之內顯效或治癒。

　　筆者應有關單位邀請，曾多次舉辦全國性和地方性的學習班，聽課者有上萬餘人，遍佈 20 多個省市。但以前所辦的學習班，其內容大多是骨質增生症的治療方法。在講解其治療方法時，只是粗略講一下手三針、足三針的施針方法，沒能從手三針、足三針的作用機理去進行深入細緻的探討。學員聽了之後只會知道怎麼樣去用手三針、足三針治療頸肩腰腿痛，對其來歷和作用機理不太瞭解。因此筆者感到有必要對手三針、足三針在治療頸肩腰腿痛、三叉神經痛、頑固性頭痛、肋間神經痛等疑難痛症方面的作用機理做進一步的探討，以求得到同行的指正與惠助，並希望讓手三針、足三針的運用得到普及與提高。

一　手三針、足三針的來歷

　　手三針、足三針是筆者在近幾十年的針灸臨床工作中，根據其對頸肩腰腿痛等痛症的確切療效而提出命名的。

二 手三針、足三針各是哪幾個穴位

手三針是：後谿、中渚、間谷（筆者發現的一個新穴）。足三針是：太衝、內庭、足臨泣。

現將各穴的適應證簡述於下。

間谷穴

這是筆者在臨床工作中發現的一個新穴，位於手陽明大腸經之三間與合谷兩穴連線之中點。它的適應證是，凡三間、合谷兩穴的適應證均是其適應證。尤其對頸肩肘臂指部的疼痛麻木，療效甚為突出。

現將《針灸聚英》關於三間、合谷兩穴的主治範圍摘引如下：

三間：主治喉痺，咽中如梗，下齒齲痛，嗜臥，胸腹滿，腸鳴洞洩，寒熱證，唇口乾，氣喘，目眥急痛，吐舌，戾頸，喜驚，多唾，急食不通，傷寒氣熱，身寒結水等 17 種病症。

合谷：主治傷寒大渴，脈浮在表，發熱惡寒，頭痛脊強無汗，寒熱症，鼻衄不止，熱病汗不出，目視不明，生血翳，頭痛，下齒齲，耳聾，喉痺，面腫，唇吻不收，喑不能言，口噤不開，偏風，風疹痂疥，偏正頭痛，腰脊內引痛，小片單乳蛾等 22 種病症。

間谷穴之所以能治上述兩穴之病症，是因為其穴在兩

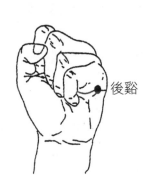 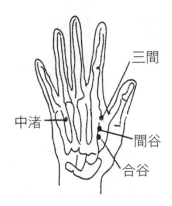

穴連線之中點，其敏感度較兩穴高得多。用指甲或其他小棒如火柴桿、圓珠筆頭去按壓該點，即會感酸脹；用同樣的方法去按壓合谷其酸脹度就會感到差一些，三間就更差了。敏感度高的穴，得氣快，療效速，似乎無須爭議。

中渚

位於手少陽三焦經的循行線上，在手背第四、五掌指關節間後方凹陷處。其主治，《針灸聚英》謂「熱病汗不出，目眩頭痛，耳聾，目生翳膜，久瘧，咽腫，肘臂痛，五指不得伸屈」等；《醫宗金鑑》謂：「四肢麻木，戰振，蜷攣無力，肘臂連肩紅腫疼痛，手背癰毒。」

後谿

位於手太陽小腸經的循行線上，第五掌骨小頭後方尺側，手小指外側本節後陷中。其主治，《針灸聚英》謂：「瘧寒熱，目赤生翳，鼻衄，耳聾，胸滿，頭項強不得回顧，癲疾，臂肘拘急，痂疥。」

《醫宗金鑑》謂：「手足拘攣，手足顫搖不能握，中風猝然昏仆，不能言語，癲癇不省人事，瘈瘲抽掣，頭痛

及暴發火眼，熱淚常流，行痺，腿膝腰背歷節周身疼痛，項強，傷寒感冒，汗不出，不能解，牙齒腮齦及咽喉腫疼，手足麻痺，破傷受風，寢汗。」

以上三個穴位均在手掌背側部，且係手三陽經的循行線上，分取之可治各自的主症，合而用之更有協同作用。或三穴同用，或兩穴同用，或與足三針之一兩穴同用，對於頸、肩、臂、肘、手指及背、脊、腰、胯、腿、足、趾等部位疼痛麻木療效甚為理想。

筆者在治療上列部位的痛症腫脹或頭痛、牙痛、偏頭痛、脅肋痛（肋間神經痛、膽囊或肝部疼痛），常用手三針、足三針，往往有拔針而癒的效果。

這三個穴位的取穴方法均以握拳少虛為度。

下面談談足三針。

足三針：足臨泣、內庭、太衝。

今就三個穴的各自適應證分述如下。

足臨泣

位於足少陽膽經的循行線上，在第四、五蹠骨結合部前方凹陷處。其主治，《針灸資生經》謂：「主胸中滿，缺盆中及腋下馬刀瘍瘻，善齧頰，天牖中腫，淫濼，骱酸，目眩，枕骨合顱痛，灑淅振寒，心痛，周痺痛無常處，厥逆氣喘，不能行，痃瘧日發，婦人日事不利，季肋支滿，乳癰。」

《醫宗金鑑》臨泣穴主治歌：「中風手足舉動難，麻痛發熱筋拘攣，頭風腫痛連腮項，眼赤而痛合頭眩，齒痛耳聾咽腫症，游風搔癢筋牽纏，腿痛脅脹肋肢痛，針入臨

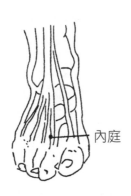

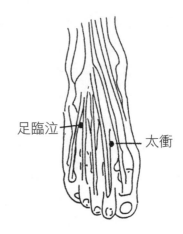

泣病可痊。」

內庭

位於足陽明胃經的循行線上，第二、第三趾關節前當足次趾外間凹陷中。其主治，《針灸聚英》謂：「四肢厥逆，腹脹滿，數欠，惡聞人聲，振寒，咽中引痛，口喎，齒齲，瘧不思食，腦皮膚痛，鼻衄不止，傷寒手足逆冷，汗不出，赤白痢。」

其中並沒有關於治療頸肩腰腿痛等內容。但筆者在臨證中單刺內庭治療大、小腿的疼痛麻痹（特別是前側），足面的腫痛、足趾痛麻等症效果特別突出。

太衝

位於足厥陰肝經的循行線上，在第一、第二骨的骨間隙中，當大趾本節後 1 吋 5 分凹陷中，以指輕按有動脈應指。

其主治，《針灸聚英》謂：「主心痛脈弦，走黃，瘟疫，肩腫吻傷，虛勞浮腫，腰引少腹痛，兩丸騫縮，溏

洩，遺尿，陰痛，面目蒼色，胸脅支滿，足寒肝心痛，蒼然如死狀，終日不得息，大便難，便血，小便淋，小腸疝氣痛，潰疝，小便不利，嘔血嘔逆，發寒，嗌乾善渴，肘腫，內踝前痛，淫濼，腋下馬刀，瘻漏脣腫，女子漏下不止，小兒卒疝。」等多種病症，大約有 7 種與本文有關。

太衝對大小腿內側的疼痛麻痺、足腫筋攣、腰卒然疼痛等痛症單刺之亦有良好的效果。

綜觀以上手三針、足三針的 6 個穴位，除內庭一穴沒有關於頸肩腰腿痛的直接記述以外，其他 5 個穴位均有著較為突出的記述。

據筆者體驗，內庭的主治病證，不僅僅是上述那麼多，其對大、小腿前側，足面、足趾、足心、內外踝等部位的疼痛腫脹、拘急麻痺療效比較突出，比古醫籍列述的主治病證效果更為理想。

筆者在臨床中發現內庭的主治病證，在針灸學教材中未見記述；而《簡明中醫辭典》（1988 年 3 月，人民衛生出版社版）足陽明胃經條目下有「……頸腫……經脈所過處痛」的記述，雖未能明言病症，但也有所提及。

筆者將關於內庭穴的膚淺體會寫出來，供同道驗證，這對於用手三針、足三針治療頸肩腰痛等疑難痛症，當有一定的參考價值。

三　手三針、足三針的適應證

　　任何一種治療方法都有其一定適應證範圍，手三針、足三針也是這樣。

　　頸肩腰腿痛的發病原因比較複雜，有的也查不出發病原因，甚至用 CT、核磁共振等先進的檢查手段也查不出病因。找不出原因不等於沒有病。

　　筆者認為，只要是人體自身感到疼痛或不適，即是身體發生了疾病。中醫是辨證施治，找不出原因不等於不能治。就筆者的體會，手三針、足三針對 90%以上的頸肩腰腿痛有突出的療效，對三叉神經痛、肋間神經痛、頭痛、牙痛的療效尤為突出。

　　不過有一小部分的頸肩腰腿痛用手三針、足三針治療效果卻並不確切，這裡所說的療效確切是指治癒或基本上治癒，效果不確切，不等於沒有療效。

　　比如服止痛藥，痛了就吃，藥力散去又痛，能說止痛藥無效？可以說止痛藥有效，只能止止痛，而消除不了病因。手三針、足三針對頸肩腰腿痛止痛效果是理想的，應當說這也是療效。

四 手三針、足三針治療
頸肩腰痛的作用機理

　　手三針、足三針的作用是由經絡傳感的。要瞭解其作用機理首先應瞭解手足三針的 6 個穴位所在經脈之循行路線。手足三針的 6 個穴，手三針位於手的三條陽經線上，足三針只有太衝位於足厥陰經線上，其他兩個穴位均位於足之陽經線上。手三陽經的走向是從手指─手背─前臂─大臂─肩─頸─頭面，與足之三陽經相接續。足之三陽從頭到足，陽明行於前，少陽行於側，太陽行於後。足三陰從足到腹，手三陰從胸到手。

　　這樣循環無端，息息相通，聯絡臟腑肢節，溝通上下內外，係調節身體各部組織器官的通路，使人體成為一個有機的整體。

　　關於手三針、足三針，即手三穴、足三穴的位置，參見前圖。

　　作者曾做過一個統計：手足三陽經共 218 個穴，可以用來治療頸肩腰痛的就有 130 個；手足三陰經共 91 個穴，可以用來治療頸肩腰腿的就有 46 個；督脈 28 個，可治以上病症者有 20 個，任脈沒有穴可治上述病症者。全身合計大約有 196 個穴可以治療頸肩腰腿的疼痛麻痺。若再加上奇穴、天應穴、耳穴等，真是難以計數。這麼多的穴位，臨床使用起來真是夠複雜了。

筆者在臨證時凡見到上述諸症狀，不論其發病原因，均先以手三針、足三針進行治療，一般的不加配穴。當然，就用這 6 個穴位的適應證，可能不如 196 個穴位之廣泛。但就筆者的經驗來講，上述範圍的病症絕大多數可以收到明顯的效果。

　　歷來的針灸大家，無不強調針刺手法的重要性。即使辨證準確，選穴得當，而針刺手法不合疾病的法度，也難收到預期的療效。

　　針刺手法，是一個高難度的技巧問題，不是光憑書本上講的，或者他人口說的什麼手法就能輕易掌握的。一個針灸醫生要想掌握住古代針灸大家所陳述的那麼多的靈活多變的針刺手法，並達到嫻熟自如的境地，必須透過長期的臨床實踐，細心體會，潛心領悟才行。真是談何容易！針刺手法可見是一個十分複雜的技巧問題。

　　歷來的針灸書籍所介紹的手法甚多，一般的臨床針灸醫生很難掌握住其運用技巧。手三針、足三針雖然也講究手法，但是卻很簡單，只要是針灸醫生或略知道一點針灸的人都可以很快地學會並能運用於臨床。

手三針、足三針具有的特點

1. 取穴少

手三針、足三針取穴數最多也只是手足各三針。但是在一般情況下只取 1～3 個穴即可，手三針、足三針同用者極少極少。

2. 進針快

進針的速度快如閃電，一般不超過 1 秒。

3. 手法快

針如閃電一樣進入穴內，手法要如疾風飛箭一樣。從進針到手法完成約幾秒鐘。

4. 得氣快

手法快的特殊效應就是得氣快，手法到時立即得氣，酸麻脹重應針而至。

5. 收效快

入針即效，快者幾秒鐘、慢者 10 餘秒鐘，就會感到疼痛有所減輕。

6. 針刺時間短

針刺時間的長短，與療效的有與無、好與差有關。收效顯著，即可出針，針感差沒效果時間就可稍長一點。筆者在運用手三針、足三針時從入針到出針多在 1 分鐘左右，2～3 分鐘者較少。

六 手三針、足三針的具體手法

手法問題，包括針前準備、刺入、行針得氣、出針等幾個具體的程序。

1. 針前準備

針手三針時，要向患者講明，解除其緊張心情，對從未刺灸過的人，更要說明，不痛，幾秒鐘便可基本解決問題。患者握成虎拳，稍鬆弛一點；拳頭過緊，進針不暢利，不僅會加重疼痛，療效也不好；太鬆了針感差，收效相對亦差。待患者握成拳頭後，術者用筷子粗細的小棍，從虎口的一側輕輕穿過尺側即為合適的握拳。

2. 穴位常規消毒後

醫生的右拇、食指捏緊針體的鋒端，使針尖露 1～1.5 公分，先以左手拇指端稍用力向穴位點按即提起，右手之針迅疾刺入，後谿、間谷均垂直刺入，中渚傾斜 30 度刺入，足三針均傾斜 30 度刺入。

3. 行針得氣

針體刺入一定的深度後，醫生右手拇、食、中三指捏住針柄迅疾提針到皮下，又快如飛箭一樣完成另兩穴的行針路線，針感即至。

4. 行針得氣後

醫生鬆開持針柄的右手指，令患者活動，如：頸痛，

做搖頭、勾頭、後仰；肩臂肘痛，做手臂的各種活動；腰痛，做彎腰、側彎等動作；腿痛做腿的各種活動，等等。一般是行針得氣後疼痛即減輕甚或消失。待活動到痛的姿勢時，令患者停止活動，並保持痛的姿勢，醫生把針或提或左右輕旋，問是否減輕或消失，當一個痛的姿勢消失，還令其活動尋找疼痛的姿勢。從行針得氣到患者活動找疼痛的姿勢，到收效出針一般是 1～2 分鐘。如一針即生效止痛，一針即可；如一針療效不顯著，可再取一穴。

5. 取穴原則

手三針、足三針有其一定的取穴原則，一是以經絡的循行線路進行取穴，即循經取穴，二是經驗取穴。

一般地講，巔頂痛、頸椎病、手顫抖、大小臂拘急、脊背痛、腰脊痛、尾骨痛、急性腰疼、扭傷、三叉神經痛、牙痛等手太陽經和督脈經的病痛，取後谿（後谿通於督脈）。肩前痛、肘痛、大小臂橈側痛麻、拇食指痛麻、牙痛，取間谷。大小臂麻木疼痛、手指震顫、握物無力、肘痛，取中渚。如肩周炎及肩前後的病痛，可三針同取，亦可以間谷為主配中渚，或配後谿，總之應以療效既好取穴又少為宜。

手三針、足三針是以手三針為主、足三針為輔。本文所涉及的病症，往往取手三針即可治癒。但在不少情況下，特別是腰腿痛、足趾麻痹腫痛等，足三針是必用之穴。足三針以足臨泣為主穴。後面所治病例，對取穴甚有幫助，可供參閱。

　病　例

　　本文所列舉的 27 個病例，大多數是經過中西醫診斷治療而收效不理想，經用手三針、足三針治療而很快收效和治癒者。舉出這麼多的病例，一方面是為了說明手三針和足三針的療效神速而確切；另一方面是為了讓讀者明確並掌握住什麼樣的頸肩腰腿痛用手三針、足三針治療才能收到明顯的治療效果。

　　這實際上就是手三針、足三針的適應證問題。

1. 頸椎病

　　例 1　周崇貴，男，45 歲，安徽省淮南市城鄉建設開發公司經理，1988 年 11 月求治。

　　患者頸部僵痛伴兩肩疼痛 5 個月，拍片示第 5～第 7 頸椎增生，經中西醫治療收效甚微。

　　檢查：頸部僵硬，左右旋轉約 15 度，前屈 30 度，後伸 30 度，兩肩活動疼痛。取雙側後谿。先針左側，迅疾進針成「↓」形，患者立即感到有一股氣流從左臂衝過頸部直到上脊背；再針右後谿，頸脖即可左右旋轉，前屈、後伸仍有點僵痛，但較針前減輕大半。令其帶針活動兩臂，肩痛銳減。

　　患者高興地講：「神了，神了，幾個月來又是推拿又是懸吊，封閉、吃藥，脖子老是硬痛硬痛的，現在真好多了。」日針 1 次，10 次而癒。1994 年 4 月 13 日，筆者在

合肥與周先生相遇，自述 6 年來一直未復發，並同意在病例中寫出他的姓名。

例 2　林××，男，50 歲，廣州市供電局幹部，1989 年元月求治。

自述頭痛、頭昏、頸部僵痛半年，近 2 個月來，逐漸加重，每天去醫院懸吊 1 個小時，並打過 2 次封閉，服過布洛芬、消炎痛及中藥，但均只能緩解一時。患者面色紅潤，身體健壯，別無他病。

查：左旋 20 度，右旋 15 度，前屈 15 度，後伸 15度，若再用力加強其活動角度即痛而不能。當即取雙後谿，行針得氣後，頸部活動疼痛頓失大半，頭痛立解。

二診時，患者自述針後症狀消失，頸部活動已基本不痛。共針 3 次而癒，隨訪 6 個月，一直正常。

例 3　謝××，男，62 歲，安徽省臨泉縣稅務局離休幹部，1987 年 9 月求治。

患者於 3 個月前開始頸左側、右肩、右臂及手指隱隱痛麻，時有時無，時輕時重，後來逐漸加重，疼痛劇烈時如刀割電擊，夜間尤甚，常常終夜難眠。經拍片示第 5～第 7 頸椎兩側有骨質增生，診為神經根型頸椎病，多方治療收效甚微。患者面色憔悴，不住呻吟，時時用左手搯捏右臂。

檢查：頸部活動尚可，唯姿勢稍有不適，右臂就陣陣竄痛，令其旋肩舉手，當手臂後旋時一陣劇痛，立即蹲下，出了一身冷汗。即給刺後谿、中渚，行針得氣後疼痛立刻緩解，再令其自己搖頭、活動右臂，痛減過半。

第二天下午二診時，自述夜間雖痛但可以忍受住並能入睡，又針右側手三針。後每日 1 次，針 7 次後已不再痛，又針 3 次而癒，7 年未復發。

例 4　莊某，男，52 歲，幹部，安徽省臨泉縣城內人，1987 年 9 月求治。

自述 2 年前感到頸右側、右肩痛，常落枕，但可不醫而癒。後來逐漸加重，1987 年 5 月的一天早晨頸部突然僵痛，一動也不能動，繼而右臂亦痛。住院治療 2 個月稍微緩解，而頸部僵痛伴右手指麻痺一直未能消失，經針手三針 10 次而癒。

例 5　杜某，男，40 歲，深圳特區報總編室主任。

頸部僵痛，臉扭向左側一個多月，稍稍一動即痛，多方治療無效，1992 年 12 月底由深圳商報兩位記者陪同求治。先對其左後谿扎了一針，頸部立即以左右活動，又扎右後谿一針，頭前屈後伸，左右擺動不再疼痛。

於是高興地說道：「一個月來推拿按摩、扎針、吊頸、吃藥，一直無效，可痛苦了，這一下不到 2 分鐘就好了，真是神針。」為了鞏固療效又針 2 次，10 個月後回訪，無異常。

2.肩痛

肩痛的病因有多種：有因風寒濕阻閉經絡者，有因肩部軟組織急慢性炎症者，有勞損者，有外傷者，有扭挫者等。凡此種種，手三針均可以治療，而且收效顯著。如僅僅是活動時疼痛，無沾黏者或雖有沾黏而較輕微者，常常針一兩次即癒。茲舉數例如下。

例1 張某，男，60歲，安徽合肥市人，1985年5月求治。（本例1985年11月12日《合肥晚報》以《骨質增生患者的佳音》進行過專題報導。）

患者自述右肩疼痛6個月，上舉外展疼痛加劇。查肩後及肩峰壓痛明顯。即針間谷、中渚，行針得氣後令其帶針活動，疼痛頓失，怎麼活動也不再疼痛。到當年10月回訪，近半年來未復發。

例2 張某，女，51歲，合肥市人，1985年6月求治。

自述左肩疼痛5個月，逐漸加重，因受風引起，夜間更甚，颳風下雨天氣均明顯加劇，封閉、電療、推拿、服止痛藥物，都只能緩解三兩天。常常夜間難眠，叫丈夫給掐按叩擊以止痛。查壓痛點不甚明確，活動明顯受限，脫衣服也困難。給針左手三針，行針得氣後令其帶針活動尋找痛點，起針後令其脫衣穿衣，動作已比較順利。隔日針1次，共5次而癒。

例3 劉某，女，50歲，浙江寧波市人，1988年5月求治。

自述1987年12月左肩因扭傷後開始疼痛，認為過幾天會逐漸好轉而未能治療。隨著天氣變冷而疼痛逐漸加重，曾打過封閉2次，並按摩過一個多月，未見明顯療效反而逐漸加重。

查：肩峰下滑囊處壓痛明顯，肩胛內側及下側均有壓痛，肩關節外旋外展受限。即針間谷、中渚二穴，帶針令其活動，疼痛明顯減輕，隔日1次，共針5次而癒。

例 4　趙某，男，29 歲，電工，合肥市人，1985 年 6 月求治。

自述同年 3 月與朋友嬉戲，被強力將右臂扭向身背後，從此右肩開始腫脹疼痛；曾打過封閉、理療、按摩並服過消炎止痛藥，但不能消腫止痛。稍有勞累腫脹疼痛便會加重。查：右肩峰、三角肌、右肩胛外側壓痛，輕度腫脹，不發熱，不紅，活動疼痛，但上舉、前伸、外旋、外展基本正常。給針中渚、間谷，帶針活動疼痛減輕。隔日 1 次，針 3 次後右肩腫脹消失，共針 7 次而癒。

到 8 月 16 日陪友人去筆者處治療頸椎病，自述針後一直很好，再幹活也不覺疼痛。

3.肘痛

肘關節的疼痛或腫脹，多與勞損、外傷和風寒濕熱之邪侵襲有關。西醫的網球肘等屬於肘關節疼痛的範疇。用手三針治療效果甚佳。

例 1　錢某，女，37 歲，蚌埠鐵路局職工，1988 年 10 月求治。

主訴：右肘疼痛腫脹 3 個月，因提物扭傷引起。開始只是隱隱作痛，不以為意。後又因伸右手進入磚壘的櫃子下面掏拿東西時不慎再次扭傷，不久右肘腫脹起來，疼痛也越來越重。曾用過活血膏、針灸、消炎痛等進行過治療，但只能取效於一時。查右肘輕度漫腫，握拳、提物 2 公斤，伸屈疼痛均可加重。試讓其把一支裝滿水的塑料殼水瓶舉起而不能夠完成。針中渚、間谷，出針後再令舉一支水瓶，即可順利舉起。第二天又來治療時，腫痛均減，

先讓舉水瓶亦能舉起。又針中渚、間谷、曲池。曲池穴行針成「↑」形。囑 3 日後再來。三診時腫脹消失，各種活動基本正常，又針中渚、間谷而癒。

例 2 張某，女，42 歲，新加坡人，住深圳經商。

自述右肘疼痛 3 年，有外傷史。3 年來到處治療，花錢已近萬元，見 1992 年 12 月 12 日《深圳商報》上《三針見分曉——訪老中醫張顯臣》的專訪報導後而於 12 月 20 日求治。檢查右肱骨外上髁無腫脹，被動伸屈叫疼痛，握拳伸直右臂作內外旋亦痛，令其拿診桌上的一支裝滿 500 毫升的葡萄糖水瓶而拿不起來，按壓右肱骨外上髁立即叫痛，診為右肱骨外上髁炎。當即針間谷，進針 2 吋得氣後提針至皮下，以 15 度角再刺向合谷外側，提插旋轉 3 次。令其帶針活動並做針前不能做的動作，均較順利完成。起針後令其再拿那支瓶子，可以立即拿起，並舉起瓶子上下左右數次。再令其拿一支裝有大半瓶開水的水瓶，左手拿一個茶杯做倒茶動作，也很快完成。

囑其過兩日再來。二診時，自述疼痛減輕大半，唯外上髁處壓痛仍較明顯，知其外上髁處瘀滯較重，「久痛必瘀」。再針間谷如上法，另以圓利針撥肱骨外上髁。囑過兩日再來診，兩日後來時讚不絕口，說症狀均消失。

4. 手指麻木

例 1 錢某，女，38 歲，合肥市人，商店營業員，1985 年 4 月求治。

自述右手五指麻木兩年半。以拇食二指尤甚，拿筷子夾菜常常失落或夾不住，曾打過維生素 B_1 和維生素 B_{12} 及

服用擴張血管類的西藥和中成藥丹參片、大小活絡丸等，但療效均不理想。

查頸椎活動正常，無明顯壓痛，右手五指指甲黯。自述右手怕冷，秋冬用冷水洗衣服則症狀加重。證屬氣虛血瘀，阻滯手指脈絡，針間谷、中渚，間或加針後谿，針三穴後麻木減，隔 3 日針 1 次，共針 8 次而癒。

例 2　周某，男，32 歲，遼寧人，住寧波市，建築工人。1988 年元月，筆者在寧波市開門診時求治。

自述左手指麻脹，有時隱隱麻木疼痛，冬季或勞累時均可使症狀加重，用熱水浸泡可使症狀減輕，已 2 年。近一個多月已不能再從事建築。心中甚憂，怕繼續下去會引起殘廢。查體無異常。針手三針配外關，隔日 1 次。

針外關時先直刺透內關，然後提針至皮下再以 30 度角先透向間使，而後再刺向腕關節，並令用艾條灸所刺過之穴位，每穴溫灸 15～20 分鐘，每早晚各灸 1 遍。針 2 次後自述感覺良好，共針 12 次而癒。用手三針治療頸肩腰腿痛，外關是常用的一個配穴。

5.腰疼腿痛

例 1　黃某之母，花甲之年，黃某係深圳市社會福利中心職工，1993 年 7 月，扶其母求治。

其母自述腰痛 20 天，原無任何不適感覺，有一天起床時突然感到腰痛而活動困難，20 天來也曾治療幾次，但雖有減輕而痛仍較重。其腰脊僵硬，彎腰及側彎均不能，壓按痛點以腰 4～5 棘突點為明顯。隨即針右後谿，入針後即感原痛點消失，立即可做彎腰、下蹲、起立和側

身動作，即此一針而癒。

例 2　韋某，男，37 歲，深圳華強電子公司職工，1993 年 7 月 20 日由兩人拖扶著進入筆者診室。

自述 3 天前因提物不慎扭傷腰痛，任何一個腰部活動或咳嗽均痛苦難耐，問其痛點言以腰 4～5 棘突之間右側 3 公分處為甚。隨即針右中渚，行針後立即恢復正常，自己高興地走下樓去。

例 3　黃某，女，住合肥市，某單位衛生所醫生，其夫在安徽省電視台工作。

1986 年夏，筆者去電視台，其夫講黃某正患腰痛多日，睡臥在家。晚飯後到其家，見黃某躺臥在床，讓其起身，自述腰痛 10 餘日，逐漸加重，以兩側為甚。讓其伸出右手，即對中渚飛刺一針，行針得氣後出針，從進針到出針，10 餘秒鐘，黃某即能翻身下床走動，其夫連口讚道：「神針！神針！」不久即派記者到筆者門診進行採訪，並在省電視台新聞節目中播出。

例 4　張某，女，50 歲，合肥市人，某單位職工，1986 年患肺結核經筆者治癒，後又患肩周炎亦被治癒，已是筆者的老病號了。

1992 年 9 月，筆者住合肥三孝口紅旗飯店，張某腿痛得不能下床，電話邀診。我們走進張某的臥室，她只能在床上以笑意表示歡迎。自述半個月來行動十分艱難，去醫院兩次亦無療效，正想住院治療。問是否扭傷，回答說記不甚清楚。以往扭傷是發病疾速，此次是慢慢加重，目下右腿像錯了位一樣不能抬動。即針右後谿、中渚，針後

可以坐起，但右腿仍痛，又針右足臨泣、內庭，讓其帶針活動尋找疼痛的姿勢動作，一一進行矯正，不到 3 分鐘，腰腿疼痛全消失。

例 5　凌某，女，58 歲，合肥市人，退休幹部。

1989 年 3 月 11 日，筆者去合肥，住安徽飯店。當晚 9 點鐘，友人楊先生給我打電話說他的朋友凌某正患腰腿痛，已臥床不起。於是筆者在楊先生夫婦的陪同下去到凌宅。只見凌女士仰躺在床，兩腿僵直，自述近來腰部經常疼痛，但因工作繁忙實在無暇休息，以往腰痛劇時曾多次去醫院或住院治療而漸緩，近幾天因坐車奔跑太多而使疼痛加劇。午飯後由淮南市幾個人扶上小車返合肥，到家後腰腿疼痛更是加劇，現在兩腿一動也不能了。知其因勞碌過度，腰椎間盤可能有後膨之患。於是在其兩足之臨泣穴用三寸銀針，兩手同時行針，只聽凌某禁不住叫了一聲，知其兩腿經絡已通，隨手出針，凌某當即兩腿一蜷坐起身來，又翻身下床，活動一下腰部，高興地說：「哎呀，我好了，我真的好了。」她的丈夫樊先生（蔣緯國先生的前侍衛長、四海同心會顧問）也十分稱奇：「真神，真神，真太神了。」該例曾在 1993 年 5 月 5 日的《深圳商報》以《身懷絕活的老中醫》為題進行過專題報導。

6. 尾骨痛

例　謝某，男，40 歲，寧波市人，1988 年元月，微循環學會莨菪類藥物研究所所長楊國棟先生請筆者在寧波市開設骨質增生專科門診時求治。

謝某自述尾骨隱隱疼痛 3 個多月，不能騎自行車，不

能坐硬處，曾打過一次封閉，僅維持一個星期不痛，之後疼痛逐漸加重，甚至不能端坐了，就診時只能側身而坐。查尾骶處外形無異，壓痛明顯。即針左右後谿，得氣後令其帶針端坐已不再覺痛，令其愛人用手按壓其原痛處亦不再痛。囑隔日針 1 次。二診時，已基本不痛，並囑其暫停騎自行車一個月，又針一次而去．1988 年 5 月謝某陪朋友去治腰椎骨質增生，據其講，從針第二次後就未再痛，半個月後騎自行車也不覺有任何不適。

7. 腰椎骨質增生症

骨質增生是一種骨骼關節的退行性變化，是老年人的一種常見病和多發病，患者大多是年齡 40 歲以上的人，又稱骨關節炎。

用手三針、足三針治頸、腰、足跟部骨質增生，效果比較理想，特別是消除疼痛和麻痺則療效尤為突出。但大約有 1/3 的患者需要在針刺止疼後同時配合其他療法，如外敷家傳秘方「消腫定痛膏」和內服其他中藥方。

例 殷某，男，40 多歲，寧波工藝品進出口公司幹部，1988 年元月 21 日求治。

當天上午，天氣晴朗，患者盈門。寧波電視台的三位記者對筆者的手三針、足三針傳說的奇效抱著將信將疑的心理進行現場採訪。筆者在攝影機下不無緊張地給一個個患者進行著診斷和治療，其中給 10 多個頸肩腰腿痛患者進行了針刺。如項頸僵痛多時不能活動者，腰不能前彎後伸者，肩痛不能活動者，腿痛不能前踢後伸彎屈者，針刺後個個均能表演原所不能的動作，引起眾多觀眾的齊聲讚

歎。最後的殷某正躺在車上，因腰痛腿疼不能下車。他被診為腰椎骨質增生壓迫右側坐骨神經痛，住院已 39 天而收效甚微，臥床難動。

筆者先在兩中渚穴各刺一針，疼痛頓減，於是令其機構的 3 個人把殷某扶持下車，疼痛雖減但仍不能站立。隨即又針其雙太衝，行針得氣後立即出針，讓兩人強挽兩臂令其先蹺伸右腿，右腿抬起 45 度並可伸屈，又抬左腿，因左腿不太痛，抬伸較好。再行雙中渚之針，起針後即可走動自如，在攝影機前來回走動 3 次。該例並非只此 4 針而癒，也並非沒有再配合其他療法。但說明一點，即手三針、足三針對於骨質增生所引起的劇痛，其鎮痛效果確是立竿見影的。

這天上午，會長楊國棟先生始終站在我的身旁，直到針完殷某，他才鬆了一口氣，對我說：「今天，我真怕您失了手，不好向記者交代。」我也鬆了一口氣，感激地說：「謝謝您的關心和支持，今天上午的成功率是百分之百。」該例在 1988 年 3 月 45 期的學會辦的《研究通訊》上以《我會會員、著名治療骨質增生專家來甬獻技》進行詳細的報導。

8. 骶骼關節、髖關節疼痛

例　骶骼關節和髖關節炎 10 年難跨步，立竿見影。

高某，女，26 歲，寧波市人，1988 年 4 月 18 日求治。

1988 年 4 月 18 日，在楊國棟會長的支持和領導下，筆者主持了全國性的骨質增生學習班，參加者有來自全國 20 多個省市的中西醫生 150 多人，而且 85%以上的是西

醫。這麼多的西醫而且多數是主治醫師職稱以上的醫生，來聽我這個沒什麼資歷的來自縣城的土醫生講課，雙方的心理是可想而知的。這次學習班歷時 5 天，雖是我一個人唱獨角戲，但卻沒有辜負楊國棟先生和學會的期望，辦得甚為成功。

眾多同道對我治療骨質增生症的獨到療法是相當讚許的。學習班期間和以後大約有 30 位西醫向我邀請前去他們單位共同開設骨質增生專科門診和舉辦學習班。廣州海軍醫院的廖瑞清主任力請去廣州，因此就於 1988 年 12 月去了他們醫院。之所以要寫這段文字，其目的是為了說明，廣大的西醫工作者，一旦看到了中醫的真實長處，絕大多數是相信中醫並願向中醫學習的，中西醫結合防病治病的威力是強大的。

高某由 3 個人抬上三樓的大會議廳，其母代述：女兒從 16 歲開始患腰骶及髖關節疼痛，10 年來到處求醫，曾去過北京、上海、杭州。西醫診斷為骶骼關節炎和髖關節炎，中西藥物服了不計其數，雖能止痛於一日一時，但病情益進，以致不能下蹲，只能半步而移了。患者自己上不了診桌，由人幫扶拖上桌子。雙腿上抬試驗 30 度，再被動上抬就喊痛。在這樣一個場合的第一個患者，我內心不無緊張。由於以往的臨證所見，治療方法在腦中很快地形成了。先取一支 26 號 3.5 吋的銀針全部刺入右內庭，透湧泉直達足跟之前緣；另一針刺入左內庭，同右針一樣直達足跟之前緣。再先行右側，速提速進，在足底形成「↑」。再行左側之針如右一樣，然後讓患者帶針自己抬

腿。她像沒什麼疼痛一樣，每條腿均抬到 80 度，並反覆抬落 3 次。起針後，患者翻身爬下桌來，讓其在大家面前來回走動 3 次，大約 20 多公尺，然後又下蹲站起 3 次。

這時不少人鼓掌稱奇。她的母親熱淚盈眶地向大家說：「我女兒這幾年也沒有像今天這樣大步地走動了。」這例患者後經筆者用中藥內服、外貼「消腫定痛膏」和針灸治療近 3 個月，恢復健康而後結婚。

9. 手顫抖

例 趙某，男，42 歲，寧波市人，1988 年 1 月 6 日求治。

左手顫抖 10 年，不能端碗吃飯，不能拿茶缸子刷牙。自述，開始於一天的早晨，拿茶缸盛水刷牙時，其妻發現其左手顫動，以後逐漸加重，空手時抖動稍輕，用力拿物時抖動加重，左手感覺正常，飲食、二便均無異，曾服過中西藥及針灸多次而始終未效。

在此之前筆者也曾遇到過 10 餘例此類病症，但均發病時間短，最長者只有 6 個月，且症狀較輕。而像此病例時間之久，抖動之重尚屬首次。忽憶《醫宗金鑑‧針灸心法要訣》後谿穴有「手足拘攣戰掉眩」句和中渚穴之「戰振蜷攣力不加」語，即給針後谿一針，囑每日針 1 次。

針後谿 3 次後，症狀開始減輕，又針中渚 3 次，症狀大為減輕。以後中渚、後谿交替針刺，半個月後，空手時基本不再抖動，只是端碗時仍有顫動，但已可端碗吃飯，針到 26 日已恢復正常。為鞏固療效又針一個星期。1988 年 5 月 3 日陪同友人來看頸椎病，自述未復發。

10. 肋脅痛

例 鄧某，男，40 來歲，安徽省廣播電台某部主任。

1986 年初夏一個上午，筆者去電台找人，鄧某半開玩笑地說：「傳說你是神針，我的右肋疼痛 2 年，經常吃藥一直無效，西醫說是膽囊炎，又說是肋間神經痛，夜間常常影響睡眠。治療無效，我也不再治了，您看可能治？」

我和鄧先生是初次見面，於是說道：「我不是神針，有很多情況是瞎貓碰個死老鼠，偶然走運而已。在醫學上永遠是個小學生，還請您今後多多幫助。您的右肋現在是否在痛？」回答道：「正在隱隱疼痛。」於是令其伸出右手，對其中渚飛刺一針，並令其深呼吸用力咳嗽一聲。咳聲過後，讓其試試右肋是否還疼痛。

鄧先生試了試，笑了：「真怪，怎麼一點也不痛了？」過了 3 個月，我又去電台，恰好見到鄧先生。他稱讚地說：「您真行，針後一直未痛過。」中渚治脅肋痛，有效者多，而亦有無效或效果不顯著者；若無效，出針後再針痛側之支溝穴，大多數可以應手而癒。

在入針後能讓患者深深吸氣並咳嗽出聲音來，這樣效果就更好。因為深吸氣可使整個的胸腔腹腔擴張增大而超過常態，隨著用力咳嗽整個胸腹腔就會急驟收縮，這種收縮亦超過常態。胸腹腔擴大表明呼進的氧氣超乎平常之量，在達到一定的充足之量時又在瞬間咳呼而出。這樣的一瞬之間，人體內的氣流就會超乎常態地增強、增速，如同蓄水決堤一樣，原來之結者開，凝者散，瘀者消，通則

不痛也。一次不行，可連連兩三次。這個讓患者深吸氣、用力咳的動作，在治療其他痛症時也常常配合而增強其療效，如頸肩腰腿痛、三叉神經痛等。

11. 大腿內側疼痛拘急

例 劉某，女，48 歲，深圳華強電子公司職工，1992 年 12 月求治。

自述右大腿內側拘急疼痛 3 個多月，西醫診為肌筋膜炎，服消炎痛、布洛芬類消炎止痛藥只能止痛於一時，不服仍痛，嚴重時走路呈輕微跛行。查外形無異，沿其疼痛一線按壓至膝內側上緣亦無明顯壓痛，伸直右腿做抬腿、內外旋時，其大腿內側上段疼痛明顯。患者體質較胖，飲食、二便均正常，似屬中醫的筋脈攣急之症。

隨針右足太衝，行針得氣後即提針皮下，針尖偏向內側，向第一蹠骨後下方再針一針，當即令患者再做針前活動疼痛的姿勢，而不再覺疼痛。過了半個月，陪同其單位的一位劉姓女士來治坐骨神經痛，說道：針後的第二、第三天除右足針處有點疼痛以外，大腿內側不再疼痛。

12. 足底發熱疼脹症

例 王某，女，50 歲，1993 年元月求治，亦為華強公司職工。

自述兩足底發熱發脹 2 年，夜間常常影響睡眠，常用涼水濕敷或足踏涼地以緩解之，服過中藥達 30 多劑，也曾多處求人針灸，有時症狀減輕，但終難消失，雖無大苦，不影響上班，但總感不舒服。《證治要訣·腳氣篇》責之腎虛濕著，命門火衰，失於溫煦敷布所致。以前也遇

到過足心熱痛的病症，且多係女性，針灸湧泉穴療效較好。故從內庭入針透過湧泉直抵足跟前下緣，提針皮下，再向兩側刺入呈「↑」形而出針。第三天二診時，自敘症狀明顯減輕，效不更法，針 3 次而不再來。時過兩月，1993 年 3 月 15 日，王某又帶來兩個足心發熱的患者，都是女性，且是同單位職工。筆者亦用同樣針法給予治癒。

13. 三叉神經痛

例 魏某，男，50 歲，安徽淮南市駐深圳辦事處幹部，1992 年 10 月 15 日來診。

自述患右側三叉神經痛已 8 個多月，幾乎天天都痛，夜間更甚，喝水、吃飯、說話、觸摸上唇右側一點均可使疼痛加劇。特別是吃飯，只要動口一嚼即劇痛難忍，甚至流出淚來。一西醫牙科醫生說拔掉右上邊一個牙齒就會治癒，結果拔去右上側的第三個尖牙，拔後不僅未見好轉反而疼痛較前更加劇烈。也曾扎過很多針，每次右半個臉能扎上 20 多根針並加電針器通電，結果把右半個臉及眼睛都扎得青紫腫大，不僅分毫無效，反而引起發熱。現在一提起扎針就害怕，竟然失去了治療的信心。由於長期地吃不飽飯，休息不好，魏先生顯得面色焦黃，身體消瘦。

我向他解釋安慰道：「沒有治不好的病，試試看，今天我就扎您的右手，只扎一針，扎上您就吃東西，看還痛不痛。」魏先生十分疑惑地苦笑了一下：「就一針？」他拿出個水果糖，魏夫人給剝去紙。他伸出了右手，對其右後谿飛速刺入，瞬間行針呈「↑」形後，即令其把小糖放在口中咀嚼，再無疼痛，後出針。即此一針再吃飯、喝

茶、說話也不痛了，過了一個星期仍不再痛。後來在夜間十一二點時有點隱隱作痛，就斷斷續續地又針了幾次，至今尚好。1992 年 12 月 12 日《深圳商報》之《三針見分曉——訪老中醫張顯臣》一文有該例介紹。

筆者用針同側後谿治療三叉神經痛，不論十年、八年之苦，多能立竿見影，少則一兩次，多則八九次即可治癒。若不能立即止痛者可配合同側翳風穴，多可立即生效。附翳風穴之針法：第一支三叉神經痛，直刺得氣後提針至皮下再將針尖向上斜刺；第二支直刺；第三支直刺得氣後提針皮下，再偏向下斜刺。

14. 頑固性頭痛頭昏

例 甘某，女，27 歲，深圳不鏽鋼廠職工。

自述 10 年來頻頻頭痛頭昏，天氣變陰前及下雨天頭痛頭昏加重，劇烈時心中乾嘔而不吐。其他均屬正常。1993 年 4 月 18 日 21 點叩門求治。這次頭痛甚劇，一天未止，因是星期日，臥床一天，上午僅喝點稀湯，晚飯沒吃。給針右後谿，頭痛立止。令其閉上雙目，慢慢呼吸，把右手提高過頭，又慢慢行輕提慢刺之法，頭腦感到清爽而出針。共針 5 次而徹底痊癒，6 個月來下雨刮颱風也未再疼痛過。

針後谿治頭痛頭昏或眩暈療效甚好，先針一側，右側痛針右後谿，左側痛針左後谿，前額、正中、枕後可針雙側。療效仍不顯著者可先針雙後谿再針啞門，怕針啞門有危險者針大椎亦可。如此配合，無不立竿見影矣。

八 關於手三針、足三針療效機理的探討

　　傳統的針灸療法，一般是在辨證的基礎上先確定主治穴位，次列配穴，再擬定針刺手法。如治肩周炎，有的針灸醫生取肩貞、肩髃、肩井，再配以合谷、外關、手三里等，有的則取肩貞、臂臑，配以合谷、外關、曲池等。入針以後一般都是讓患者靜坐著（筆者稱之為靜針），每隔三五分鐘行針一次，或再加以溫灸，或加以電針器，過20～30分鐘起針。而用手三針治療肩痛，如肩前痛只針間谷，肩後痛只針中渚或後谿，整個肩部均痛者，針間谷、中渚，或配後谿，針後一定要讓患者活動，尋找疼痛的角度和姿勢，而無須留針，一般不會超過2分鐘。

　　筆者經過數以萬次的觀察，發現用靜針（即讓患者坐著不動針刺）治療頸肩腰腿痛的療效，遠不如動針（針後讓患者帶針活動，筆者稱之為動針）之療效快速。因為不通則痛，靜針的通力緩慢而且強度太小，針後加活動就是增強和加大其經絡之氣的通行之力，使療效快速而穩當。只有針在手指掌部和足趾蹠部或耳、鼻、面部、頭部，肢體關節才能夠活動。

　　凡是針刺在肌肉鬆緊度較大的穴位都會影響肢體和關節的活動度，因一動針即彎曲。筆者的觀點是否是「井蛙之見」，請同道們去驗證。

人之一身，有十二正經，奇經八脈，三百六十五穴，在人體型成一個龐大的、複雜的而又有理有序、有條不紊的訊息網絡。這個網絡內聯臟腑，外絡四肢百骸。人身的一呼一吸，一舉一動，都要由經絡去聯絡支配、控制、調整。針刺就是用針刺入經脈上的穴位內，而穴位是臟腑經絡氣血輸注出入的處所。

已知十二經脈的氣血的多寡是不一樣的：手、足陽明經為多氣多血之經脈；手少陽、足少陽、手少陰、足少陰、手太陰、足太陰此六經為多氣少血之經脈；手厥陰、足厥陰、手太陽、足太陽四經為多血少氣之經脈。

各條經脈的氣血多少雖不相同，但卻說明了每條經脈都與氣血運行有關。如同長短深淺不同的水溝一樣，都有或寬或狹或深或淺的水流。

氣為陽有質而無形，血為陰有形而又有質。這兩者相互滋生、相互影響、相互制約、相輔相成地構成人體的內在物質基礎，人體生命的原動力。氣為陽，血為陰，氣為血帥，氣行則血行，氣鬱則血凝。氣行之速，血相應地行亦速；氣行之緩，相應地血行亦緩。

由此推想，氣與血在人體的經絡之中必須達到一定的態勢，即陰平陽秘之勢，人身才會達到正氣充盈，病無以生的佳境。

經脈中氣的狀態（亦可稱之為氣態），與氣速、氣量、氣質三者有關。打個不恰當的比喻，如同江水一樣，流速、流量、流質構成了江水的水勢。針刺穴位就是向被針刺的經絡求得這種可以流動並帶有一定的力和量的氣

態，即「得氣」狀態，藉以達到氣行血行，使結者開、瘀者消、凝者散而達到通則不痛的目的。

針刺某經絡上的一個或兩個穴位，使該經絡激發出足以達到療效目的之氣態，起決定作用者是針刺的力度。針刺力度的強弱與醫生的針刺手法是密切相關的。手法問題是一個技巧問題。十個書法家，用同一支筆，同樣的墨汁，同樣的宣紙，要他們寫同一種字體的同一首詩詞，其不同就會顯示出來。

針刺也是這樣，小小一支銀針其治療效果如何，不能不說是一個高難度的技巧問題。在多次的骨質增生學習班上，筆者總是不厭其煩地講解和演示手三針、足三針的針刺方法和手法，絕大多數人都能較好地運用於臨床並取得預期的效果，而有一部分人療效就較差。由此看來，針灸醫生的針刺技巧決定著治療效果的優劣。

可以說，針刺治療疾病的關鍵，就是針刺的品質。

筆者體會，用針刺治療痛症，取穴的多少，與針刺的品質並不成正比例，針刺時間的長短與針刺的品質也不成正比例。在治療上述痛症時，筆者在很多情況下只取一個穴位或兩個穴位，三個穴位同取者很少。取一個主要穴位，按照筆者所述的上述針刺方法進行針刺，哪怕是只有幾秒鐘，只要激發起經絡在瞬間的單位時間內所釋放出來的能量達到了治療能量，即達到了一定的氣態，就會收到滿意的效果。

反之，如果選用三四個穴位或者更多的穴位，留針30 分鐘，但激發不出經絡在相應的單位時間內釋放出治

療能量，則療效是比較差的，甚至毫無療效。

因此，筆者認為，用針刺治療痛症，取穴越多，留針時間越長，往往療效越差，特別是讓患者固定在一種姿勢而不讓其活動的長時間的留針，則療效會更差。因為這種靜止給經絡的疏通帶來了阻力。

筆者推想，針刺止痛，是針刺經絡上的穴位激發起經氣，經氣傳入大腦，大腦立即進行人體的自我調節、自我整合，這一過程即是大腦的興奮過程。興奮屬陽、屬動，動則通，通則不痛。興奮的質量越高，通的速度就越快，越快帶來的衝擊力越大，藉著這一瞬間的衝擊之力，使瘀消結散，疼痛消失、緩解、減輕。

既然有興奮的快速強烈，就有興奮的緩慢低弱。快速強烈屬陽，緩慢低弱屬陰。如興奮不起來，就達不到一定程度的氣態，就會被陰所抑制，就衝不開痛結，而止痛的效果就差，或者根本無一點效果。

以上論述是筆者的一孔之見，正確與否，有待行家教正。

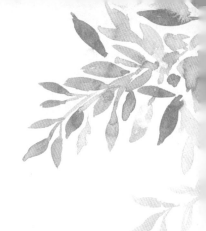

第八篇

醫論篇

補中益氣湯的妙用

補中益氣湯出自李東垣的《脾胃論》，功能昇陽益氣，調補脾胃。主治因脾胃氣虛所致的表熱自汗，心煩口渴，頭痛惡寒，少氣懶言，四肢乏力，飲食無味，脈虛弱或洪大等症。筆者運用此方，治癒了許多疑難雜症，今列舉所治如下。

（一）頑固性呃逆

例 黃某，女，53 歲，住廣州珠江電影製片廠。患呃逆 3 年多，只有睡著後呃聲才止。3 年多來在廣州歷求中、西醫及針灸、理療均難收效。1989 年 2 月，余被聘廣州海軍醫院門診時來求治。見患者身體消瘦，行動無力，上到二樓診病就氣喘吁吁，呃聲連連，不能遏止。

余診其脈沉細四至，寸不應指。證為中氣下陷，脾胃氣虛，清陽不升，故呃聲連連以求自救。投補中益氣湯加味治之。

【處方】 柴胡 15 克，升麻 10 克，生黃耆 100 克，紅參 12 克（切片），炒白朮 20 克，當歸 15 克，陳皮 12 克，炒內金 15 克（打末），焦山楂 15 克，大紅棗 10 個，生薑 10 克（打碎）。

7 劑，水煎服。

患者服完 7 劑後，呃止過半，體力、精神、飲食亦較

診前好得多。共服上方 30 餘劑，呃止體健。1991 年 11 月，與患者相遇，見其紅光滿面，身體健康。

呃逆之因，多係胃氣上逆所致，有寒呃、熱呃、痰呃、瘀呃、氣呃、虛呃 6 種。該患者呃逆 3 年，氣血大傷，飲食乏味，久則屬虛。證為脾胃虛寒，氣虛下陷，故用補中益氣湯治之而癒。

（二）月經過多

月經過多症，中醫稱為崩漏，一般分為血熱、氣虛、陰虛和瘀血等類型。反覆崩漏日久不癒必然導致氣虛血虧、陰陽兩傷。不論其兼證挾熱、挾瘀，抑或陰虛、氣虛，只要歷時較久、多方治療難以收效者，在治療上均應以補氣升提為要，次及其他，諸如補氣清熱、補氣強陰、補氣化瘀，多能應手奏效。

例 李某，女，45 歲，幹部。2 年多來，經血量多，夾雜紫黑色瘀塊，10 日後服止血藥方漸止，屢經中西醫治療收效甚少，有時雖暫時止一個月而下個月又復如故，有時半個月或 20 日就來一次，每次來均需 10 日之久。1979 年 8 月 17 日求治。

見患者面黃浮腫，四肢欠溫，行動氣喘，舌淡胖，邊痕明顯，脈虛無力，五至，寸部幾不應指。證屬氣血虧損，陰陽皆虛，只有補氣方能止血。

【處方】柴胡 15 克，升麻 10 克，生黃耆 50 克，紅參 15 克（切片），炒白朮 25 克，炒當歸 15 克，炙甘草 15 克，烏賊骨（鍛末）30 克，田三七 10 克（打碎塊），

鹿茸 2 克（炙，研粉，分 2 次隨藥沖服），大紅棗 10 個，生薑 10 克（打碎）。

6 劑，水煎服。

患者服藥時月經剛來，服藥 3 劑，月經即淨。服完 6 劑後，又來求治。再開給上方 10 劑，囑 2 個星期服完。三診時精神、體質均大有好轉。共服上方 30 劑，月經正常，身體恢復健康。

筆者用上方治療因氣虛下陷所致的月經過多症，計 27 人，時間最短者 6 個月，最長者 3 年 4 個月，用藥少則 10 劑，多則 45 劑，均告痊癒。在治療時上方的藥物分量應因人而異。

（三）眩　暈

眩暈的原因是多方面的，補中益氣湯所治者是氣虛血虧、清陽不升所致的眩暈，諸凡老年腦動脈硬化、大腦供血不全、低血壓、低血糖、貧血所致者，均有很好的療效。

例　劉某，男，50 歲，中學教師。3 年來眩暈常在坐起、大便後站立、勞累時發作，有時需臥床休息，連翻身都使眩暈加重，有時手足麻木，出冷汗。西醫檢查診為頸椎病、腦動脈硬化，治療無效。後又請中醫診治，更醫多人，服中藥 100 餘劑，收效不顯。於 1978 年 10 月 24 日求治。見其體質尚可，飲食亦正常，自述怕冷，夜間手足麻木，此即氣虛血虧，清陽不升所致。

【處方】 柴胡 10 克，升麻 7 克，生黃耆 30 克，陳皮

10 克，太子參 20 克，炒白朮 20 克，川芎 15 克，當歸 15 克，明天麻 15 克，生甘草 10 克，大棗 10 個，生薑 5 片。

6 劑，水煎服。

二診時已不再眩暈，前方生黃耆增加至 50 克，加五味子 12 克，囑其再服 12 劑。2 年後陪同友人去我處求醫，自述上方服 12 劑後，夜間手足麻木消失，自己又服了 3 劑，上述症狀全無，一直很好。

（四）胃下垂

該病是指胃壁肌肉無力致使胃的位置低於正常的解剖位置而言。臨床上以下垂的程度而分為 3 度。1 度：胃小彎低過髂嵴連線下 0.1～1.5 公分，胃下極低於髂嵴連線下 6～7.5 公分；II 度：胃小彎低於髂嵴連線下 1.6～4.5 公分，胃下極在髂嵴連線下 7.6～10 公分；III 度：胃小彎低於髂嵴連線下 4.6 公分以上，胃下極在髂嵴連線下 10.1 公分以上。

胃下垂屬於中醫「胃下」「胃緩」的範疇。臨床症狀以腹脹、腹痛、胃部下墜感為主，且食後症狀明顯加重。病久者有心悸氣短、頭暈乏力、消化不良等症狀。中醫認為該病的病因是脾胃氣虛，中氣下陷，清陽不升。因此用補中益氣湯治療是首選之方，往往投藥即效。

例 李某，女，58 歲，農民。患者腹脹、腹痛、腸鳴、便溏、下墜感，食後和勞累後加重，平臥可使症狀減輕，已 2 年 3 個月。經鋇劑 X 光檢查，診為 II 度胃下

垂，以往經中西醫治療收效欠佳。於 1985 年 12 月求治。見患者身體瘦弱，面色憔悴，精神困頓。診脈四至，寸不應指，舌淡紅。開補中益氣湯加味。

【處方】柴胡 15 克，炙升麻 10 克，生黃耆 100 克，當歸 20 克，炒白朮 30 克，紅參 12 克，炒枳殼 50 克，桔梗 10 克，生甘草 15 克，大棗 10 個，生薑 5 片。

6 劑，水煎服。

二診時，上述症狀均明顯減輕，飲食、精神均大有好轉。效不更方，囑按上方再服 12 劑。

上方服完，症狀消失，體力、飲食亦基本趨於正常。再經鋇劑 X 光檢查，胃小彎在髂嵴連線以上，胃下極在髂嵴連線下 6 公分以內。

補中益氣湯不僅可以治胃下垂，而且諸凡臟器下垂之症均可治之，如腎下垂、子宮脫垂、脫肛等。因為這些病的發病原因均與氣虛下陷、無力舉托有關。補中益氣湯是益氣昇陽的好方子，用之得當，無不奏效。但在使用時如加上炒枳殼 50 克、桔梗 10 克，收效較原方更為理想。

（五）廿年哮喘一朝除

此節題目，是一位哮喘患者被治癒後所送錦旗上的贈言。

哮喘一症，甚為棘手，若要徹底治癒，真是談何容易。常常是發作時就治療，緩解後就停藥，這樣反反覆覆成了終生難癒之疾。哮喘一病，實分兩端，即哮症與喘症。《醫學正傳》云：「哮以聲響名，喘以氣息言。夫喘

促喉中如水雞聲者，謂之哮；氣促而連屬不能以息者，謂之喘。」因臨床上兩者常相併存在故稱為哮喘。其發病與肺腎的關係至為密切，因肺為氣之主，腎為氣之根。由風寒、痰飲、火邪阻塞於肺，致肺氣失於宣降者屬實；因素體虛弱或病程日久，元氣虧損，致肺氣失主，腎不納氣者屬虛。

在臨床上又分實喘、虛喘、寒喘、熱喘等型。但臨床上常是虛實夾雜，寒熱互見者多，單獨出現者少。

筆者的臨證體驗是，如病程日久而又以喘症突出者，在治療時應以補益中氣為主，佐以化痰或清痰或滌痰之法。因為喘者為氣促不足以息之謂，之所以要張口抬肩，是頻頻提氣以自救也。若中氣充足，能使肺之斡旋開合有力、有律、有序，哪裡還會有喘促氣急之患？

筆者每遇哮喘以喘為突出病象者，常以補中益氣湯加味治之，每每投藥必中，而收事半功倍之效。用補中益氣湯治療哮喘，遇熱而喘者，加清熱化痰之品，如北沙參、麥冬、百合等；遇寒而喘咯痰清稀者，加法半夏、乾薑、遼細辛之類；若喘而痰多者加葶藶子、白芥子、牡蠣等。今舉一例 20 年哮喘，服藥 50 餘劑而徹底治癒之案。

例 段某，男，25 歲，四川人，深圳偉康公司工人，1993 年 5 月 27 日求治。患者 3 歲時患痲疹，從此而得哮喘之症。20 年來，一年四季少有寧時，每逢天氣變化氣喘就加重，特別是 5～9 月炎熱季節，氣急喘息明顯。

症見：面目黧黑，身體消瘦，兩眼大而有點外突，頸

微縮短，兩肩上抬，前胸明顯高隆，上至三樓就氣不接續，說話氣短無力，脈細數，舌淡胖有邊痕。隨身攜帶止喘氣霧劑，每日至少要噴 6～8 次。大便時溏時乾，飲食尚可。因病 22 年之久，久則必虛，中氣不足，故時時提氣。處補中益氣湯加味。

【處方】升麻 10 克，柴胡 15 克，生黃耆 80 克，焦白朮 25 克，當歸 20 克，陳皮 15 克，紅參 10 克，北沙參 30 克，遼五味 15 克，甜百合 50 克，生甘草 15 克，大棗 10 個，生薑 5 片。

水煎，分 2 次服，早晚飯 1 個小時後溫服。同時每日用淮山藥粉 40 克，分 2 次，用開水沖熟成稀粥，加白蜜一匙服下。

二診時上述各種症狀均明顯減輕。以後均以上方為主或加葶藶子、桑白皮 2 味，共服中藥 50 餘劑。症狀消失，體重增加了 5 公斤，自感精力充沛，爬山跑步不再有喘促氣急的感覺。1993 年 7 月 20 日，患者送來錦旗一面和感謝信一封。

（六）視力減退

這裡所說的視力減退是指因平常不注意用眼衛生而造成的視力衰弱。如看書寫字時的距離太近，或者姿勢不良，或在光線不足的環境內看書寫字時間太久，使眼睛過度疲勞，逐漸地令視力減退或變成假性近視。用補中益氣湯加味治療收效甚好，多數患者可恢復原有的視力。

《內經》云「目得血而能視」，就是說眼睛的功能是

靠血液滋養的。人的眼睛若使用不得當亦會造成勞損，使血液的供給不足，致使視力減退而且易於疲勞。

中醫認為，氣為血之帥，氣行則血行，氣盛則血亦盛。補中益氣湯，功能補益中氣，升發清陽，可以治療視力減退，包括青少年的假性近視或輕度的近視。

例 鄭某，女，15 歲，廣東省東莞市人，初中二年級學生。因看書寫字的距離太近而變成近視，已戴上近視眼鏡 3 個月。1989 年 3 月求治。患者身體發育良好，令其去掉眼鏡看 5 號小字的文章，眼睛離字 15 公分左右方可看清楚。於是交代其以後看書寫字應注意的事項，又給開方如下：

【**處方**】柴胡 10 克，升麻 7 克，菊花 15 克，生黃耆 25 克，生白朮 15 克，枸杞子 15 克，當歸 15 克，太子參 30 克，大熟地 30 克，山萸肉 12 克，生甘草 10 克，大紅棗 5 個，生薑 3 片。

每週 5 劑，每劑煎 2 次。

4 月 2 日其母來代述，視力明顯好轉，囑按原方再服 10 劑。服上方共 20 劑，去掉了近視眼鏡，視力恢復正常。

筆者 1985 年在合肥開設門診，由於室內的光線不足，大約 3 個月的時間，視力迅速下降，怕光、乾澀，10 公尺以外視人就感面目模糊，在陽光下走路幾乎不敢睜眼。去眼科做檢查，診為「視神經萎縮」，心中著實有點緊張。對於一個慣於看書寫字的知識分子來說，眼睛的功能無疑是十分重要的。

開始服杞菊地黃丸，每次 15 克，每日 2 次，服半個月，毫無療效；又服石斛夜光丸，並照說明書用量加倍服一個月，亦無效。沉思多日，受「目得血而能視」的啟示，用補中益氣湯和杞菊地黃丸兩方合用，每週服 5 劑，共服 30 餘劑，恢復了原來的視力，不再乾澀、怕光，100 公尺以外可以看清人的面目。以後每遇視力疲勞或乾澀就服幾劑補中益氣湯和杞菊地黃丸，視力便很快恢復。今將筆者所服用之方開列於下。

【處方】柴胡 15 克，升麻 12 克，生黃耆 30 克，人參 7 克，生白朮 25 克，當歸 l5 克，菊花 20 克，枸杞子 30 克，熟地 30 克，雲苓 15 克，山藥 20 克，澤瀉 12 克，山萸肉 15 克，生甘草 10 克。

以上用量可因人而異，進行增減。

用補中益氣湯加味治療疑難雜症，可以說是舉不勝舉，歷代醫家記述甚多。清代醫家陳修園對補中益氣湯所寫的歌訣可謂是出神入化，啟迪後人。其歌曰：「補中參草朮歸陳，耆得升柴用更神，勞倦內傷功獨擅，陽虛外感亦堪珍。」筆者受此歌的啟發很多，臨床體驗，在提高人體免疫功能，增強人體健康，延緩衰老，提高大腦的工作效率等方面，確實有著獨特的功效。

人體的防禦功能之所以會減退，免疫功能之所以會低下，人體本身的老化是一個不可抗拒的原因，但勞傷也是一個十分重要的因素。

人的活動生息，一是體力勞動，一是腦力勞動，這兩種勞動的強與弱，都要消耗人的精氣神。精氣神的產生於

先天，充實發榮於後天，即先天之氣和後天之氣。先天之氣始於父母，後天之氣賴脾胃運化水穀精微以充實之。人過於勞神或過於用力氣，首先造成的是內傷，使機體正氣受損，這樣疾病便會乘虛而入了。大病一次，人體的老化亦會加進一層。若在勞倦內傷發生之前或發生之始，服補中益氣湯就可使內傷不發生或始發之內傷很快得到治癒。下面敘述一下補中益氣湯的作用機理。

補中益氣湯以黃耆為君。黃耆味甘，微溫，入肺脾二經。其功能補中益氣，固表利水，托瘡生肌。現代藥理研究證實，本品能增強機體的抵抗力，具有擴張血管和降低血壓的作用。

筆者在處方時一般用量為 20～30 克，最大劑量用到 150～250 克，且未見過有什麼毒副作用。參、尤、草健脾益氣為臣。人參味甘，微溫，亦入脾肺二經，功能補氣固脫，補肺益脾，生津止渴，安神寧志。藥理研究證實，人參能增強大腦皮層的興奮性，提高人體的應激能力，有明顯的抗疲勞作用，並有改善心肌的營養不良，消減冠狀動脈硬化等作用，是治療高血壓病、心肌營養不良、冠狀動脈硬化、心絞痛的良藥。

筆者在處方時常用量 3～10 克，若遇到肺有鬱熱咳吐黃痰者，加適量的麥門冬即可，也可代以三四倍之量的太子參或黨參，但均不如人參功效好。白尤味甘、苦，性溫，入脾胃，功能健脾和中，燥濕利水。藥理研究證實，白尤具有降低血糖、抗凝血等作用。甘草味甘性平，入肺脾，功能補脾和胃，袪痰止咳，解毒止痛，調和諸藥。當

歸補血和血養血，陳皮理氣化痰為佐。

藥理研究表明，當歸能調節代謝過程，增加肝臟的耗氧量，改善末梢神經和血管的功能，並有較明顯的鎮痛和降壓作用。陳皮之用在於理氣開胃，以消除參耆尤草及當歸之滯。升麻、柴胡為使，兩藥並用可升發脾胃之清陽，與陳皮合用，具有升清降滯之妙。

《醫宗金鑑‧雜病心法要訣》，把補中益氣湯列為治療內傷的首選方，其歌訣深入淺出，筆者誦讀，深受啟迪，今照錄於下。

> 補中益氣昇陽清，熱傷氣陷大虛洪；
> 頭痛表熱自汗出，心煩口渴畏寒風；
> 睏倦懶言無氣動，動則氣高喘促聲；
> 保元甘溫除大熱，血歸氣尤補脾經；
> 佐橘降濁散滯氣，升柴從胃引陽升。

若用補中益氣湯來提高人體的抵抗力，增強機體的功能，可小制其量，每週三四劑，連服三五週，自會大有補益。

（七）抗衰老

若用來抗衰老，可根據患者身體情況加上對症之藥，如肥胖者可加生山楂，大便秘結者加決明子，血壓高者加生山楂、葛根，血壓偏低者加白芷、五味子等。

二　一穴多用的內關穴

內關穴位於手厥陰經的循行線上，是八脈交會穴之一，對胸脅胃脘的脹滿疼痛、冠心病心絞痛、噎膈症、瘧疾等病療效甚為理想，絕大多數針一次即顯效。

針刺手法：皮膚常規消毒後，取 3 吋 26 號不鏽鋼針，將針刺入內關，得氣後提針至皮下，針尖指向間使穴，迅速向間使穴下透過，旋轉提插，得氣後不需留針。茲舉數例以說明之。

（一）胸脅脹悶 6 個月入針即解

例　王某，女，51 歲，市民。1971 年春末的一天晚飯後，一個朋友生病我去探望，王某亦在。自敘半年以來，胸悶脘脹，常常牽及右脅亦脹滿不舒，於飯後和晚間加重，有透不過氣的感覺，每每出長氣以自解。其夫劉某是中醫，亦善針灸，曾服過舒肝理氣的中藥，針過胃脘部及足三里等處，但終未能治癒。回想內關穴有「中滿心胸多痞脹……婦女脅疼並心痛」句，受此啟發，筆者令其伸出右手，皮膚消毒後，取針刺入內關，得氣後提針至皮下，以 20 度角刺透到間使穴，並令其深吸氣大咳一聲，還未出針王某即向眾人說：「哎呀，真舒服，心中透氣了。」出針後王某連連說道：「從沒這樣痛快過，從沒這樣舒服過。」這是我第一次針內關治療此症。

過了大約兩個月，其夫劉醫生去我處，向我詢問，取什麼穴，用什麼手法，一針就治好了他夫人的病痛，於是如實以告。又過一段時間，劉醫生與我相遇，說我教給他的針法的確療效很好，治療了幾例胸脅脹悶者，快者一針即解，慢者兩次便癒。

　　從此以後，筆者但凡遇到胸脅胃脘部位的脹、悶、煩、痛，均先取內關透間使進行治療。根據左右症狀之輕重，或取左側，或取右側，或兩側齊取，每每入針即效，拔針即癒。

（二）癲狂症下針即止

　　例　劉某，女，40 歲，1977 年秋求治。其夫王某，係筆者相鄰單位之司機。王某先介紹其妻之症：兩年多來經常哭笑無常，有時摔砸家什，或到處奔走，曾兩次上吊幸被救下。

　　患者在農村，離城有 40 公里，夫妻不能在一起生活。患者自敘，不知怎的，有時心中十分煩惱，總想大哭大鬧，把一切都毀壞掉，一死了之。有時知道自己哭鬧奔走，有時糊糊塗塗，幾天不吃不喝也不知道。近兩天因和兒子生氣，總是睡不著覺，又想哭鬧，又想死。

　　我再三開導勸慰後，令其伸出右手，取針刺入內關，強力旋轉提插後，患者長出一口氣，說內心感到特別痛快，於是提針至皮下，以 20 度角向間使穴下透刺而出針。過了十幾分鐘，患者說困得很，隨即安睡，不意竟此一針而癒。

過了年餘，劉某之弟因婚姻問題而得癲狂之症，發作時叫罵奔走，或者自言自語，或者哭哭啼啼不欲再生。劉某帶其求治。見患者鬱鬱不語，表情呆痴，但有治療願望。要給扎針，即伸出左手來，針左內關，手法同上。針刺後患者說心中感到舒暢，頭腦清醒。如此針了4次，並加針後谿而癒。

（三）噎膈滴水不進針後便可飲食

噎膈，即現在的食道癌以飲食下嚥不暢為主要症狀，到一定程度甚至滴水難進。

臨床中，筆者發現內關穴似有擴張食管的奇特功效，可以作為食道癌的一種輔助療法。

例 程某，男，48歲，民辦教師，嗜菸酒，1985年夏季求治。自述，1985年正月初五，上午吃飯時，一口飯卡在食管怎麼也嚥不下去，連忙喝湯才能嚥下，從此後經常在吃飯時有吞嚥困難的感覺。到醫院進行鋇劑透視拍片，擬診為食管下段癌。

精神壓力甚重，菸酒已戒，病情發展甚快，以致只能喝些湯水，近3天來連湯水也喝不下了。天氣炎熱，飢渴交加，心中如火，痛苦莫名。

1978年以來，筆者治療腫瘤在家鄉已小有名氣，退休後1980年開了個腫瘤診所，確使許多腫瘤患者減輕了痛苦，延長了生命，治癒者亦不乏人（有些人依然健在）。但此例之食管已被腫瘤阻塞，思之再三，忽憶內關穴有「食難下嚥傷於酒」句，隨即擬定療法，以觀動靜。

令患者仰臥，針雙內關透間使，中刺激，留針 30 分鐘，每 10 分鐘捻轉 1 次。另取艾條兩支，齊點燃，兩手各拿 1 支，1 支在上，1 支在下，2 支火點的距離約 5 公分，從天突穴開始溫灸直到下脘穴，這樣從上到下，再從下到上反覆施灸 30 分鐘。

施治時是上午 10 點鐘，治療後令患者暫住康復旅社。到了下午 3 點，患者進門就說：「媽呀，我一氣喝了 4 大杯水，真是痛快！」聽了十分高興。

隨即開中藥處方一張，給消腫定痛膏數帖，並囑每天用艾條如法溫灸，用手推按內關穴。過了大約 2 個月，不見再來，以為已故。不意一天上午程某又來求開中藥方，再要幾帖消腫定痛膏。

自敘通過治療，這 2 個月來一直吃流汁飲食。每天用 4 支艾條，每手 2 支，上下施灸，灸後貼上膏藥，自己不時推按內關一線。不過言之亦甚淒切，家中經濟已十分困難，實在無法堅持治療。以後不復再來。

對於此例的收效，筆者以為是偶然之事。後來鳳台某農場一位職工患食道癌已滴水不進三四日了，用上法進行治療，第二天患者不僅能喝稀粥，而且自己吃一條大約半斤重的鯉魚，症狀有明顯好轉。

乳房腫塊 32 例報告

三

　　本文曾在全國性學術會上進行過交流。數十年來，筆者用本文所述的治療方法治癒了數以百計的乳房腫塊患者。今附 32 例臨床資料，以資療效之佐證。

　　乳房腫塊是婦女常見的乳腺纖維瘤、乳腺增生症、乳腺癌等症，而且均以乳房腫塊為主要體徵。因此，對於乳房腫塊的治療，使其不手術而消散，達到徹底治癒的目的，確實是有著積極的意義。現報告如下：

（一）臨床資料

　　32 例全係女性，未婚者 3 例，年齡最小者 15 歲，最大者 63 歲。病程在 1 年以上者 3 例，其餘全在 3 個月至 1 年。腫塊伴隱痛者 10 例，痛兼脹者 6 例，與月經週期有明顯關係者（經前乳房脹痛加重、腫塊增大；經後乳房脹痛減輕、腫塊縮小）22 例，乳痛兼下墜感者 6 例，只有腫塊而無其他症狀者 10 例。左乳腫塊 15 例，右乳腫塊 10 例，兩乳均有者 7 例。腫塊直徑在 2.5～4cm 者 20 例，4～6cm 者 6 例，7～8.5cm 者 6 例。

（二）療程與療效

　　全部症狀在 1 個半月消失者 5 例，2 個月消失者 10 例，3 個月消失者 12 例，4 個月消失者 2 例。2 例被診為

乳腺癌，1 例收效顯著，1 例用藥 3 週療效不顯著而中斷治療。有效率為 96.8%，治癒率為 93.7%。

（三）治療方法

中醫辨證分型為乳癖、乳核、乳岩，以內服藥為主，兼膏劑外貼。

茲舉數例如下：

例 1 劉某，女，40 歲，農民。1978 年 9 月察覺兩乳各有一個腫塊，如柿餅大小，推之可動，平時若勞累過甚有隱隱刺痛感，經前脹痛增大，經後減輕，經地區醫院檢查診為乳腺囊性增生症，建議手術治療，患者不同意，於 1978 年 10 月 15 日求治。

患者體質尚可，舌質微紫，苔薄微黃。查左乳腫塊約 4.5cm×6cm，右乳約為 3cm×4cm，質地堅韌，表面欠光滑，推之可動。證屬肝氣鬱滯，痰瘀結聚於乳絡，治以疏肝理氣，化痰通絡，活血消瘀之法。

治療方法

（1）**處方**：柴胡、白芷、青皮、炮山甲各 10 克，赤芍、全瓜蔞、生香附各 15 克，浙貝母、鹿角霜各 30 克，蒲公英 60 克，當歸 20 克，生甘草 10 克。每週 5 劑，每劑服 3 次，飯後溫服。

（2）「**乳核消散膏**」：主治乳腺增生、乳腺纖維瘤、乳房結核。天門冬（去淨心）3000 克，夏枯草 1000 克，浙貝母 1000 克（打碎），鹿角片（打碎）1000 克。上 4 味，加水浸泡半日，煎滾 60 分鐘，過濾。再加冷水

煎煮 30 分鐘，2 次藥汁混合，先武火，後文火，煎至 3500～4000 毫升，加入白糖 500 克，再略滾數沸，使白糖全部溶化，瓶裝密封。每次 20～25 毫升，每日 2 次，飯後 2 小時沖服。

（3）外貼消腫定痛膏，7 天更換一帖。

以上三法同時並進治療 2 個月而癒。

例 2 乳房結核：王某，女，47 歲，教師。1980 年 3 月，無意發現右乳外上限一個如杏核大的腫塊，活動而不痛，因患者 20 多歲時曾患過頸淋巴結核，經某醫院診為乳房結核，服抗結核藥治療 3 個月，腫塊不僅未縮小反而有所增大。醫生勸其手術治療，患者畏懼，於 1980 年 9 月 20 日求治。

查右乳外上方一個腫塊如大杏子，略偏，質較硬，活動，與皮膚無沾黏，舌微紫暗，苔微黃，少津。自述發現腫塊以後就心情抑鬱，害怕，心煩意亂，失眠多夢，夜間時有隱痛。鄰村有個 40 多歲的婦女就是乳房內有一個腫塊，手術後化驗是乳腺癌，5 年以後又復發轉移到肺部而死亡，故而越想越怕，敍述之時竟哭泣起來。好言勸慰，使其寬心治療。根據多年的治療經驗，治療此症應以清肝解鬱、化痰軟堅之法。

治療方法

（1）**處方**：柴胡 10 克，當歸 25 克，酒白芍 25 克，青皮 20 克，浙貝母 30 克（打碎），生牡蠣 30 克（打碎），遠志 30 克，土茯苓 50 克，生甘草 10 克，生黃耆

30 克，玄參 30 克。

水煎服，每週 5 劑。

（2）「化瘤丸」功能化痰消瘀，活血通絡。藥用全蜈蚣、炮山甲、淨全蠍、炙殭蠶、木鱉子（麩皮共炒成黃褐色）、酒大黃。上 6 味以 2：2：1：1：1：1 共研成極細粉，糊丸，曬乾，瓶貯備用。每次 3～6 克，最大量可服至 12～15 克。每日 2～3 次，飯後溫開水送取，服後15 分鐘，可溫飲黃酒 50 毫升，以助藥力。

（3）外貼消腫定痛膏，7 日更換一帖。

以上三方同時並進，除第一方稍有增減外其餘兩方不變，共治療 3 個月而癒。隨訪 3 年未見復發。

例 3　乳癌

患者趙某，53 歲，農民。1978 年元月發現左乳一個腫塊，大如梅，除感到乏力外，別無不適，因家境貧困，沒有治療。同年 5 月，腫塊迅速增大，左腋窩亦發現如杏核大腫塊一個，腫塊開始隱隱作痛，去縣醫院檢查診為乳腺癌，建議去外地治療。其子狄某，陪其到蚌埠，經兩家醫院均診為乳腺癌，因經濟拮据，只好返程。7 月 24 日求治。見患者面色憔悴，左乳腫大如拳，腫塊與皮膚完全沾黏，色紫堅硬，推之不動。乳頭上抬，並不時向外滴流血水，略帶腥臭氣。左邊腋窩一個腫塊比鴨卵大，硬而不移，左臂酸沉木痛，舌紫暗，舌苔黃燥，唇乾。自言近來乳房疼痛加劇，夜間尤甚，不能安眠，每晚需服止痛安眠的西藥，痛苦欲死。乳癌到頂透紫光、未潰先腐、時流污

血、疼痛日增的敗症階段。

筆者尚未治療過，怕枉費資財，反而給其家增加困難。於是以好言勸慰，欲辭不治。其子言之痛切，父親早喪，母親守寡熬養一子一女，艱辛勞苦。兒子堅決求治，願傾家蕩產為母盡心。再者狄某一位 50 歲的舅母，患左乳腫塊，經筆者治癒，故而求治心堅。思之再三，醫生應以活人為務，即使敗症亦當盡力而為，於是決定為其治療。所需藥物能自找者不必購，需買者去藥材公司批發。

此證應以補氣養血、解毒消腫為要，擬出處方以觀動靜。

（1）**中藥湯劑**：黨參 40 克，生黃耆 60 克，當歸 30 克，赤芍 20 克，乳香 15 克，沒藥 15 克，地骨皮 30 克，浙貝母 30 克（打碎），銀花 90 克，夏枯草 30 克，甘草 30 克。

1 日 1 劑，每日服 3 次。

（2）**定癌散加味**：帶子蜂房（酒炙）60 克，鍛川楝子 60 克，兩頭尖（雄鼠類，酒炒）60 克，炒薏仁 60 克，全蜈蚣 60 克。

共為細粉，小麥粉打糊為丸，曬乾，瓶裝，備用。每日 3 次，每次 12～15 克，溫開水送服。

（3）**季芝鯽魚膏加味**：雄黃精 60 克，密陀僧 60 克，元寸 3 克，合研極細，瓶裝。鮮山藥（去外皮）、活鯽魚（去鱗刺、腸雜）等量，共搗成極細膩的糊狀，備用。同時取藥膏適量，加入前 3 味藥粉適量，攪拌均勻，敷貼患處。一日或二日一換，以藥膏不腐臭為原則，換藥

時不宜用水洗。如癢甚，在換藥時可用明礬水洗浴，或把藥膏取下休息一些時間再敷，千萬不可強忍，致使皮膚因過敏而導致潰瘍，這樣反而影響治療。

以上三方並用，一個星期後腫塊開始縮小，滴血停止，疼痛大減，不服止痛藥已可安眠。治療兩個月，乳房腫塊縮小如核桃，不再疼痛，腋窩腫塊已消除殆盡，左臂不再痠痛，可以自由擺動，適值秋收大忙季節，亦能下地參加適當勞動。

此患者終因無力支付起碼的醫藥費用而終止治療，最後又惡化而歿。但不管怎樣，療效是甚為理想的，故記下來。

筆者從治療乳房腫塊的臨床中體會到，乳房腫塊之種種病象，與精神因素至為關切。患此症者，多因所欲不遂，境遇不安，飲食不香，陰不潛陽，火邪亢起，於是氣血循行失其常度，導致氣鬱氣滯，血瘀血凝，痰瘀互結，阻塞乳絡，腫塊開始萌生，從無到有，從小到大，由不知不覺到發現體徵。

臨證以來，目睹諸多乳房腫塊患者，絕大多數因情志不暢而起，較少見到一向境遇良好，心情舒暢，談笑風生而患此症者。因之，在治療時醫生要好言勸慰，多方開導，使其心境轉寬，療效就會提高。

對於乳房腫塊的治法，中醫學主張以疏肝理氣、開鬱化痰、活血消瘀、調理脾胃貫穿於治療的始終。從這個原則出發，自會收到理想的療效。初期患者，體質尚可，可以「逍遙散」「清肝解鬱湯」「神效瓜蔞散」等方加減治

療。中後期以補氣養血、化痰消瘀，防止腫塊惡化潰破為主，可用「香貝養榮湯」「歸脾湯」等加減。若開始發現腫塊，其他兼症不明顯，「逍遙丸」是較為對證的方子，外治法亦很重要，外用藥如上文所述。「乳核消散膏」和「化瘤丸」配合治療對各種乳房腫塊都有較好的效果。此二方，或單用或合用可促使乳房腫塊消散。

在乳房腫塊的治療中，有些藥物筆者都喜歡常用、重用，如當歸、白芍、浙貝母、半夏、青皮、陳皮、全瓜蔞、銀花、炮山甲、全蜈蚣、全蟲等。當歸功能補血、活血、養血，可補五臟之陰，調理衝任，並可破癥瘕積聚，對於乳房腫塊尤為必須。白芍補陰斂陰，入肝脾，破堅積，與當歸合用對消散有可靠的效果。浙貝母、半夏是化痰散結的良藥，為治療瘰癧瘿瘤的首選品。青皮、陳皮理氣散結消腫，特別是青皮，對於乳房腫塊有較好的治療作用。全瓜蔞味甘性寒，功能生津止渴、潤肺化痰，善消胸中之鬱熱煩膩，而乳房腫瘤病人多伴有心煩鬱熱之症，故亦是乳房疾病的常用藥。金銀花味甘性平，長於清熱解毒、消腫止痛，凡內外癰腫，不論已潰未潰，均可選用，且效果可靠。古有「銀花湯」用以治療乳岩積久漸大，潰爛流污，內潰甚而現深洞者。

筆者在治療腫毒瘡瘍時，常重用至 30～100 克，與蒲公英為伍，療效甚為理想。對於乳房腫瘤患者，特別是乳岩將潰而未潰之時，不僅於湯劑中重用，還讓患者每日以金銀花 30～50 克，加生甘草 10～15 克，沏茶代飲，以增強消毒防腐之力。

穿山甲味鹹性涼，功善走竄，無微不至，宣通臟腑，透關達竅，凡血凝血聚痰瘀，均能開之散之，歷來是通乳消腫止痛的良藥，乳房腫塊係痰瘀為患，故須選用。蜈蚣長於攻毒散結，朱良春同志謂其可治腫瘤、噎膈，配合木鱉子、炮山甲可治療各種癌症，但須全蟲入藥。全蠍味鹹辛，性平，入於肝經，功能解毒通絡，善療瘰癧痰核，也是治療乳房腫塊的良藥。

「**乳核消散膏**」是筆者的經驗方，是以天冬為主，配合夏枯草等味熬製而成。筆者單用此膏治療乳房腫塊而消散者已不勝枚舉。有報導每日蒸食天冬 60 克治療乳房腫塊者。天冬味甘而實苦，肥白體大者，先剝去心再蒸熟，則甘而苦，少食之尚可，但若日食 60 克，實難嚼嚥，更不用說不去心而長期蒸食了。若瘦小而色黃褐者，更是苦多甘少，愈嚼愈苦，即使少食，亦難下嚥，強行嚥下，則會嘔吐。

這是筆者反覆嘗試，又試之他人的體驗。夏枯草味辛苦，冬至開始萌發，夏至開始枯死，故名夏枯草，稟純陽之性，長於清肝散結，實有陰陽相濟之妙。

「**定癌散**」出自清代醫家王旭高之手，王氏謂：「定癌散用兩頭尖，川楝蜂房各煅研，病毒根深在臟腑，乳癌非此不能痊。」無疑是王氏的經驗之談。

例 3 的乳癌到了晚期，頂透紫光，時流污血，行將潰破，筆者於原方中加上全蜈蚣和炒薏仁為粉糊丸，日服 3 次，竟收臨床佳效。以後又用此方治療 4 例，亦收到較好的效果，看來此方有較好的臨床價值。

四 後谿配外關、足臨泣治療腰腿痛 580 例

筆者從 1995 年元月到 1998 年 9 月，用後谿配外關、足臨泣治療腰腿痛 580 例，針一次即效者占 98.4%，療效甚為理想，茲就治療情況作一報導。

（一）臨床資料

1. 病例選擇

腰疼腿痛的病因、病理比較複雜，有些病例很難做出確切的病因診斷，該文入選病例主要是以自覺症狀為主，結合病史，外證表現，配合 X 光片或 CT 片進行分類：扭傷 121 例，男 79 人，女 42 人；腰肌勞損 327 例，男 155 人，女 172 人；腰椎骨質增生症 108 例，男 65 人，女 43 人；腰椎間盤突出症 24 例，男 21 人，女 3 人。

2. 性別與年齡

男 320 例，女 260 例。年齡最小者 22 歲，最大者 73 歲。22～40 歲 185 人，其中男 104 人，女 81 人；40～50 歲 210 人，男 121 人，女 89 人；50～60 歲 125 人，男 62 人，女 63 人；60～70 歲 43 人，男 21 人，女 22 人；70 歲以上 17 人，男 12 人，女 5 人，平均年齡 44.9 歲。

3. 病程與症狀

5 天～3 個月 147 人，男 93 人，女 54 人；3 個月～1

年 129 人，男 68 人，女 61 人；1～3 年 128 人，男 61 人，女 67 人；3～5 年 67 人，男 30 人，女 37 人；5～10 年 62 人，男 41 人，女 21 人；10～20 年 27 人，男 18 人，女 9 人；20 年以上 20 人，男 9 人，女 11 人。

單腰痛 308 人，男 181 人，女 127 人；腰痛伴右腿痛 81 人，男 42 人，女 39 人；腰痛伴左腿痛 56 人，男 30 人，女 26 人；腰痛伴雙腿或兩腿交叉疼痛者 78 人，男 32 人，女 46 人；單左腿痛 31 人，男 15 人，女 16 人；單右腿痛 16 人，男 13 人，女 3 人；雙腿均痛或交叉疼痛 10 人，男 7 人，女 3 人。

（二）療效標準

1. 自覺症狀和外觀症狀全部消失，3 個月不復發者為治癒。

2. 自覺症狀基本消失，能恢復正常的工作、生活者為顯效。

3. 針後自覺症狀消失或基本消失，數個小時後仍恢復治療前的一切症狀者為有效。

4. 針 3 次後而仍無任何改變者為無效。

（三）治療結果

580 例，針 1 次即見效者 571 人，占 98.4%，男 334 人，女 237 人。

針 1 次而癒者 125 人，男 71 人，女 54 人。

2 次而癒者 70 人，男 38 人，女 32 人。

3 次而癒者 88 人，男 42 人，女 46 人。

4 次而癒者 52 人，男 29 人，女 23 人。

5 次而癒者 91 人，男 52 人，女 39 人。

6 次而癒者 41 人，男 23 人，女 18 人。

7 次而癒者 39 人，男 22 人，女 17 人。

針 8 次顯效 36 人，**男 25 人**，女 11 人；有效 31 人，男 14 人，女 17 人；無效 7 人，男 4 人，女 3 人。

治癒後 3 個月內復發 17 人，男 9 人，女 8 人；17 人經 1～3 次針刺全部治癒。

（四）典型病例

例 1 于某，女，43 歲，上海市衛生局藥政處幹部，1995 年元月 5 日筆者來患者的辦公室。自述年輕時勞動過度，因感受寒冷而發病。

20 多年來，腰部痠痛、僵痛強急，勞累時加重，常在夜間三四點鐘時，因腰痛而難以入睡。當時已是上午 11 點 15 分，患者不時用拳頭擊打腰部。

筆者請患者伸出右手，握成拳頭後，取針刺入後谿，當即令患者站起身活動腰部，再無任何不適。

1996 年 4 月，我去上海，于某特意去看望，稱謝道：「20 多年的腰痛，多方治療都不行，沒想竟不到 1 分鐘就讓您治好了！」

例 2 王某，男，50 歲，在人民日報社工作，1998 年 4 月求治。自述患腰痛伴右腿坐骨神經痛 2 年餘，經拍

片檢查提示 L3、L4、L5 骨質增生，診為腰椎退行性變，多方治療未能徹底，最近半個月疼痛加重。

給針雙後谿配右外關，當即疼痛如失，令其上下樓而不再疼痛。第二天又來，自言到夜間 4 點鐘又開始有點疼痛，但較前輕微，共針 4 次而不再來。1998 年 9 月隨訪，4 個月來一直很好。

例 3　周某，男，52 歲，淮南市房屋開發公司總經理，1995 年 4 月求治。該患者於 1988 年 8 月患頸椎病，疼痛難忍，經筆者針 10 次治癒。自述近半個月腰痛如脫，左腿痛麻，經 CT 檢查診為 L4、L5 椎間盤脫出 0.4 公分、咳嗽、深呼吸疼痛加重。針雙後谿，配雙足臨泣，當即咳嗽深呼吸而不再疼痛，每日針 1 次，讓其臥床休息，共治療 7 次而癒。1998 年 12 月 2 日陪同其妻前來治療腿疼，自述 3 年多來，從未腰痛過。

例 4　葉某，女，62 歲，某協會秘書長，1997 年 7 月 3 日下午 4 點求治。患者參加完香港慶典活動於 7 月 2 日乘機返京，自述右大腿疼痛已歷時 6 個多月，逐漸加重，行走、睡臥右腿只能半伸屈，時時用熱水袋燙熨，為了止痛，服強力鎮痛之西藥，只能止痛數個小時。

隨針其右外關，入針後痛苦全消，讓其來回走動，伸腿彎腰，一如常人，十分高興。直到夜間 2 點鐘又開始疼痛如前，4 日上午 10 點又針，又是疼痛立止，針 3 次均只能暫時止痛。到 7 月 5 日，請其去醫院拍片檢查，確診

為骨癌。說明針灸對骨癌引起的疼痛亦有止痛之效。

（五）討論

後谿是治療腰腿痛的主要穴位，配合外關或足臨泣對多種原因引起的腰腿痛均有很顯著的療效。筆者臨床 40 餘年，但凡遇到腰腿痛，不論其病因，首先考慮用這三穴，多能立即生效，就是癌症引起的腰腿痛，也多可立即減輕或緩解。僅就此談談個人的粗淺體會。

針後谿配外關或足臨泣治療腰腿痛，要掌握住以下幾點。

1. 入針快速。快如飛箭，手法疾馳，疾如閃電。

2. 得氣後立即讓患者帶針運動（筆者稱為動針），令做針前所不能做或勉強可以做的各種動作或姿勢。

3. 從進行到出針的時間不宜過長，一般 1 分鐘左右為宜。

這幾點中第一點是關鍵。筆者從數以萬計的臨證中體會到，針刺治療腰腿痛的關鍵問題，是針刺的品質。取穴的多少、針刺時間的長短與針刺取得的品質並不成正比，往往是取穴越多，帶針時間越長，療效反而越差。特別是讓患者固定在某一種姿勢（筆者稱靜針）而不讓其活動則療效更差。

針刺得氣，就是在特定的穴位上激起經絡在一定的單位時間內釋放出所需要的治療能量。這種能量的品質如何，其關鍵取決於施針者的手法。

筆者體驗到，進針幾秒、十幾秒，最多幾十秒就達到

了所需要的治療能量，也就是達到了能夠減輕疼痛、緩解疼痛或者治癒病痛所需要的能量。

眾所周知，人體的經絡，在人體型成一個龐大的、複雜的而又有序的訊息網絡，人體的一舉一動、一呼一吸都靠這個網絡去支配、控制或調整。針刺治病，就是令某個穴位在一瞬間激發出一定能量的經氣。

經氣傳入大腦，大腦立即發出信號，對自身的不正常的某點或部分進行調節、調理、修復、整合，這一過程，即是大腦的興奮過程。

興奮屬陽、屬動，動則通，通則不痛。興奮的品質越高，通的速度就越快，帶來的衝擊力度就越大，藉著這一瞬間的強大的衝擊之力，使瘀者消，結者散，疼痛減輕，緩解或消除。如興奮不起來，或達不到一定的所需要的品質，就會被陰所抑，就衝不開痛結，或不能完全衝開，止痛效果就差，或者根本無效。

五　消腫定痛膏治療腰椎間盤突出症 80 例的療效分析

筆者從 1990 年 6 月至 1991 年 6 月，用消腫定痛膏治療腰椎間盤突出症 80 例，治癒率 91%。茲報告如下：

（一）臨床資料

80 例均根據腰椎間盤突出症的主要症狀，加 CT 檢查確診。男性 65 例，女性 15 例。

發病年齡 25～48 歲，其中 25～35 歲 52 人，36～45 歲 21 人，45 歲以上 7 人。病程最短者 1 個月，最長者 3 年 7 個月。1 個月～1 年者 55 人，2～3 年者 20 人，3 年以上者 5 人。其中腰痛伴左側坐骨神經痛者 52 人，腰痛伴右側坐骨神經痛者 20 人，腰痛伴兩腿均痛者 8 人。腰椎均有不同程度的側彎。

（二）治療方法

用大號（25cm×25cm，重 80g）消腫定痛膏貼於腰部，用腰圍固定，多臥床休息。膏藥的最佳有效期為 7 晝夜。一帖為一個療程，局部痛點明顯者，可加貼痛點，則療效更好。

根據皮膚對膏藥的耐受程度，治療期間可把膏藥揭下讓皮膚適當地休息，以不發生過敏為宜。

（三）療效判定與治療結果

用藥後疼痛減輕即為有效，全部症狀消失為治癒，3個療程無效者，判為無效。收效時間最短者1天，最長20天。治癒時間，最短者10天，最長3個月。總有效率占97.5%，治癒率占91%，共73例。

1個療程收效者68例，2個療程收效者9例，3個療程收效者1例，無效者2例。

1個療程治癒者5人，2個療程治癒者17人，3個療程治癒者36人，4個療程治癒者6人，5個療程治癒者7人，6個療程治癒者2人。

（四）病案舉例

例1　黃某，男，48歲，安徽省蚌埠鐵路段職工，住紅葉村，1990年10月求治。1988年4月的一天下午，因彎腰去搬一個較重的東西扭傷腰部，當時就不能動了，住院治療10多日而出院，雖能起床起動，但左腰麻脹酸困，向後一挺腰或用力咳嗽麻痛感可傳到足背。

2年多來，腰部經常疼痛，伴左腿坐骨神經麻痹疼痛，行走200多公尺，就感到吃力，左坐骨結節下及左小腿外踝上約7cm處有明顯的痛點，腰椎明顯變形，行走側身，CT片示L4、L5椎間盤突出0.4cm。給消腫定痛膏治療，5日後疼痛明顯減輕，共貼4個療程，歷時1個半

月，臨床症狀全部消失，1 年後隨訪正常。

例 2　楊某，男，52 歲，安徽省水家湖自來水公司職工，1991 年 3 月 2 日求治。1987 年春節因勞累過度，引起腰痛，後逐漸發展到右腿，嚴重時必須休息，經 CT 檢查，診為腰椎間盤突出症，腰椎 S 彤變，直腿抬高 45 度（＋），咳嗽可使疼感明顯加重，右臀部、右腓腸肌處有明顯的痛點，當即給針雙後谿配右外關，再咳已不覺疼痛。

隨給 2 個療程的消腫定痛膏，到 3 月 22 日來復治，自述症狀減輕了一大半，走路較治療前能遠兩三倍，又給兩個療程的消腫定痛膏而去。

1992 年 4 月 17 日，陪其友人前來治療頸椎病，自述 3 個療程後已不再有任何感覺，為了鞏固療效，又貼了一個療程。治好以後，什麼活都能幹了。

（五）討論

腰椎間盤突出症是一種常見病，屬於中醫的腰腿痛。大多發生於 20～50 歲的青壯年人，男多於女，多有腰部扭傷史或外傷史。反覆發生腰腿疼痛或坐骨神經循行路線麻痺疼痛，多為單側，雙側者，提示為中心型後突出。

咳嗽或加大腹壓可使疼痛加劇。臥床休息或騎自行車可使症狀減輕或消失。站立或行走時，腰部明顯側彎，兩肩失平。

本病輕者，僅有腰痛或伴腿部麻痺或疼痛，嚴重者痛

苦難耐，生活不能自理。本病的治療方法甚多，推拿、理療、按摩、牽引等不勝枚舉。但不管選用什麼治療方法，必須能讓突出的椎間盤迴復到正常的解剖位置，臨床症狀才能夠徹底消除。

消腫定痛膏係筆者 10 代家傳秘方，原名「真人活命膏」，具有很強的活血化瘀、疏經通絡、軟堅散結、消腫定痛功能，主治癥瘕痞塊、癰疽腫毒、腰疼腿痛、風寒濕痹、跌打損傷等症。40 多年來，筆者經常用其治療各種腰腿疼痛，收效甚好。

關於其能夠使突出的椎間盤回復到原解剖位置的原理是：突出的椎間盤壓迫了神經根，局部的微循環發生了障礙，致使受壓區的軟組織發生痙攣，形成無菌性、炎症性水腫，即不通則痛的原因。由於疼痛，人體不自主地處於自我保護狀態，致使腰椎 S 形變，從而氣血瘀滯逐漸加重，腰腿痛的感覺亦逐漸加劇。由於消腫定痛膏具有很強的消炎止痛作用，使炎症、水腫漸被吸收，痙攣的軟組織亦逐漸鬆弛，突出的椎間盤逐漸還納到正常的解剖位置，各種症狀從而消失。

小青龍湯應用心得

六

小青龍湯出自《傷寒論》：治傷寒表不解，心下有水氣，乾嘔發熱而咳，或渴，或利，或噎，或小便不利，少腹滿或喘者。

所謂表不解，就是脈浮緊，仍有頭痛，身痛，發熱，惡寒，無汗的症狀。心下有水氣即是脾腎陽虛，胃中原有留飲，不能蒸化，又外受寒邪，咳，渴，噎，喘，小便不利而少腹滿或面部下肢浮腫均與心下水飲有關。

上焦有水飲，影響三焦之氣化，三焦水運失道，留於上焦會咳、喘、噎，停於中焦則渴，或乾嘔，或脹滿；停於下焦則小便不利，小便不利便會少腹脹滿或轉為下利從大腸而下。仲景治以小青龍湯，解表散寒溫化水飲，種種症候便會迎刃而解！筆者運用小青龍湯的常用量：麻黃10～20 克，桂枝 10～20 克，白芍 15～20 克，乾薑 12～20 克，薑半夏 10～20 克，炙甘草 12～20 克，五味子 6～15 克，遼細辛 6～15 克。

中醫治病是一人一時一方，不可執方不變，又不可心中無方。所謂通常達變，百藥千方，醫家達變起沉疴！

20 世紀 70 年代，筆者運用小青龍湯治療西醫名之的支氣管炎、小兒肺炎及中醫之哮喘等症收效頗好。為了方便記憶還自編成了歌訣：小青龍湯麻桂甘薑芍辛半五味煎，喘咳痰清吐白沫，肢體浮腫並惡寒。歌詞對臨床處方用藥起了一個快速聯想的作用。

七 真武湯治腎炎等病症舉要

　　真武湯出自《傷寒論·少陰病篇》：「少陰病，二三日不已，至四五日，腹痛，小便不利，四肢沉重疼痛，自下利者，此為有水氣。其人或咳，或小便不利，或下利，或嘔者，真武湯主之。」

　　筆者用真武湯治療腎炎及其諸多雜症，收效甚好，特列治療之病案多例以供讀者參考。

　　首先分析一下真武湯的處方之用意，只有深刻認識其組方之真諦，用於臨床才能屢起沉痾痼疾。

　　真武乃北方司水之神，以之為湯名用於鎮攝人體之水，使之正道循環，不至為患。以五行之生剋，腎主水，脾制水。俗語兵來將擋，水來土掩。腎為水火之臟，內寓腎陰腎陽，陰陽平衡而腎的運化功能正常，處於陰平陽秘的平衡狀態，就會精神乃治。而當腎陽虛弱，蒸化失司，陰水就會四溢，溢於上焦為痰為飲，會喘會咳，溢於中焦會嘔會吐，溢於下焦會腹痛下利，下身水腫。水之所以犯溢，是腎陽虛弱所致。

　　水腫是腎炎一種外現症狀，嚴重者會面腫、腹腫、四肢均腫，尤以膝下至足為最明顯，水向下處流，下部的水滿便會逐漸上侵上犯，上部便依次出現水腫。

　　真武湯由附子、雲苓、白朮、白芍藥、生薑五味藥物

組成。20 世紀 60 年代筆者為了方便記憶就把真武湯編成歌訣：「少陰水氣真武湯，四肢沉重咳嘔方，小便不利或淋瀝，附朮苓芍共生薑。」方中製附子味辛甘性大熱，純陽之品。《本草正義》謂：「其性善走，故為通行十二經純陽之要藥。外則達皮毛而除表寒，裡則達下元而溫痼冷，徹內徹外，凡三焦經絡，諸臟諸腑，果有真寒，無不可治。但生者猶烈，如其群陰用事，汩沒真陽，地加於天，倉促暴症之肢冷膚清，脈微欲絕，或上吐下瀉，澄澈不臭者，非生用不為功。」

筆者為了記憶，將其功能主治編成歌訣如下。

「附子純陽補命火，十二經通功效多。沉寒痼冷痰氣厥，嘔噦噎膈瀉痢卻，三痺拘攣癥痕塊，霍亂轉筋起沉痾，陰勝格陽心腹痛，癰疽不斂寒疝歌，腳氣水腫兒慢驚，大汗亡陽可固脫。」

附子適應證基本上已被歌詞反映出來。若能熟背了然於心，在臨床應用時自會得心應手。以附子為主藥的病症，主要是陰冷寒水所致陽氣虛衰之證。抓住這個重點，就會把附子用得出神入化。附子是真武湯君藥，壯腎經之元陽，腎經的陽氣充盈，陰水便有所主。白朮、茯苓為臣，白朮入脾燥濕，溫補脾胃，建立中土，水有所制；茯苓性淡滲，佐白朮以健土，開制水之渠道。生薑辛散，佐附子以補陽，溫潤脾胃並有散發水濕之意，更可解附子之毒。白芍味酸斂，功能斂陰收汗，散血消腫，亦有制水之功，加在制水主水之藥中亦有協同利水之力用之為使。

明白了上邊的分析，就會掌握住真武湯功能主治了。

以此方為基礎，用以消除腎炎水腫以及其他凡有因真臟實寒痼冷之種種見症，如處方配伍合宜，用量得當，莫不效如桴鼓。茲舉所治之病案附後。

（一）腎炎水腫

例 1 魏某，30 歲，安徽省臨泉縣楊橋鎮人，1980年 9 月求治。自敘 1975 年 8 月因發大水在水中浸泡多時，以後就開始雙足水腫，2 個月後從膝關節開始向下至足以致不能穿鞋。吃西藥利尿藥，可以消，但消而又腫如故，也曾吃過不少中藥，收效甚微。當時用手按其小腿及足部成坑許久方可復原。見患者面色灰黃，舌質淡，體胖苔白厚膩，齒痕明顯，脈沉數而弱。自言吃飯不香，胃脹，大便一日數次不成形，總有便不淨的感覺，全身沉重，兩腿困重而涼。

【處方】 製附片 30 克（先煎 30 分鐘），焦白朮 20克，茯苓 30 克，炒白芍 20 克，生薑 30 克，生黃耆 30克。6 劑。2 次煎汁合併，分 3 次早中晚飯後 90 分鐘溫服。

第二診，上方服後下肢水腫消除過半，飲食增加，大便較服藥而稍稠。加砂仁 15 克，以增強消化之力，10劑。

第三診時下肢水腫全消，已能穿鞋，精力增加。上方適當減量加人參 6 克，10 劑。1981 年春節後患者帶其妻到筆者門診致謝。其妻當時右肋脹痛一個多月，隨針其右支溝穴當即痛失如常，囑吃逍遙丸以鞏固療效。

例 2　劉某，52 歲，主持學校後勤工作，2010 年春求治。雙下肢漫腫已 3 年之久，西醫診為慢性腎炎，吃了不少中西藥，但浮腫難消而飲食尚可，仍可堅持上班。出示所服中藥方，多係利水滲濕之品，藥味達 20 多樣，有一張處方達 38 味。即有用附子肉桂者，多在 6 克左右。

隨開給製黑附子 20 克（先煎 30 分鐘），焦白朮 20 克，雲茯苓 30 克，炒白芍 15 克，乾薑 15 克，生黃耆 30 克，6 劑。第二診時下肢浮腫消去 2/3，效不更方，上方共服 20 多劑，下肢浮腫全消。

例 3　張某，58 歲，農民，榮樓鄉人，初中學歷。1980 年中秋節後經榮樓小學劉老師介紹，其兒子係劉老師的學生，臨泉城西中學畢業後務農，拉架車到筆者腫瘤診所求治，已不能參加勞動 2 年，全身水腫，面如滿月，色黃黑，少腹脹滿按如水袋，皮膚發涼，雙膝至足腫脹，飲食無味，大便溏薄，曾多次住院治療，水腫雖暫時消退，但不久又復腫如故。當時天氣尤暖，但其已穿上較厚的衣服，自以為必死無疑。雙脈沉細，舌體胖大無苔。

這是筆者所見到第一例如此嚴重的水腫病人。看後記下，囑其子兩日後來取藥。患者走後筆者查了些資料，細細品味真武湯之意。隨大膽試開一方：製附片 50 克（先煎 1 小時），肉桂 15 克（後下），焦白朮 30 克，雲苓 50 克，豬苓 20 克，生黃耆 90 克，紅人參 15 克，乾薑 15 克，炒白芍 20，砂仁 15 克。3 劑。第三天其子來取藥。詳細交代注意事項後而去。

其兒子走後筆者一直心底不踏實。3 天過後患者坐架車又到門診，患者下車面帶微笑說道：「你開的藥很有效，小便很多，腫消了不少。」筆者長出了一口氣向患者說：「說實話，我一點把握也沒有。」暗暗慶幸，還是張仲景有本事，我不過是邊學邊照貓畫虎而已。

效不更方，再服 5 劑。第三診時，腫消過半，飲食增加。囑上方再服 10 劑。

以上方為基礎，共治療 3 個多月而癒。當年春節之前父子二人在劉老師的陪同下送來玻璃匾一塊，以表謝意。

（二）腎功能衰竭案

例 郝某，65 歲，錦州市人，2005 年 10 月後初診。郝某患慢性腎炎達 6 年之久，近 2 個月來全身性水腫，少腹部以下漸次加重，面色虛浮灰暗，飲食無味，頭昏身困，四肢痠痛，渴不思飲，小便量少色黃，大便溏，日 2～4 次，常常飯後不久即感噁心，有時嘔吐痰水夾雜些許食物，西醫診為慢性腎功能衰竭。多次住院，中西並治，收效甚微。出示所服中藥處方，有以腎氣丸為主者，也有以真武湯加苓桂朮甘湯為治者。處方藥味有 28 味一方者，有 35 味一方者。證屬脾腎陽虛，陰水泛溢。10 月份錦州天氣已經轉涼變冷，處以大劑真武湯加味：製附片 60 克（先煮 90 分鐘），肉桂 20 克，焦白朮 30 克，雲苓 50 克，紅參 20 克，炒白芍 20 克，生黃耆 100 克，乾薑 20 克，生薑 50 克，砂仁 20 克，椒目 10 克。5 劑，煎煮 2 次，得藥汁約 800 毫升，一日 4 次溫服。

上方吃了 4 天來電話，收效了。囑 5 劑吃完，再服 5 劑。來電收效很好，以上為基礎，中間面診 4 次，增加鹿茸粉，每次 1 克，日服 3 次。共治 5 個月而諸症悉除。隨訪 2 年健康如常。

（三）白帶綿綿久不癒案

例 李某，女，41 歲，合肥稻香村小學老師，1996年 3 月初診。當時筆者在合肥高新技術開發區開辦「安徽省顯臣製藥公司」，幾個孫女均在該小學讀書。

自述白帶綿綿，質如白漿，已 3 年，婦科檢查診為盆腔炎。問其得知 1991 年 4 月外出行至郊外下雨受淋感冒一場，不久即感少腹發冷，雙腿怕冷，飲食尚可，服中西藥不少，但收效不佳。面色淡白，脈沉細而數，舌淡苔薄，不愛喝茶水。證為脾腎陽虛，命門火衰，蒸化失司，寒水成液而下。治以燥脾祛濕，溫補命門之法。

【處方】製附片 15 克（先煎 1 小時），製蒼朮 30克，雲苓 30 克，豬苓 15 克，酒白芍 20 克，鍛烏賊骨（打碎）30 克，巴戟天 15 克，醋香附子 15 克，生薑 30克。6 劑。

一週後二診。白帶減少 1/3，上方加炒山藥 30 克。囑只要有效無須更方，服至痊癒為止。兩個月後筆者去學校得見其人，上方共服 30 來劑而癒。

（四）痛經案

例 王老師，女，32 歲，合肥市稻香村小學老師，

1996 年 5 月初診。自述經來前兩三日少腹開始隱隱刺痛，來之當日疼痛劇烈，噁心吐涎，必須吃止痛西藥才能堅持上課，月經色紫暗淤塊較多。面色青白，舌淡紫無苔，脈沉細不足 4 至。

【處方】真武湯加味：製附片 30 克（先煎 1 小時），紅參 15 克，制蒼朮 30 克，薑厚朴 15 克，酒白芍 30 克，酒玄胡 20 克，砂仁 15 克，生薑 30 克，紅花 10 克，紫石英 30 克，2 次藥汁合併，加老紅糖兩匙調勻，分 2 次溫服。囑於經後半個月開始服，日 1 劑。

上方服至月經來潮，少腹僅有微痛，經色變紅，淤塊減少。上方略有增減，連服 3 個週期而癒。

（五）夜間流涎案

例 魏某，女，65 歲，合肥市人，夜間睡眠後口流清涎，能把枕頭浸濕，大便偏乾，兩日一解，身體睏乏，飲食無味，於 2016 年 3 月電話求方，思考片刻應係脾主涎，涎乃口中水液，脾陽虛弱，制水無力，致使腎中陰上衝胃腑，水性陰氣寒涼，夜間陰氣獨勝，兩陰相併，故而口水外溢。

【處方】真武湯加味：製附片 15 克（先煎 30 分鐘），製蒼朮 20 克，黨參 30 克，薑厚朴 15 克，雲苓 30 克，陳皮 15 克，生薑 50 克，滑石 30 克，炙甘草 5 克。5 劑。服 2 劑後接電話告知療效很好，5 劑服後不僅流涎已癒而且飯量也增加 1/3。

八　中醫的童子功

　　筆者 3 歲時父親就口念《三字經》《藥性賦》，指認了當地生長的中草藥，如黃花的叫蒲公英、紫花的叫紫花地丁，可以治療瘡；野胡蘿蔔叫蛇床子，可止癢；扎手的刺刺芽可以治鼻子出血，楮樹汁可治癬；貓兒眼（澤漆）可以治癬還能治療瘡，等等。

　　就我出生的當地農村的田邊地頭可以用來治病的野生草藥少說也可找到好幾十種，加上家庭菜園子的菜如蔥、韭、蒜、辣椒、蘿蔔、荊芥等，還有廚房的油、鹽、醬、醋、辣椒、胡椒、花椒、生薑等等，父親都能用來治一些常見小病。

　　在我 5 歲的時候，有一個長工叫老董，小腿外側又紅腫又惡癢，有巴掌大一塊，問我父親怎麼弄。父親讓他坐在院子裡，一會兒父親拿布包著一塊東西對老董腿上一綁，過了不大一會兒老董說不怎麼疼癢了。老董走了，我問父親是什麼東西，父親說是大蒜泥。

　　記得 9 歲那年的夏天，我去大姨媽家，比我大 15 歲的表哥，右肩前的臂上又紅又腫又癢，我對大姨媽講用大蒜泥貼上就好了。大姨問我跟誰學的，我說見我大（父親）給老董治過。大姨媽做了半小碗蒜泥，用布包好貼在表哥的紅腫處，很快就不癢了。

　　遠處不說，即說近來的。2016 年廣州一位學生用微

信拍照，右小腿上方外側有巴掌大一塊紅腫瘙痛，已 10 餘日，自己對症打針吊水終難收效，十分痛苦，向我問方。隨告之用紫皮大蒜泥貼敷。不久來電：老師，貼上很快止癢，真是癢止痛消！

筆者之所以寫這個故事，就是在多次的學習班上，可以說絕大部分的中醫藥大學專科或本科學歷者，連最基本的藥性歌賦和湯頭歌訣都不會背誦。

中醫自古以來都是家傳心授或以師帶徒。家傳者從會說話時就背誦中醫藥的基本歌賦，進而從淺至深，從易到難，十幾歲多能坐堂診病開方。師授學徒者年齡多在 15 歲以上，師父同樣讓其熟背相關的中醫藥詩詞歌訣。熟讀深思妙自來！

當代名醫大家如任應秋、劉渡舟、王錦之、胡希恕、顏正華、郝萬山等，他們不光能熟背藥性賦、湯頭歌訣，甚至連《傷寒論》《金匱要略》等中醫典籍都能夠熟讀熟背，所以他們才能成為中醫大家！

後輩們，要想繼承發揚光大中醫事業，成為中醫藥界的有用之才，就要向他們學習，向他們致敬！

九 論藥無貴賤， 勝病便為貴

藥以勝病為主，有什麼病用什麼藥，處方用藥是在辨證的指導下去選擇能夠勝病的藥物組成處方。如藥證相符，哪怕就一兩味藥，如甘草、乾薑價格雖賤，卻可以效如桴鼓，頓起沉痾。如藥不對證，即使是遣牛黃、選麝香、取犀角、用鹿茸等一群昂貴之品，不僅無任何功效反而會變成有害之物。今有經驗作證，筆者僅用乾薑、胡椒兩味常食之品，卻使古稀老嫗轉危為安！

2013 年元月 16 日夜 11 點，住在北京朝陽區東邊的王天明先生打來電話，說從外地剛回到家，發現年過古稀的老母親昏迷在躺椅上，據其妻小李說一天多來就沒見婆婆出門，已摸不到脈搏，兩個西醫朋友已告知絕對不能搬動，說從 2 樓的暖氣房到樓下大門以外，溫度相差 30 多度，溫度的急遽變化，就會危險立至！

筆者當時住北京宋莊花園，王先生請人開車到樓外，下樓出門，陣陣寒風如刀子一樣刮臉，令人不禁寒戰發抖。來到其母之住室，老人深度昏迷，雙手脈搏均無，摸其頸動脈甚為微弱。隨問，家中可有熱水袋、生薑、胡椒。其妻小李說有，沒熱水袋。

筆者到廚房，取出生薑一大塊，沖洗後切成細絲，放鍋內炒乾待顏色變成黑黃，加水一大碗，又加胡椒粉兩湯

匙，令人煎熬。隨針其母之人中和內關，雙手行針。數分鐘後患者雙眼微動並開始流下點滴淚水。

薑椒湯已送上樓，口嘗甚辣，又加食鹽少許，令一人用手捏住患者兩腮，口微張開，待其吸氣時點滴餵服，藥水雖有外溢但卻能喝下少許，灌了好大一會，有 100 多毫升，老人眼已半睜，一邊針雙內關（人中針已取出），老人開始呻吟。又慢慢灌了一些，老人甦醒了。囑天明把老母移到床上。這時已是夜間 1 點多鐘。司機送筆者到家已是 2 點多，隨交給優質紅參 50 克。電話告知天明熬水代茶，隨意溫飲。17 號上午接到天明電話，說其母昨天夜間喝了不少紅參水，上午 10 點可以喝點米湯了。18 號又接到電話，言母親已能起床走動了！

此例陽氣將脫，若治不如法危險立至，應當用人參四逆湯類，但當下沒有。《名老中醫張顯臣 60 年中藥應用經驗》有「溫中散寒用乾薑，肢冷脈微可回陽」「胡椒祛痰而除冷，暖胃快膈陽氣升」之句，兩味相伍，回陽之力尤勝，故能使該例轉危為安！由此可見，辨證用藥的重要性。今附記於此供同道們參考。

【附】王天明先生是國家中醫藥管理局外治分會的理事長，與很多國內外的中西醫知名專家均有密切的聯繫和交往，特別關心和支持中醫中藥的發展工作，經常組織召開中醫中藥研討會。2010 年 9 月 19 日在北京朝陽公園開中醫中藥中國行大會時與筆者相識後經常來往。天明小筆者 20 多歲，可稱忘年之交。

從冠狀動脈粥樣硬化之因試談仲景治胸痺之處方用藥

冠心病係西醫之病名，臨床症狀表現繁多，屬於中醫的胸痺心痛。胸痺的臨床症狀較為突出有幾點，如胸悶、胸痛、不得臥、胸痛徹背、背痛徹胸、肩酸脹痛、喘息咳唾、心慌、心悸、逆氣、氣短、少氣、乏力、困頓、胃脘脹滿疼痛、胸脅肋脹痛等等。

治療冠心病，就要首先弄清楚其發病的因素及這些因素是怎麼形成的。現先從西醫的論點說起。

西醫認為，冠心病是因為冠狀動脈粥樣硬化，導致動脈內壁增生變窄變細，致使心臟供血不足而成。西醫用「粥樣硬化」來形容冠心病的發病原因，實際上是用了一種借物喻事的敘述方法。

那麼粥為什麼會硬化呢？熱氣騰騰的一鍋粥剛剛離開火之後其表面冒著熱氣，看上去粥的表面是微動的，是沒有生皮的。但是隨著熱氣的下降，降到了一定的程度，一鍋粥從鍋的四周開始，也就是從靠著鍋邊內壁的粥首先開始生皮了。換句話說，就是粥的溫度降低到了一定的程度了粥才開始起了皮。

冠狀動脈所以會粥樣硬化，理應是心臟的熱力不足

了，才使冠狀動脈內的血液的流速變緩，繼而動脈管的內壁血液會漸漸地凝結成點成線，進而結成一定面積、一定體積的痞塊附著在脈管壁上。

不難想像，任何一段的脈管壁內附貼上一定數量面積的斑塊，該段就會相應變窄，而該段血液的流量也會成比例地減少。如減少的量很少還不太影響心臟的運轉功能，機體會沒有任何不適的感覺。而斑點逐漸增大，脈管壁的膨脹力也會隨之減弱，狹窄段亦會變細變長，氣血因為流量的不足即心臟供血不足了，人體就會有胸悶、氣短、乏力、疼痛等症狀出現。

試想，剛出鍋的熱氣騰騰的一鍋粥，表面看上去一定是冒著熱氣的稀粥。粥的表面生皮，與其周圍環境的溫度有著直接的關係，周圍越熱粥涼得越慢，反之亦然。

但是，隨著粥的溫度降低到一定的程度，表面就開始起皮了，溫度越低，表面的皮層結得越快也越厚。這個現象可以看出，熱粥的表面生了皮，與粥的內在溫度和其環境的溫度有著直接的關係。

換個角度說，粥的表面剛要生皮，或已看見開始生皮了，立刻給粥加熱，皮就會立刻消融！

由此可以推想：粥之所以會生皮，是因為粥的溫度降低了的原因，解決的辦法就是要粥的溫度維持在一定的範圍之內。

現在再看看中醫的理論。中醫對胸痹的成因以東漢時期的醫聖張仲景所論為依據。張仲景稱為胸痹，《金匱要略・胸痹心痛短氣病脈證並治》謂：「師曰：夫脈當取太

過不及，陽微陰弦，即胸痺而痛，所以然者，責其極虛也。今陽虛知在上焦，所以胸痺心痛者，以其陰弦故也。」

這段話要是用今天的話說，也不難理解。「陽微陰弦」，中醫所說的陽就是火，就是熱；所說的陰弦就是涼，是寒，是冷！具體到心臟的陽微，就是心臟的熱力不足了，熱力為什麼不足呢，因為寒氣多了。

《素問・生氣通天論》說：「陰平陽秘，精神乃治，陰陽離決，精氣乃絕。」也就是說，陰與陽在人體之內其動態必須平衡才不會發生任何疾病。

《黃帝內經》又講：「正氣內存，邪不可干。」具體地講，也就是人體處於陰平陽秘的狀態，無論什麼邪氣都無法侵襲人體，人也是不會生病的。

中醫所說的「邪」，外因就是風、寒、暑、濕、燥、火，內因就是七情六慾偏激或飲食失節等等不正之氣。外邪襲人致病，是人體之正氣不足所致。

中醫所說的「邪氣」，也就是西醫所說的細菌、病毒之類致病因子。具體到冠心病的動脈粥樣硬化之因，中醫認為是陽微陰弦，就是人體的火力不足所致了。

正氣是什麼？就是人體原有的先天之精氣與後天日常所吃進去的飲食經過脾胃的消化吸收而生成的一種內在物質：精、氣、血。精、氣、血是人體的內在物質，也就是所謂的陰陽氣血。仲景謂胸痺之因是陽微陰弦，也就是心臟的陽氣少了，動力不足了，心臟的功能失去常態了！那麼火力為什麼會不足了呢？

人體的陽氣、火力、動力，與人的年齡因素、先天因素、後天因素有著直接的關係！而年齡因素和後天因素的關係是最為直接的。

眾所周知，人體的精、氣、神最旺盛的時期應當是18歲到35歲。俗話說：「人到10歲花蓓蕾，人到20花正開，人到30花榮耀，人到40花下衰，人人過了50歲，青春已去再不來。」這個比喻、這個說法不僅生動而且也很形象，也有著一定的客觀性及合理性。

事實上，人們從18歲到35歲，是精、氣、神最旺盛的黃金時期，也正如《黃帝內經》所說的是「正氣內存，邪不可干」的陰平陽秘的強盛時期。這個時期人們的脾胃的消化功能也最為旺盛，產生出的氣血也就充足。人體的氣血充足精力自會旺盛。

就冠心病而言，40歲之前的人得冠心病的比例相對來說低得多，其他疾病也是如此。因此，中醫治療冠心病就要抓住「陽微陰弦」這個主要矛盾，在處方選藥時，首先要注重選用味甘、辛而且性能偏於溫熱的藥物，諸如桂枝、黃耆、人參、白朮、附片、乾薑、炙甘草，以增強改善體內的陽氣，即熱力。

張仲景根據胸痺心痛的各種臨床症狀開出一系列的處方用藥。現分別摘錄如下：

所選用的中藥：瓜蔞、薤白、半夏、蜀椒、烏頭、黑附子、赤石脂、乾薑、薏苡仁、茯苓、枳實、厚朴、桂枝、橘皮、人參、白朮、生薑、甘草、白酒等19味。組成的治療胸痺心痛的處方如下。

1. 胸痺之病，喘息咳唾，胸背痛，寸口脈沉而遲，關上小緊數，瓜蔞薤白白酒湯主之。

【處方】瓜蔞實（1 枚，搗）50 克，薤白（半斤）125 克，白酒（7 升）1400 毫升。同煮取（7 升）400 毫升，分溫再服（2 次溫服）。

2. 胸痺，不得臥，心痛徹背者，瓜蔞薤白半夏湯主之。

【處方】瓜蔞實（1 枚）約 50 克，薤白（3 兩）50 克，半夏（半升）50 克，白酒（1 斗）2000 毫升。上 4 味，同煮取（4 升）800 毫升，溫服 1 升，日 3 服。

3. 心痛徹背，背痛徹心，烏頭赤石脂丸主之。

【處方】蜀椒（1 兩）50 克，烏頭（1 分）5 克，附子（半兩）25～30 克，赤石脂（1 兩）50 克，乾薑（1 兩）50 克，上 5 味，末之（研成細粉），蜜丸如桐子大（如黃豆大小）。先服食 1 丸，日 3 服，不知，稍加服（適當增加量可服 1.5～2 丸）。

4. 胸痺，緩急者（時痛時不痛症狀較輕），薏苡附子散主之。

【處方】薏苡仁（15 兩）235 克，大附子（炮，10 枚）250 克。上 2 味杵（碎成細粉），服（方寸匕）5～6 克，日 3 服。

5. 胸痺，胸中氣塞（胸悶不舒），短氣，茯苓杏仁甘草湯主之，橘枳薑湯亦主之。

【處方】茯苓（3 兩）50 克，杏仁（50 個）20 克，甘草（1 兩）15 克。上 3 味，以水（1 斗）2000 毫升，煮

取（5 升）1000 毫升，溫服（1 升）200 毫升，日 3 服，不瘥更服（沒治癒再服）。

橘枳薑湯：橘皮（1 斤）250 克。枳實（3 兩）45～48 克，生薑（半斤）125 克。上 3 味，以水（5 升）1000 毫升。煎取（2 升）400 毫升，分溫再服（2 次服）。

6. 胸痹，心中痞氣，氣結在胸，胸滿（心胸滿脹發悶），脅下逆搶心（脹滿連及脅肋），枳實薤白桂枝湯主之，人參湯亦主之。

【處方】枳實（4 枚）70 克，厚朴（4 兩）60 克，薤白（半斤）125 克，桂枝（1 兩）15 克，瓜蔞實（1 枚）50 克搗碎。上 5 味，以水 5 升（1000 毫升）先煮枳實、厚朴，取 3 升，去渣，納諸藥，煮數沸，分溫 3 服。

人參湯：人參、甘草、乾薑、白朮各（3 兩）45～48 克。上 4 味，以水（8 升）1600 毫升，煮取（3 升）600 毫升，溫服（1 升）200 毫升，日 3 服。

7. 心中痞，諸逆，心懸痛（動搖樣的疼痛），桂枝生薑枳實湯主之。

【處方】桂枝（3 兩）45 克，生薑（3 兩）45 克，枳實（5 枚）90 克。上 3 味，以水（6 升）1200 毫升，煮取（3 升）600 毫升，分溫 3 服（每次 200 毫升）。

現將醫聖張仲景根據胸痹心痛的 7 種臨床症狀，各個處方的用藥、用量及煎服方法大體上分列出來，供同道們去研究，去分析，去體悟，去實驗，去發揚，去光大。

後代醫家在治療胸痹心痛病時多在仲景關於胸痹心痛的發病機理的理論指導下選藥組方。

由此看來，要想讓冠心病痊癒，必須讓心臟的功能恢復到正常的運轉才行。

　　西醫的支架、消融、搭橋，可以很快讓已經變窄的血管暫時得以疏通，心臟的功能頓時得到改善，冠心病症狀也隨之減輕或消失。但心臟的最基本的功能並沒有恢復到健康的水準（陰平陽秘）。所以很多做了支架手術的冠心病患者，過不了多久又會發生這樣那樣的症狀，西醫解決的方法仍要增加支架，或再度消融、搭橋。做了這些手術之後患者必須每天服用擴張血管的藥物。

　　中醫治癒了冠心病之後，也就是該患者的諸種症狀全部消除之後，就無需天天再吃相關的中藥了。

　　用中醫藥治療冠心病，要想讓臨床症狀全部消失，即讓心臟的運動功能恢復正常是需要一定的時間的，非短時間就能做到。就筆者的經驗來說一般要 3～4 個月。經筆者治癒的冠心病患者 10 年健康生活者比比皆是。也有不少裝了支架而仍有冠心病症狀的患者，經過筆者 2～4 個月的治療，冠心病的諸多症狀得以消除者。

　　現在再來看看仲景治療胸心痛所選用的 19 味中藥的性能。

　　①理氣化痰藥：全瓜蔞、薤白、枳實、橘皮、厚朴、茯苓；

　　②利水滲濕藥：茯苓、薏苡仁、蜀椒；

　　③補氣藥：人參、白朮、甘草；

　　④溫熱藥：乾薑、烏頭、附子、白酒；

　　⑤赤石脂，這味藥味甘澀，性收澀，《本草綱目》謂

其「補心血，生肌肉，厚腸胃，除水濕」。

仲景選用了 19 味藥治療胸痺，但沒有一味滋陰藥。因上焦的陽氣不足，無力蒸化陰水，水就會從下焦而上侵犯至上焦之心胸，即中醫所說的水氣凌心。醫生抓住這個主因、主病、主證，在處方用藥時，根據臨床症狀，在上述 19 味中藥內，選藥處方也就會胸有成竹了！

筆者幾十年來在仲景治胸痺心痛的思想指導下，經過反覆臨床，反覆驗證，擬有「益心湯」一方：製附片、人參、川桂枝、全瓜蔞、紫丹參、田三七、廣木香、生山楂、炙甘草、大紅棗、生薑。50 年來筆者以「益心湯」為基礎方，因人、因地、因天時進行量的調整或增減，療效甚為理想。

我們讀古代名醫大家之書、之論，只是紙上得來，要想潛移默化，就要有南宋詩人陸游《冬夜讀書示子聿》裡所說的「古人學問無遺力，少壯工夫老始成。紙上得來終覺淺，絕知此事要躬行」的精神去舉一反三，由表及裡，由淺入深，由博入簡，不斷地探索才行！

上述淺談淺見，乃是一己之意，一家之言，偏頗必多，誠望讀者擇善而從之！

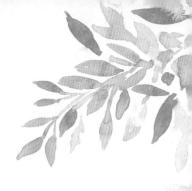

第九篇

附篇

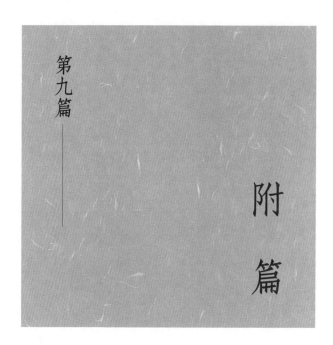

身懷「絕活」的老中醫

（原載《深圳商報》1993 年 5 月 5 日）

　　週日，同 A 君來到北環路瞻仰烈士陵園，只見高高的陵碑矗立在佈滿蒼松翠柏的山崗之巔。舉目北眺，百餘公尺處的 7 層樓房上，有李灝同志題寫的「深圳市社會福利中心」9 個金光閃閃的大字，與陵碑相映生輝。

　　A 君高興地對我說：「馳名江淮，飲譽海內外的醫學專家張顯臣先生已受聘深圳，如今就在福利中心開設中醫門診。我多年的頸椎病，就是張醫生給治好的。」

　　無巧不成書，對張顯臣老中醫我早有耳聞。1989 年出差廣州，順便去看望老友鄭文亭先生，無意間見他腰部貼著一張散發濃烈藥味的膏藥，而他卻不像有什麼病痛的人。文亭看出我的疑惑，就像講故事一樣說開了：

　　「這兩年腿老是痺痛，走不了多遠就得坐下。有時大便、咳嗽，就痛得不得了。經檢查說是腰椎間盤突出，勸我動手術，全家人都不同意。後來聽說海軍 421 醫院請來一位醫術高明的老中醫張顯臣，全憑『一根針、一劑藥方、一帖膏藥』絕活，可以針到病除。我於是迫不及待求醫上門。果然，經過 3 個療程就治好了病。」

　　又說：「我妻子右乳內長了個腫塊，有雞蛋樣大，說是乳腺增生，吃了一年多的藥沒見效。最近經張醫生治療，僅半個月就縮小了一半……」

尋找機會拜望這位老中醫是我的夙願，今天近在咫尺，當然不能錯過。

來到福利中心三樓診室門口，A 君首先向張醫生打招呼。皓首銀髮的老人連忙上來和我們答話握手。當我問起張醫生為什麼來深圳行醫的時候，他向我介紹了一段為台灣同胞治病的經歷：

1992 年 3 月 11 日，張醫生從廣州返故里途經合肥，恰遇台灣蔣緯國先生的前侍衛長、四海同心會高級顧問樊英士先生之夫人凌女士。她正患腰腿疼痛，臥床不起。當夜 10 點鐘，張醫生在友人楊先生夫婦陪同下來到樊宅。樊夫人躺在床上，兩腿一動也不能動。

張醫生問明情況之後，立即在其兩足上各扎了一針，樊夫人禁不住叫了一聲，可是不到 1 分鐘，她自己卻翻身爬了起來，並高興地喊道：「哎呀！我好了，我真的好了！」樊先生十分激動，連忙握手稱謝：「真神，真神，真太神了！」

楊先生這才向樊先生作介紹說：「我也是張醫生的患者。1985 年 4 月 2 日，張醫生在合肥開門診，不僅治好了我的頸椎病，治好了我父親 20 多年的結腸炎，還治好了我表姐的腎炎，我們就這樣成了好朋友。」

從此樊先生夫婦為了表示感激之情，很想透過深圳這個開放窗口，弘揚中華醫學文化，便建議張醫生前來深圳行醫，做出新奉獻。這也就是張醫生來深的初衷。

1992 年 10 月 12 日，樊夫人及台灣另外三位同胞陪同張醫生抵達深圳，樊夫人一行想贊助張醫生開辦一個中

醫疑難雜症診所，但幾經奔波，終因種種原因而未能如願以償。

這時，在朋友的介紹下，張醫生便先在華強南路賽格診所落腳，求醫的患者甚多。但因這個門診的面積小，開診有一定侷限，所以張醫生才接受了社會福利中心江主任的聘請，前不久來到了這裡。我擔心地說：「這裡離市區遠了點兒。」張醫生點頭稱是。而 A 君卻逗趣地說：「俗話說，好酒不怕巷子深嘛！」

張顯臣出身於中醫世家，15 歲就開始坐堂診病了。他一生攻醫，勤奮好學，在國內首先創用「手三針」「足三針」治療頸肩腰痛、三叉神經痛和肋間神經痛等疑難病症，入針即效、出針即癒者數以萬計。

此外，張醫生內治外治均有不少絕招，難怪許多患者讚歎：「一枚細小的銀針，在張顯臣醫生手指間產生的魔力令人難以置信。」

今年春節前夕，《深圳特區報》的一位編輯頸子僵痛，臉扭向一側，痛苦難忍，一個月來多方求治收效甚微。後來在朋友陪同下找到張醫生醫治。張醫生只對其手上扎了一針，僵痛的頸子立刻便可扭動，疼痛頓消。他高興地回到天津度過了一個愉快的春節……

張顯臣醫生還有一個治療面部暗瘡和酒渣鼻的特效藥水「暗瘡淨」。施用此藥，1～3 天內就見明顯療效，15 至 30 日的治癒率達 96%以上。目前已有數千名年輕的暗瘡患者經張醫生之手而奪回了美的容顏。

初次幸會張顯臣老先生，他給人一種忠厚慈祥、樸實

無華的強烈印象。這位行醫更重醫德的老人家，1990 年即已載入《中國當代中醫名人志》。1991 年他編著的 35 萬字的《中藥精華》，也發行到海內外。近幾年，他還多次舉辦過全國性的學習班，其學員遍及全國各地。有關他行醫的業績，從中央到地方已有 40 多家新聞單位做過專題報導。

按理說，功成名就的張顯臣，早該衣錦還鄉安享晚年之樂了，可是這位滿頭銀髮的老中醫，卻不滿足過去已獲得的一切，甘願讓苦樂年華伴餘生。問其何所求？他堅毅而自信地說：「放眼特區未來，唯求多做奉獻！」

（林中木）

粉刺、酒渣鼻的剋星

附錄 2

——訪顯臣粉刺淨發明人名老中醫張顯臣

（原載《人民日報‧海外版》1995 年 9 月 22 日）

今年 3 月，筆者出差去深圳，在華僑城高先生的辦公室裡，見李小姐拿著「顯臣粉刺淨」，向兩位滿臉粉刺的小姐繪聲繪色地介紹，她手中的藥水治療粉刺有明顯效果。高先生說：「我這個酒渣鼻 10 年了，到處治療效果不好，1993 年 7 月，張老中醫在深圳市社會福利中心門診部開專家門診，用這個藥，當時叫暗瘡淨，治療了 2 個多月就完全好了。」

高先生指著李小姐說：「她也是我介紹去治療的，張老早回安徽了，不過福利中心還有這個藥。」

第二天，我請李小姐幫助買了 10 瓶顯臣粉刺淨，回來後就分給了幾個同事，過了 3 天，他們就高興地向我匯報，效果完全像說明書上講的一樣，3 天就能收到顯著效果。大約過了 1 個月，她們的粉刺都消失了，臉上的皮膚也變得光潔細膩了，使我深深地感覺到，顯臣粉刺淨的療效確非一般，心想，10 年前我要是碰上張顯臣大夫，我的面部也不會因粉刺留下坑坑窪窪了。

7 月 3 日，恰好出差到合肥市國家高新技術產業開發區顯臣製藥有限公司，見到了張顯臣大夫。

張老年逾花甲，皓首銀髮，魁梧的身軀，慈祥的面

臨證真傳

容，言語清亮，舉止靈敏，態度謙恭，給人一種平易近人的親切感。張老出身中醫世家，一生攻醫，刻苦好學，在中醫中藥上有著較深的造詣，著有 35 萬字的《中藥精華》，早在海內外出版發行，另一本專著即將出版問世，退休後曾多次舉辦全國性學習班，在寧波、廣州、深圳等地的省市級醫院開設過中醫專家門診，患者遍佈 10 多個國家和地區，《安徽日報》《廣州日報》等 60 多家報紙給予過專題報導。

筆者就粉刺的發病原因和顯臣粉刺淨等有關問題向張老求教，張老態度謙和，知無不言，令人感到滿意。

西醫認為，粉刺是由於雄性激素分泌過盛，刺激了皮脂腺，致使脂質分泌過多而淤於腺口；中醫認為是肺胃積熱，薰蒸顏面，與外界風熱燥濕之邪相搏結而成。張老認為，脂質淤滯是皮脂腺的分泌代謝障礙所致。

他很贊同劉輔仁先生主編的《實用皮膚科學》把痤瘡列入「皮脂腺分泌障礙病」的看法，反過來說，皮脂腺的分泌代謝功能，若能在任何的內外環境條件下都處於正常的健康狀態，粉刺是不會生出來的。

他說，一個地區，一個單位，甚至一個家庭中的同是青壯年期的兄弟姐妹，有生粉刺者，有不生者，有的面部僅一兩個部位生長，此癒彼生，纏綿難癒，而其餘的部位卻皮膚光潔從不生長，這種現象應當怎麼解釋呢？張老說，粉刺是局部皮脂腺分泌代謝障礙的一種表現，局部用藥治療，完全能夠使分泌代謝障礙的皮脂腺恢復到正常的健康狀態。他幾十年的研究經驗就證明了這一點。

張老拿出一瓶顯臣粉刺淨向我介紹。這個藥是在他家家傳秘方的基礎上，經過多年的改進而成的一個驗方。用它治療粉刺和酒渣鼻已有 30 多年，每天塗擦 3～4 次，3日之後大多數的患者都能收到比較明顯的效果。對粉刺痊癒後所遺留下的色斑，只要堅持使用，一般 2～3 個月即可消除。對於顯臣粉刺淨的療效，筆者早就堅信不疑了。

　　張老說，現在安徽、上海、深圳、江蘇、北京等城市都有顯臣粉刺淨銷售，上海的大部分藥店和醫院皮膚科都在試銷試用。幾十位皮膚科專家、教授對其治療效果都是甚為推許的。安徽省醫藥管理局、合肥市科委組織專家進行鑑定，根據張老提供的幾個主要線索，筆者對醫生進行了詢訪，反映確實良好。

　　一種剛剛進入市場的新藥，能夠受到眾多的皮膚科專家的稱許，能夠得到大多數患者的信服和讚譽，這絕不是偶然的。

　　顯臣粉刺淨的顯著療效和社會效益，隨著時間的推進，一定會愈加受到大眾的關注。

（懷遠）

醫術精湛的老中醫

（原載《廣州日報》1989 年 3 月 21 日）

　　骨質增生是中老年人的常見病，被醫學界視為沒有特效療法的難治之症。然而，中國中西醫結合研究會微循環專業委員會會員張顯臣，運用特別的「消腫定痛膏」及獨特的針刺手法治療，卻收到了特殊的效果。

　　在廣州市赤崗海軍 421 醫院專科診室裡，筆者採訪了這位皓首銀髮的老中醫。他熱情地接待一個個求醫的患者，詳細詢問，仔細檢查，然後開方用藥，運針治療。

　　退休老幹部吳某告訴我，他患腰椎骨質增生引起腰腿痛已達 10 年，多次住院治療卻未能治癒，經張醫生扎了兩針，貼了 1 個療程的膏藥，病就好了，現在騎單車都覺得輕鬆。

　　「不痛了，不痛了，張醫生你的醫術真高明。」這是從香港回來探親的女士在複診時發自內心的感激之言。她左足患跟骨骨刺達 7 年之久，足跟疼痛，步行艱難。經張醫生治療 8 個療程後，疼痛消失了，如今行走自如。

　　赤崗某廠一位姓霍的老工人，因頸椎骨質增生引起右手發麻，肩部疼痛，近一年穿衣解褲均覺困難，打針吃藥都不見效。現經張醫生治療 1 個療程還未到，右肩疼痛、麻木基本消失。

　　張醫生不但醫術好，還有一顆金子一般的心，為了幫

助患者解決經濟困難，近幾年來，他常慷慨解囊，有些病人康復以後重金相酬，他均婉言謝絕。

　　張顯臣應海軍 421 醫院之邀來穗開設治療骨質增生專科門診，為廣州患者服務。他治療骨質增生一般 3 至 5 個療程便可治癒。

（蔣紅）

他使患者挺直了腰

（原載《羊城晚報》1989 年 10 月 14 日）

　　骨質增生引起腰腿痛，是公認的難治之症。然而，應邀在廣州赤崗海軍醫院工作的著名老中醫張顯臣，卻有自己的一套治療方法。多少年來，經他治療的無數病者挺直了腰桿，走上了康復之路。

　　張顯臣深諳中醫中藥理論，又刻苦攻讀西醫書籍，吸取現代醫學的長處，用中西醫結合的觀點去探索骨質增生的病因、病理及療法。他認為骨質增生的主要病因是氣滯血瘀，局部微循環障礙，造成營養不足，致使活動較多的骨關節發生增生。

　　張醫生根據自己的臨床實踐，提出補正氣、抗衰老的原則，將骨質增生分為「氣滯血瘀型」「痺證型」等 5 種類型，進行辨證施治。由於他採取內服中藥、外敷「消腫定痛膏」以及獨到的針灸等療法，使醫治骨質增生有了突破性的進展。

　　一位番禺縣的老年婦女，患腰椎骨質增生 20 多年，腰已變形，走起路來一歪一跛的。今年春節後她來到廣州，找到張醫生。經 3 個療程，現腰已挺直，疼痛和腿痺已明顯減輕。廣州市供電局幹部林某，頸肩痠痛 1 年多，頸部肌肉發緊，活動困難。經診斷確定為頸椎骨質增生，張醫生只用了 1 個療程，患者頸肩疼痛就消失了。

張顯臣醫生用此法治療骨質增生 6000 多例，臨床療效分析，1 個療程（7 天），收效者達 75%以上，3～5 個療程者，症狀基本消失，總有效率達 85%以上。

　　張顯臣醫術高，醫德也好。他今年 68 歲，是中國中西醫結合研究會微循環專業委員會委員。他積 40 多年的醫療實踐，精心編寫了一部 30 多萬字的《中藥精華》。為了使中華醫術發揚光大，造福於人民，他還經常到全國各地辦班講學，毫無保留地公開自己的經驗。

　　近幾年，他還常常慷慨解囊，幫助患者解決經濟困難。有些病人康復後，以重金相贈，他婉言謝絕，患者對此非常感動。

（劉繼東　廖瑞清）

杏林深處多奇方

——訪老中醫張顯臣先生

（原載《中國醫藥報》1996 年 12 月 14 日）

「行醫幾十年，我認為，中醫藥必須堅持五個第一，即『國家利益、民族特色、社會效益、產品功效、服務質量』五個第一。這是中醫應有的醫風醫德，也是中藥生存的必要條件。

1995 年元月我的第一個產品——顯臣粉刺淨進入上海時，我向上海醫藥界承諾，3 日無效，顯臣粉刺淨永不進入上海。一年來粉刺淨雖沒有做過廣告，但其影響已遍及安徽、上海、廣東、北京、山東。

我在這裡向大家承諾，我可以在 1 分鐘左右，用這根銀針，使頸肩腰腿痛、胸肋痛或三叉神經痛立即緩解、消失或痊癒。」

這是今年 7 月參加泰安全國保健藥品發展研討會的一位年逾花甲、皓首銀髮的老中醫張顯臣先生的話。與會的數十位醫藥界的企業家、專家、記者，無不為安徽張老先生的這番話所震驚、所讚歎。

會中，我幾次拜訪張老，每次都見他給代表治療。吉林的一位頸椎病患者，張老在他手上只扎了一針，疼痛立即緩解。

河南一位廠長膝關節內側疼痛多年，上下樓一步一

停，張老在其痛處一針下去，不到半分鐘，再上下樓疼痛頓失。

事有湊巧，7月24日與會人員登泰山，北京中國醫科院製藥廠的小車司機兩腿軟癱，怎麼也站不起來了，大家都很擔心，晚飯後由兩個人架著請張老看看，張老隨即在其腳上扎了幾針，第二天早晨竟沒事人一樣開著車回北京了。

張老出身於中醫世家，8歲能熟背家藏醫書，15歲坐堂看病，一生勤奮，對於中醫中藥有很深的造詣，著有《中藥精華》和《雜病辨治》。

張老尤其對治療骨質增生有獨到之處，常以一劑藥方、幾帖「消腫定痛膏」和一根銀針，使患者恢復健康。創用「手三針、足三針」治療頸腰腿痛、胸脅痛、三叉神經痛等疑難病症，效果顯著，有神針之譽。

顯臣粉刺淨是張老在10代家傳秘方「玉容散」的基礎上，經40餘年的實踐研製的治療粉刺和酒渣鼻的特效藥，三日收效率即高達98%以上。

對中醫藥，張老懷有深厚的感情。他說：中醫藥是我們中華民族的瑰寶，博大精深，源遠流長，對很多西醫西藥不能解決的疑難病症有令人不解的神奇功效。現在進口藥、合資藥，價格昂貴，效果也不見得都好。我們應當下大力氣開發傳統藥。中藥不同於西藥，已在人的身上反覆驗證了幾代人、幾十代人，照搬西方模式來研究和對待中藥製劑，這對中藥未必有益。我手中有十幾個方子，如治療乳糜尿的「膏淋丹」和「感冒一次清」「痛經丸」等都

有突出的治療效果。

　　說到此，張老十分感慨：我已 70 歲了，我不想把精力放到製藥推銷上去，我希望在我的有生之年，與國內外的忠誠仁義有識之士，攜手開發我的秘方，或投資，或管理，或經銷，使我的秘方能為更多的人解除病痛。

　　每憶起張老的話，我的心情總不能平靜。在我們國家，像張老一樣的老中醫，雖說杏林深處大有人在，但畢竟他們年事已高。他們大多醫道深厚，身懷絕技，心藏良方，但也大多不輕易外傳。國家應當多做他們的工作，切實給他們關懷支持開導，創造條件幫助他們開發秘方、驗方，努力實現他們的心願，盡量減少方隨人去的憾事。

（良邑）

附錄
6

銀髮銀針治頑疾

——記張顯臣大夫對針灸的研究

（原載《人民日報》1998 年 5 月 11 日）

在人民日報醫院專家門診室，不少長期不癒的腰腿痛和三叉神經痛患者正等待著手持銀針、滿頭銀髮的張顯臣大夫來治療。人們早就聽到他醫術高超、針到病除的傳聞，不少患者還讀過他《雜病辨治》和《中藥精華》兩部專著，對治療充滿著信心。

目睹治療現象，果然出現奇蹟：那些進門面帶痛苦狀的患者，經過張顯臣十幾秒鐘的扎針，疼痛即消失。一根細小的銀針，在張顯臣手指間產生的效果令人難以置信。

一位患者脖子僵痛，臉扭向一側，痛苦難忍，一個月來多方求治收效甚微。經張醫生在手上扎一針，僵痛的脖子立刻可扭動。有的手握不住筆和筷子的患者，張醫生的銀針也讓其功能恢復正常。

幾十年來，經他扎針的人數達幾十萬人次。張顯臣也由一頭黑髮變成了滿頭白髮。他說，解除病人的痛苦是醫生神聖的職責，也是自己的追求和心願。

張顯臣在前人的基礎上，產生自己的新見解和新方法。人全身有 365 個穴位，在人體型成一個龐大、複雜而又有序的信息網絡。探索這些穴位的奧秘，親身體驗針刺的感受，以臨床為對照，他總結出手三針和足三針的療

臨證真傳

法，濃縮了 196 個穴位。由繁到簡，由難到易，應該說是一條科學的軌跡，張顯臣相信自己走的是一條科學的道路，而且已為數萬被治癒的患者所證實。手三針、足三針各為後谿、中渚、間谷、太衝、內庭、足臨泣穴。其中間谷是他發現的一個新穴，特別敏感。這是張顯臣積 30 多年的經驗和對頸肩腰腿痛等痛症治療的結晶。

手三針、足三針的作用是透過經絡傳感的。他認為，針刺止痛，是針刺經絡上的穴位激發起經氣，經氣傳入大腦，大腦立即進行人體的自我調節、自我整合，這一過程即是大腦的興奮過程，興奮屬動，動則通，通則不痛。興奮的質量越高，通的速度就越快，帶來的衝擊力就越大。藉著這一瞬間的衝擊力，使疾病緩解、減輕，疼痛消失。

這段精彩的論述僅僅是張顯臣對針灸新見解的點滴。他還寫了這麼四句歌謠：「一針一穴術者善用均治病，百藥千方醫家達變皆療疾」「沉痾堪求救，病家可為師」。

也不是所有瞭解這 6 個穴位的醫生都能取得滿意的療效，還要具備像他那樣傳奇般的手法和針法。這是幾十年練出來的。人稱他有四快，即進針快、手法快、得氣快、收效快。進針的速度快如閃電，一般不超過 1 秒。針如閃電般進入穴內，手法「疾風飛箭」。從進針到手法完成只需幾秒鐘。

手法到時也便得氣，針灸這一中華民族優秀的文化遺產，在解決農村缺醫少藥中發揮了突出的作用，在治療疑難病症中也做出了特殊的貢獻。

這些在張顯臣兩部著作所列的醫案中都有詳盡的記

載。他還毫無保留地將自己的醫術和經驗傳播出去，真正地為人類健康服務。他的足跡遍華夏，辦了一個又一個培訓班。他在華東、華南等地辦過 10 多個手三針、足三針培訓班，培養了一大批中醫藥人才。

（楊田　金鐘）

同道後輩細品味，
方知醫術總不精

——代跋

　　筆者想說上一段對同行後輩及酷愛中醫藥者可能有所幫助和啟發的真實故事。

　　筆者從 20 世紀 80 年代開始把童年已經會背誦的《藥性賦》與《湯頭歌訣》撿起來反覆誦讀及深刻地去思悟，去理解，又刻苦地學習了《醫宗金鑑》之中的「傷寒」「金匱」「針灸」等多項內容，因為年輕，更因為需要，憑著記憶力好，而且悟性較高，很快便會針灸和遣藥處方了。20 世紀 70 年代開始才研究用家傳膏藥（以前名「真人活命膏」，經筆者改為「消腫定痛膏」），治癰疽腫毒，用之療效甚好，因說明中有治「癰疽惡瘡、瘰瘤瘰癧、癥瘕積聚」等功效，但從未治療過瘰瘤癥瘕。

　　第一次接觸到腫塊是 1976 年夏（當時筆者在縣醫藥公司中藥廠負責），騎車到離城三四公里路的縣磚瓦廠去要磚（每天補助 5 角錢），磚廠的一位叫劉文雅隊長的 12 歲兒子左脅下長個如柿子大的腫塊，已 2 年多。開始如杏，因不痛不癢，小孩子照樣上學玩耍，上個星期到縣醫院外科，建議手術，劉隊長怕天熱容易感染想到天涼點再治。窯廠上幾百個職工，腰腿痛者特別多，多被筆者用

針灸治癒了。劉隊長家屬與所部職工，有不少人請我治過病。看了小孩子的腫塊，確實不知是什麼東西，但我覺得是一次大好機會，願意一試。

第二天早晨送給劉隊長一帖膏藥（那時全部是贈送，多數藥物是筆者掏錢自購，有時患者用藥量較多，就讓其自購交給筆者加工）。不料一個星期後腫塊縮小三分之一，計三帖而癒。患家感激，我更加高興！緊接著磚瓦廠上上下下，都知道筆者有家傳秘方膏藥，這樣也給我提供了豐富多彩的臨床資源。

第二個也是同年夏季城北劉木匠一個 15 歲的女孩，少腹左側長一如鴨蛋大小的腫塊，聽磚瓦廠的親戚講到筆者而請為之治療，也是三帖而癒。

世事就是這樣，萬事開頭難，但只要一開頭，有一就有二，有三，有九，有幾十，就有幾百……在當時缺醫少藥（一個縣城就一個縣醫院，兩個設備更為簡單的鎮級醫院，還有幾個人組成的大隊衛生所）的情況下，只要聽說有誰會治什麼病，口傳如風，找筆者治腫塊者愈來愈多，且病情更加複雜化、嚴重化。這就給筆者提供了一個認證認病的機會，同時也更加有力地鞭策著筆者去查閱有關醫學資料。時到 1979 年，接觸了一些從體表到體內的諸多腫塊病症，大多是良性，而惡性的也為數不少。隨著醫學知識的積累，醫療水準的提高，臨床病例的增多，筆者也著實積累了一定經驗。

心中有了底，加上確實喜愛中醫中藥這個行業，已為之奮鬥了 20 多年，其酷愛之情不言而喻。到 1979 年底申

請退休，就因為筆者身懷這點小技，透過努力，得到領導恩准，真的「光榮退休」了。

1980 年春，在多方人士的支持下，辦起了「臨泉腫瘤診所」，並掛牌專治：腫瘤腫塊，骨質增生，癰瘡腫毒，腰腿疼痛。當時整個縣城基本上也就是筆者一人在私幹，凶諸方面的人事關係較好，沒什麼人去查去問。縣委張書記等多位領導亦多次來到外形簡陋、設備簡單的小小診所去說上幾句關懷與鼓勵的語言。

短短幾年，筆者的中醫藥學水準得到了很大提高，自己配製了十多種膏丹丸散，消腫定痛膏自不必說，其他如「澤漆膏」「蟾蜍膏」「燙傷膏」「止血丹」等等。

1984 年，安徽科學技術出版社已接受了《中藥精華》書稿，為方便該書的出版，筆者於 1985 年春節後便從縣城到省城合肥，先得到當地衛生部門的同意，每月交 8 塊錢，在第一人民醫院對面辦了個人診所，專治腫瘤腫塊與骨質增生症，求醫者不少。診病開方、針灸全免費，唯需用膏藥治療者收點錢。在此因治病結識了不少黨政要員及新聞記者（對面 100 公尺即新華社安徽通訊社）。

20 世紀 80 年代初，很少有中醫治療骨質增生症的，西醫認為，必須手術治療。《合肥晚報》記者潘立綱先生，開始認為筆者是江湖遊醫，治療腫瘤與骨質增生純屬騙人，本想打擊一下，但當他到筆者診室後，見到很多求醫者，更巧的是有好幾個送錦旗的，他改變了打擊的主意，讓我提出身在合肥且有單位的患者供採訪核查，我隨口說出：市紡織工業公司離休幹部（省高級法院原幹部）

劉某、新華社記者張某等不下 10 位。

　　潘記者重點採訪這三位被治癒的疼痛較劇的骨質增生症患者，寫成新聞稿《骨質增生患者的佳音》，於 1985年 11 月 12 日刊登在《合肥晚報》上。當時的報刊很少，任何記者也不敢搞「經濟」性的假新聞，所以號召力很大。原本患者就多，這一報招來了更多的患者，筆者難以招架，3 日後連南京、北京、上海的「骨增」患者也來就診，在多種原因下只得回歸故里。

　　《安徽日報》記者史萬春先生在明查暗訪之後，寫了《張顯臣研究消腫定痛膏治療骨質增生有顯著療效》的新聞報導，發表在 1987 年 3 月 24 日的《安徽日報》上，文中有「臨泉縣醫藥公司退休幹部」一語，這一報導，號召力更大，國內不少報紙如《哈爾濱新晚報》《汕頭特區報》等進行了轉載。全國各地的問診信件每天多達上百封，筆者一時成了名人，只要信封上寫有醫藥公司張顯臣三字者，郵局就徑直送到筆者之宅──臨泉縣流鞍路 44號。

　　當時報紙的宣傳力度、強度、廣度、社會的崇信度，實在是大得很。由於媒體的推動，中國中西醫結合學會莨菪分會會長楊國棟先生發現了我，1988 年元月請我到寧波去開門診，同時開辦了全國性學習班，後又應廣州 421海軍醫院廖瑞清主任之請到該院開辦了聯合門診。

　　以後諸多新聞記者的採訪報導，有的已散見於本書，不再贅述了！

　　筆者之所以要寫此段真實事歷，意在告知同行後輩

們，要想在博大精深的中醫藥這個大海大洋中遨遊馳騁，得到裨益，必須立下決心，不怕勞苦，不怕艱辛，不避寒暑，夜以繼日，至老不息才行。同時更要強調說明的是，世上任何一個有造就者，不論業績大小，除了自身的內力之外，決不離開社會各個相關方面的支持和支援。筆者把後者稱之為「外力」！作為醫生，沒有患者，你能有臨床經驗嗎？

你的事業有了績效，是和社會上與你有過關聯的諸多人士的關照、幫助、支持等分不開的！千萬不可也不應當說個人的成就，「全是老子自己怎麼怎麼的」！個人總是渺小的一個，千萬驕不得，傲不得，在學術上是永遠永遠「滿」不了的！

國家圖書館出版品預行編目資料

臨證真傳／張顯臣著 ─初版 ─臺北市，
大展出版社有限公司，2022 [民 111.08]
　　　面；21公分─（中醫保健站；113）
　　ISBN　978-986-346-384-9（平裝）
　　1.CST：中醫　2.CST：辨證論治
413.1　　　　　　　　　　　　　　111008616

臨 證 真 傳

著　　　者／張顯臣
責任編輯／郝志崗
發 行 人／蔡森明
出 版 者／大展出版社有限公司
社　　　址／臺北市北投區（石牌）致遠一路 2 段 12 巷 1 號
電　　　話／（02）28236031，28236033，28233123
傳　　　真／（02）28272069
郵政劃撥／01669551
網　　　址／www.dah-jaan.com.tw
E-mail／service@dah-jaan.com.tw
登 記 證／局版臺業字第 2171 號
承 印 者／傳興印刷有限公司
裝　　　訂／佳昇興業有限公司
排 版 者／菩薩蠻數位文化有限公司
授 權 者／山西科學技術出版社
初版 1 刷／2022 年（民 111）8 月

定價／500元

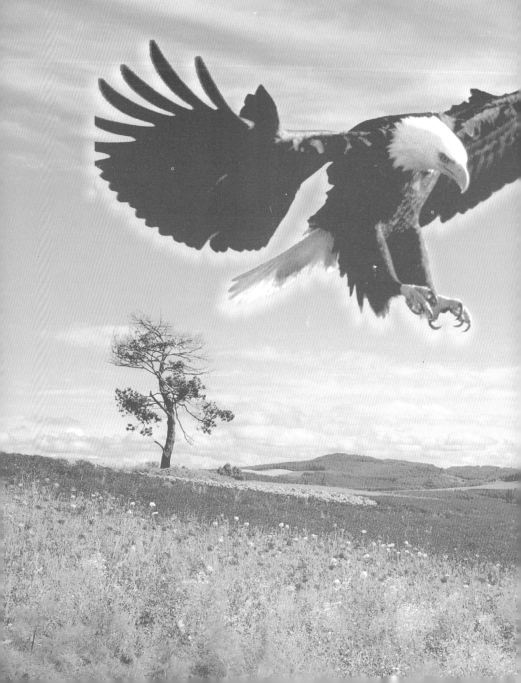

大展好書　好書大展
品嘗好書　冠群可期

大展好書　好書大展
品嘗好書　冠群可期